全国中医药行业高等教育"十四五"规划教材
全国高等中医药院校规划教材（第十一版）

中医急诊学

（新世纪第二版）

（供中医学、针灸推拿学、中西医临床医学等专业用）

主 编 刘清泉 方邦江

中国中医药出版社
·北 京·

图书在版编目（CIP）数据

中医急诊学 / 刘清泉，方邦江主编 . —2 版 . —北京：
中国中医药出版社，2021.6（2022.8重印）
全国中医药行业高等教育"十四五"规划教材
ISBN 978-7-5132-6838-7

Ⅰ . ①中… Ⅱ . ①刘… ②方… Ⅲ . ①中医急症学—
中医学院—教材 Ⅳ . ① R278

中国版本图书馆 CIP 数据核字（2021）第 052667 号

融合出版数字化资源服务说明

全国中医药行业高等教育"十四五"规划教材为融合教材，各教材相关数字化资源（电子教材、PPT 课件、视频、复习思考题等）在全国中医药行业教育云平台"医开讲"发布。

资源访问说明

扫描右方二维码下载"医开讲 APP"或到"医开讲网站"（网址：www.e-lesson.cn）注册登录，输入封底"序列号"进行账号绑定后即可访问相关数字化资源（注意：序列号只可绑定一个账号，为避免不必要的损失，请您刮开序列号立即进行账号绑定激活）。

资源下载说明

本书有配套 PPT 课件，供教师下载使用，请到"医开讲网站"（网址：www.e-lesson.cn）认证教师身份后，搜索书名进入具体图书页面实现下载。

中国中医药出版社出版

北京经济技术开发区科创十三街 31 号院二区 8 号楼
邮政编码　100176
传真　010-64405721
保定市西城胶印有限公司印刷
各地新华书店经销

开本 889×1194　1/16　印张 19.25　字数 509 千字
2021 年 6 月第 2 版　2022 年 8 月第 3 次印刷
书号　ISBN 978-7-5132-6838-7

定价　72.00 元
网址　www.cptcm.com

服 务 热 线　010-64405510　　微信服务号　zgzyycbs
购 书 热 线　010-89535836　　微商城网址　https://kdt.im/LIdUGr
维 权 打 假　010-64405753　　天猫旗舰店网址　https://zgzyycbs.tmall.com

如有印装质量问题请与本社出版部联系（010-64405510）

全国中医药行业高等教育"十四五"规划教材
全国高等中医药院校规划教材（第十一版）

《中医急诊学》
编委会

主　编

刘清泉（首都医科大学）　　　　　方邦江（上海中医药大学）

副主编

孔　立（山东中医药大学）　　　　崔应麟（河南中医药大学）

李　雁（北京中医药大学）　　　　卢　云（成都中医药大学）

李桂伟（天津中医药大学）

编　委（以姓氏笔画为序）

叶　勇（云南中医药大学）　　　　刘　芳（辽宁中医药大学）

刘　南（广州中医药大学）　　　　芮庆林（南京中医药大学）

李　兰（贵州中医药大学）　　　　张辰浩（中国中医科学院）

郭玉红（首都医科大学）　　　　　梅建强（河北中医学院）

曹　敏（上海中医药大学）　　　　梁　群（黑龙江中医药大学）

廖为民（江西中医药大学）

学术秘书

陈腾飞（首都医科大学）

《中医急诊学》
融合出版数字化资源编创委员会

全国中医药行业高等教育"十四五"规划教材
全国高等中医药院校规划教材（第十一版）

主　编

刘清泉（首都医科大学）　　　　　　方邦江（上海中医药大学）

副主编

孔　立（山东中医药大学）　　　　　崔应麟（河南中医药大学）
李　雁（北京中医药大学）　　　　　卢　云（成都中医药大学）
李桂伟（天津中医药大学）

编　委（以姓氏笔画为序）

王晓越（山东中医药大学）　　　　　叶　勇（云南中医药大学）
田正云（山东中医药大学）　　　　　史秀焕（河北中医学院）
代　文（山东中医药大学）　　　　　冯文佳（黑龙江中医药大学）
刘　芳（辽宁中医药大学）　　　　　刘　南（广州中医药大学）
刘　锦（北京中医药大学）　　　　　刘一颖（中国中医科学院）
刘丽杰（北京中医药大学）　　　　　刘诗怡（广州中医药大学）
孙宏源（天津中医药大学）　　　　　芮庆林（南京中医药大学）
杜婷婷（江西中医药大学）　　　　　李　兰（贵州中医药大学）
李明非（成都中医药大学）　　　　　吴丽丽（黑龙江中医药大学）
吴丽娟（河北中医学院）　　　　　　张辰浩（中国中医科学院）
林　珑（中国中医科学院）　　　　　金　伟（成都中医药大学）
周运航（南京中医药大学）　　　　　胡仕祥（河南中医药大学）
钟　黎（贵州中医药大学）　　　　　郭玉红（首都医科大学）
郭燕可（河南中医药大学）　　　　　唐　瑛（贵州中医药大学）
梅建强（河北中医学院）　　　　　　曹　敏（上海中医药大学）
梁　群（黑龙江中医药大学）　　　　蔡　蕊（南京中医药大学）
廖为民（江西中医药大学）　　　　　漆公成（江西中医药大学）
潘曌曌（辽宁中医药大学）

学术秘书

陈腾飞（首都医科大学）

谷晓红（教育部高等学校中医学类专业教学指导委员会主任委员、北京中医药大学党委书记）

冷向阳（长春中医药大学校长）

宋春生（中国中医药出版社有限公司董事长）

陈　忠（浙江中医药大学校长）

陈可冀（中国中医科学院研究员、中国科学院院士、国医大师）

金阿宁（国家中医药管理局中医师资格认证中心主任）

周仲瑛（南京中医药大学教授、国医大师）

胡　刚（南京中医药大学校长）

姚　春（广西中医药大学校长）

徐安龙（教育部高等学校中西医结合类专业教学指导委员会主任委员、北京中医药大学校长）

徐建光（上海中医药大学校长）

高秀梅（天津中医药大学校长）

高树中（山东中医药大学校长）

高维娟（河北中医学院院长）

郭宏伟（黑龙江中医药大学校长）

曹文富（重庆医科大学中医药学院院长）

彭代银（安徽中医药大学校长）

路志正（中国中医科学院研究员、国医大师）

熊　磊（云南中医药大学校长）

戴爱国（湖南中医药大学校长）

秘书长（兼）

卢国慧（国家中医药管理局人事教育司司长）

宋春生（中国中医药出版社有限公司董事长）

办公室主任

张欣霞（国家中医药管理局人事教育司副司长）

李秀明（中国中医药出版社有限公司副经理）

办公室成员

陈令轩（国家中医药管理局人事教育司综合协调处副处长）

李占永（中国中医药出版社有限公司副总编辑）

张峘宇（中国中医药出版社有限公司副经理）

沈承玲（中国中医药出版社有限公司教材中心主任）

前　言

　　为全面贯彻《中共中央 国务院关于促进中医药传承创新发展的意见》和全国中医药大会精神，落实《国务院办公厅关于加快医学教育创新发展的指导意见》《教育部 国家卫生健康委 国家中医药管理局关于深化医教协同进一步推动中医药教育改革与高质量发展的实施意见》，紧密对接新医科建设对中医药教育改革的新要求和中医药传承创新发展对人才培养的新需求，国家中医药管理局教材办公室（以下简称"教材办"）、中国中医药出版社在国家中医药管理局领导下，在教育部高等学校中医学类、中药学类、中西医结合类专业教学指导委员会及全国中医药行业高等教育规划教材专家指导委员会指导下，对全国中医药行业高等教育"十三五"规划教材进行综合评价，研究制定《全国中医药行业高等教育"十四五"规划教材建设方案》，并全面组织实施。鉴于全国中医药行业主管部门主持编写的全国高等中医药院校规划教材目前已出版十版，为体现其系统性和传承性，本套教材称为第十一版。

　　本套教材建设，坚持问题导向、目标导向、需求导向，结合"十三五"规划教材综合评价中发现的问题和收集的意见建议，对教材建设知识体系、结构安排等进行系统整体优化，进一步加强顶层设计和组织管理，坚持立德树人根本任务，力求构建适应中医药教育教学改革需求的教材体系，更好地服务院校人才培养和学科专业建设，促进中医药教育创新发展。

　　本套教材建设过程中，教材办聘请中医学、中药学、针灸推拿学三个专业的权威专家组成编审专家组，参与主编确定，提出指导意见，审查编写质量。特别是对核心示范教材建设加强了组织管理，成立了专门评价专家组，全程指导教材建设，确保教材质量。

　　本套教材具有以下特点：

　　1.坚持立德树人，融入课程思政内容

　　把立德树人贯穿教材建设全过程、各方面，体现课程思政建设新要求，发挥中医药文化育人优势，促进中医药人文教育与专业教育有机融合，指导学生树立正确世界观、人生观、价值观，帮助学生立大志、明大德、成大才、担大任，坚定信念信心，努力成为堪当民族复兴重任的时代新人。

　　2.优化知识结构，强化中医思维培养

　　在"十三五"规划教材知识架构基础上，进一步整合优化学科知识结构体系，减少不同学科教材间相同知识内容交叉重复，增强教材知识结构的系统性、完整性。强化中医思维培养，突出中医思维在教材编写中的主导作用，注重中医经典内容编写，在《内经》《伤寒论》等经典课程中更加突出重点，同时更加强化经典与临床的融合，增强中医经典的临床运用，帮助学生筑牢中医经典基础，逐步形成中医思维。

3.突出"三基五性",注重内容严谨准确

坚持"以本为本",更加突出教材的"三基五性",即基本知识、基本理论、基本技能,思想性、科学性、先进性、启发性、适用性。注重名词术语统一,概念准确,表述科学严谨,知识点结合完备,内容精炼完整。教材编写综合考虑学科的分化、交叉,既充分体现不同学科自身特点,又注意各学科之间的有机衔接;注重理论与临床实践结合,与医师规范化培训、医师资格考试接轨。

4.强化精品意识,建设行业示范教材

遴选行业权威专家,吸纳一线优秀教师,组建经验丰富、专业精湛、治学严谨、作风扎实的高水平编写团队,将精品意识和质量意识贯穿教材建设始终,严格编审把关,确保教材编写质量。特别是对32门核心示范教材建设,更加强调知识体系架构建设,紧密结合国家精品课程、一流学科、一流专业建设,提高编写标准和要求,着力推出一批高质量的核心示范教材。

5.加强数字化建设,丰富拓展教材内容

为适应新型出版业态,充分借助现代信息技术,在纸质教材基础上,强化数字化教材开发建设,对全国中医药行业教育云平台"医开讲"进行了升级改造,融入了更多更实用的数字化教学素材,如精品视频、复习思考题、AR/VR等,对纸质教材内容进行拓展和延伸,更好地服务教师线上教学和学生线下自主学习,满足中医药教育教学需要。

本套教材的建设,凝聚了全国中医药行业高等教育工作者的集体智慧,体现了中医药行业齐心协力、求真务实、精益求精的工作作风,谨此向有关单位和个人致以衷心的感谢!

尽管所有组织者与编写者竭尽心智,精益求精,本套教材仍有进一步提升空间,敬请广大师生提出宝贵意见和建议,以便不断修订完善。

国家中医药管理局教材办公室

中国中医药出版社有限公司

2021 年 5 月 25 日

编写说明

中医急诊学是中医临床医学的一门重要学科，是一门跨学科、跨专业的新兴学科，是在中医基础理论指导下研究临床各科急危重症的诊断、辨证救治、辨证救护的一门学科。中医急诊学源远流长，从中医学的发展历史来看，历代都有治疗急症的名医和名著。如汉代张仲景及其所著的《伤寒论》，后者奠定了中医急诊六经辨证救治的理论体系；隋唐时期的巢元方、孙思邈及其所著的《诸病源候论》《备急千金要方》等发展了急诊学病机理论，并丰富了临床经验；金元时期，中医学理论百家争鸣，尤其是"金元四大家"，在中医急诊学理论和实践方面都有新的创见；明清温病学说的创立和兴盛，极大地丰富和完善了中医急诊学理论，从而推动了中医学理论和临床的发展。可以说中医学学术的发展离不开中医急诊学的突破。

进入 21 世纪以来，各中医院校已正式将中医急诊学作为一门重要的临床课程纳入本科生、七年制及研究生的课堂教学，学者们也编写了适用于各层次的各具特色的中医急诊学教材和专著。在专家及政府的大力支持下，2010 年中医急诊学科被列为国家中医药管理局重点学科，使得中医急诊学科进入了快速理性的发展时期。

2020 年年初，突如其来的新冠疫情肆虐华夏，在党中央的坚定领导之下，生命至上，举国同心，医务人员舍生忘死，奋战于抗疫一线，国内的疫情很快得到了控制。在这场抗疫战争中，中医急诊队伍发挥了巨大作用。

本书作为"十四五"国家级规划教材的核心示范教材，在"十三五"规划教材基础上，又做了进一步修订。总论部分探讨了中医急诊学的概念、发展简史，急危重症的病因、病机及发病，探讨了急危重症的辨证理论体系以及中医急诊学科的地位、急诊学科的研究方法，并对急危重症的中医诊治思维进行了论述；病证篇探讨了急症常见证候的辨证救治，疾病篇探讨了常见急危重症的诊治，在每一证候和每一疾病的辨治中，始终贯穿中医急诊学的辨治体系和临床思维；常用急救诊疗术篇介绍了急诊常用技术。

本书总论由刘清泉、孔立编写；病证篇中，发热（附小儿发热）、泄泻（附小儿泄泻）由刘芳编写，急性疼痛、急性出血由曹敏编写，神昏、眩晕由卢云编写，心悸、暴喘由芮庆林编写，咳嗽、急黄、暴吐由李雁编写，水肿、斑疹由张辰浩编写；疾病篇中，厥证、脱证、风温肺热由叶勇编写，气胸、猝死、卒心痛由李桂伟编写，心衰、痫病由刘南编写，关格、崩漏、异位妊娠由李兰编写，中风由卢云编写，痉病由曹敏编写，风痹、急性胆胀由孔立编写，急性脾心痛、烧伤、冻伤由梅建强编写，急性中毒、痛经由梁群编写，肠痈、肠结、丹毒由崔应麟编写，中暑、毒蛇咬伤、产后发热由廖为民编写，急性创伤由张辰浩编写；常用急救技术由方邦江、郭玉红编写。

　　本教材在纸质版基础上，还设有融合出版数字化资源，这些数字化资源是纸质版教材内容的充实和延伸，可向使用者提供更加丰富多彩的内容。

　　本书可供各中医药院校本科生、长学制学生、研究生及临床各科医师尤其急诊工作者参考。

《中医急诊学》编委会

2021 年 4 月

目　录

第四篇　常用急救诊疗术

第一篇

总　论

扫一扫，查阅本章数字资源，含PPT、音视频、图片等

第一节　中医急诊学的概念

中医急诊学是在中医药理论指导下研究急危重症病因病机、发病与发展变化、诊断与鉴别诊断、辨证救治以及预后和预防规律的一门临床学科，是中医临床医学的重要组成部分。

"急诊""急救""急症"三者之间在概念上既有关系又有区别。"急诊"是用最短的时间明确诊断，进行抢救治疗；"急救"是指运用各种方法抢救急危重症；"急症"是指各种急危重症出现的各种临床表现。"急诊"的概念比较广泛，涵盖了"急救"和"急症"的内容，"急诊"体现于急危重症的诊断、辨证救治以及预防的全过程。"急诊"的对象是"急症"，"急诊"的方法是"急救"。

"急诊医学""急救灾害医学""急症医学""中医急诊学"是几个不同的概念，在学科形成和内涵方面各有偏重。"急诊医学"研究的首先是急危重症的诊断与鉴别诊断学的内容，其次是急危重症的抢救治疗学。"急救灾害医学"研究的范围是急救方法、急救运输、急救网络等。"急症医学"研究的内容是以症状为中心的急危重症的诊断与鉴别诊断及抢救方法。"中医急诊学"所涉及的范围极其广泛，凡临床上发病急、危及生命的病证均属于其研究的范围，包括临床各科处于急危重阶段的疾病、急性中毒、各种危重病综合征以及突发的公共卫生事件等。

第二节　中医急诊学的地位

中医急诊学是重要的临床专业课程，不仅是推动中医学学术发展的核心动力，也是中医学学术发展的重要体现和标志。从临床方面来看，中医急诊学是临床医学的重要组成部分，急诊科在医院中具有重要的地位，是医院医疗水平的重要体现。从中医学的发展历史来看，历代都有治疗急症的名医和名著。如汉代张仲景及其《伤寒论》，后者奠定了中医急诊学六经辨证救治的理论体系；隋唐时期的巢元方、孙思邈及其《诸病源候论》《备急千金要方》等发展了急诊学病机理论，并丰富了临床经验；金元时期，中医学理论百家争鸣，尤其是"金元四大家"，在中医急诊学理论和实践方面都有独特创见；明清温病学说的创立和兴盛，极大地丰富和完善了中医急诊学理论，从而推动中医学理论和临床的发展。可以说中医学术的发展离不开中医急诊学的突破。中医急诊学迈入21世纪的今天，正面临着新的突破，毫无疑问，它将会把整个中医学推上新的台阶。

第三节 中医急诊学的源流

中医学有着悠久的历史，是研究人类生命过程及同疾病做斗争的一门科学，属自然科学的范畴，其标志就是具有自身完整的理论体系。中医急诊学在中医学理论体系形成的过程中具有重要的地位，它不仅形成了急诊医学自身独特的、完整的理论体系，而且积累了丰富的临床经验，它是在历代医家不懈努力下逐步形成的。

一、中医急诊学基础理论体系的奠基期

先秦两汉时期，正处于中医学理论体系初步形成的历史阶段。许多文献表明，此时中医学已发展到了相当高的水平，如长沙马王堆西汉古墓出土的十四种简帛医书等。这一时期标志性的著作是《黄帝内经》《神农本草经》等。《黄帝内经》成书于战国时期，其问世是中医学理论形成的重要标志，同时也奠定了中医急诊学的理论基础，在该书中详细地论述了相关急症的疾病病名、临床表现、病因病机、诊治要点，同时对中医急诊学临床思维有了纲领性的认识。

（一）对急危重症病名的规范整理

《黄帝内经》一书对急危重症的命名均冠以"暴""卒（猝）""厥"等，以区别于非急诊疾病，如"卒中""卒心痛""厥心痛""暴厥""薄厥""暴胀""卒疝"等。许多疾病病名已具有了固定的含义，至今仍在沿用。如"卒心痛"一病基本上涵盖了现代医学所谓的急性心肌梗死和不稳定性心绞痛，即现代急诊医学诊断的"急性冠脉综合征"。另外，《黄帝内经》时代就有了形体病、脏腑病、风病、寒病、暑病等疾病分类的雏形，为后世各专业学科的形成奠定了基础。

（二）对急症临床表现描述的客观性

客观翔实地描述疾病的发生发展过程，是《黄帝内经》的一大贡献，对许多疾病的描述方法至今仍具有现实的意义。如《素问·举痛论》详细地描述了五脏卒痛的临床表现。《灵枢·厥病》云："真头痛，头痛甚，脑尽痛，手足寒至节，死不治。……厥心痛，与背相控，善瘛，如从其后触其心……色苍苍如死状，终日不得太息。……真心痛，手足清至节，心痛甚，且发夕死，夕发旦死。"较详细地记载了厥心痛、真心痛、真头痛的临床表现及预后，与现代医学所讲的急性心肌梗死、心绞痛相当吻合。《灵枢·痈疽》云："痈发于嗌中，名曰猛疽。猛疽不治，化为脓，脓不泻，塞咽，半日死。"在当时的情况下，较详细地记载了本病的病情和预后。除此之外，《黄帝内经》还较详细地专题论述了热病、狂病、癫病等，有些内容至今仍具有重要的临床意义。

（三）奠定了中医急诊临床思维基础

《黄帝内经》一书奠定了中医学临床辨证思维基础，同时对中医急诊学的临床辨证思维具有重要的指导意义。

1.诊断方面

（1）以外知内：是一种透过现象看本质的方法。《素问·阴阳应象大论》云："以我知彼，以表知里，以观过与不及之理，见微得过，用之不殆。"以表知里是临床上常用的辨证思维方法，在急危重症方面尤为重要，依据内外整体联系的理念，利用医者望、闻、问、切的基本技能，全面收集患者的临床资料，由表及里、由此及彼地科学思维，以防误诊误治，这种方法是任何现代

诊查方法无法取代的。

（2）三才并察，四诊合参：三才指天、地、人三者，三才并察是中医学诊断疾病过程中整体观念的重要体现。患者是人，是社会中的人，是与天、地相关联的，只有三才并察才能全面地诊断疾病。如《素问·气交变大论》云："善言天者，必应于人；善言古者，必验于今；善言气者，必彰于物；善言应者，同天地之化；善言变言化者，通神明之理。"四诊合参，正如张景岳在《类经》中所言："彼此反观，异同互证，而必欲搜其隐微。"去粗存精，去伪存真，综合分析，可保证诊断内容的全面性、可靠性。

（3）知常达变：《素问·玉机真脏论》云："天下至数，五色脉变，揆度奇恒，道在于一。"恒为常，奇为变，知常才能达其变，关键在于掌握人体生理功能、病理变化和病机特点。

（4）审证求因：《灵枢·外揣》"司内揣外""以近知远"讲的就是这个道理。利用患者对病邪反应确定性原则，通过病证的外在表象，推知病因。如患者有头身困重、口黏呕恶、便滞不爽的临床特点，可推知其为湿邪所伤，据此可确定治法，遣方用药，达到治疗的目的。

2. 治则方面

（1）治病求本，观其所属：本者，致病之原。人之所病，或表，或里，或寒，或热，或虚，或实，皆不外阴阳，必有所本，治病求本，这是《黄帝内经》中最为重要的治则。只有通过运用四诊手段，翔实地掌握反映疾病本质的证据，包括临床表现，观其所属，才能正确地求其本，可以说辨证的过程就是求本的过程。《素问·至真要大论》云："谨守病机，各司其属，有者求之，无者求之，盛者责之，虚者责之，必先五胜，疏其气血，令其调达，而致和平。"后世各家无不奉其为圭臬。《类经·论治类》云："见痰休治痰，见血休治血，无汗不发汗，有热莫攻热，喘生休耗气，遗精不涩泄，明得个中趣，方为医中杰。"生动地描述了治病求本的要妙。

（2）补虚泻实，调整阴阳：保持机体阴阳的和谐统一，是人体正常的状态表现。导致疾病的关键是致病因素和抗病因素相互作用导致阴阳失调而产生病理状态，因此通过扶正祛邪，协调阴阳的平衡，称之为补虚泻实，调整阴阳。

（3）因势利导，祛邪外出：《素问·阴阳应象大论》中在论及治法时云："因其轻而扬之，因其重而减之……其高者引而越之，其下者引而竭之。"就是所谓的因势利导的治疗原则。其将随机用巧的原则引入医学，内含丰富的辩证法思想。根据病变中邪正交争、上下浮沉、内外出入的自然趋势，顺水推舟，既能祛邪外出，又能避免耗伤正气，事半功倍。

（4）异法方宜，个体治疗：《素问·异法方宜论》云："圣人杂合以治，各得其所宜，故治所以异而病皆愈者，得病之情，知治之大体也。""得病之情"就是了解患者病情的特殊性，"知治之大体"就是掌握因地制宜的施治原则，实质上就是治疗的个体化。

（5）善治未病：《黄帝内经》提出了治未病的学术思想，其含义之一是既病防变，要求医者洞察疾病的演变趋势，抓住时机，早遏其路，化解病邪，争取疾病的良好转机，控制病情的恶化。《难经》中"见肝之病，则知肝当传之于脾，故先实其脾气"及叶桂《外感温热篇》中"务在先安未受邪之地，恐其陷入耳"均体现了《黄帝内经》治未病的学术思想，在掌握疾病的发生发展的规律和变化机制的基础上，采取有效的治疗方法，促其向有利的方面转化。

（四）初步形成了中医急诊学病机理论

《黄帝内经》时代已经初步形成了中医急诊学病机理论，并一直对后世产生深远的影响。

1. 邪正盛衰　《素问·通评虚实论》中首先谈到了虚实的病机概念，即"邪气盛则实，精气夺则虚"。这一概念的提出对后世各种辨证理论体系的形成产生了重要的影响，为医宗之纲领，万事之准绳，其言若浅易明，其质若深难究。《素问·刺志论》中进一步谈到了虚实的概念："夫实者，气入也；虚者，气出也。气实者，热也；气虚者，寒也。"可见《黄帝内经》已经完全形成了重要的"虚实"病机学说，并指导后世各科学术的发展。

2.阴阳失调　阴阳是中医学重要的概念，阴阳学说又是重要的中医病机学说，后世把它视为八纲病机和辨证的总纲。阴阳失调《黄帝内经》也称之为"阴阳不和""阴阳不调"，针对急诊医学的特点，提出了阴阳俱衰、阴阳逆乱、阴阳格拒、阴阳离决的基本病机。

除此之外，《黄帝内经》还论述了气血津液失调、六气致病、脏腑病机等，初步奠定了中医急诊学的雏形。

（五）抢救治疗方法强调针刺的重要性

综观《黄帝内经》，在治疗学方面主要强调针刺、灸法等的应用，尤其体现在急救的领域，认为针灸、砭石治疗奏效快，可应急。

（六）奠定了中医急诊药物学的基础

《神农本草经》收载中药365种，将药物分为上、中、下三品，并将药物分为寒、热、温、凉四性，酸、苦、甘、辛、咸五味，奠定了中医急诊药物学的理论基础。

二、中医急诊学临床理论体系的形成期

两汉时期，中医临床医学已达到了相当高的水平。东汉末年，医圣张仲景看到其家族"建安纪年以来，犹未十稔，其死亡者，三分有二，伤寒十居其七"，发出了"感往昔之沦丧，伤横夭之莫救"的感叹。在"勤求古训，博采众方"的基础上著《伤寒杂病论》一书，对东汉以前的急诊急救理论和经验进行了一次科学的总结，并上升到新的理论高度，创立了中医学辨证论治的学术体系，真正地推动了整个中医学学术的发展，同时把中医急诊学的学术水平推向了一个高峰。张仲景以外感疾病（伤寒）为基础，首次提出了"六经辨证学说"，建立了中医急诊学的"辨证救治体系"，对后世各学科的辨证论治体系均产生了深远的影响。"六经辨证体系"不仅体现了六种疾病状态之间的相互关联，而且各自相互独立存在，即所谓的"传变""合病""并病""直中"等，是更高层次上的辨证论治体系。

在治疗上张仲景把汉代以前的治疗方法有机地结合起来，灵活地运用了汗、吐、下、和、温、清、消、补等，创造性地提出了切合实际的辨证纲领及理法方药。如以麻黄汤为主的汗法，以小柴胡汤为主的和法，以瓜蒂散为主的吐法，以承气类为主的下法，以白虎汤为主的清法，以真武汤为主的温法等，至今在临床上仍具有重要的意义和使用价值。

张仲景论治急症不仅重视疾病的本身，更重视疾病危重期的状态及各状态之间的相互关系，以一种恒动的、辩证的、整体的观点来论述，"六经辨证"就是对与脏腑、经络、气血津液等相关联的六种不同的疾病状态的认识。这种研究方法为后世各家研究中医急诊学提供了典范。

《伤寒杂病论》的问世，彻底摆脱中医急诊急救理论与临床脱节的现象，使其诊治有章可循，有法可依，有方可使，有药可用，临床疗效得到了空前的提高。此外本书还记载了猝死、食物中毒等的急救方法，为中医急诊急救技术的发展奠定了基础。

三、中医急诊学理论体系的兴盛期

晋唐时期，中医学得到了长足的发展，急诊医学逐渐兴盛，以葛洪、巢元方、孙思邈为代表

的医家，不仅推动了中医学临床理论的发展，同时对中医急诊学理论体系的形成起到了极大的促进作用。

晋代著名的医家葛洪著有《肘后备急方》，又名《葛仙翁肘后备急方》，书名"肘后"表示随身携带之意，是第一部中医急诊手册。本书收集了魏晋南北朝时期治疗急症的经验，包括内、外、妇、儿、五官各科，大至肠吻合术，小至虫咬伤，"众急之病，无不毕备"，在中医急诊学的发展历史中具有十分重要的地位。

首先，在病因学上，葛洪重点论述了"毒""疠"的概念，认为"毒""疠"与"六淫"不同，"不能如自然恶气治之"。提出了"疠"具有传染性，在处理方面应该采取"断温病令不相染"的隔离方案。认为"毒"具有致病的特异性，有不同的种类，如"寒毒""温毒""恶毒""狂犬所咬毒""蛊毒""风毒"等，极大地丰富了中医学"毒"的理论。

其次，在诊断学方面，《肘后备急方》十分重视"目验"的重要意义，重视客观体征的检查。如对黄疸的诊断采用了"急令溺白纸，纸即如柏染者"的验溺实验诊断方法。注重症状的鉴别诊断，如对"癫狂"与"癫痫"的诊断，指出："凡癫疾，发者仆地吐涎沫"，"凡狂发者欲走"。重视证候的动态观察，主张急诊首先"穷诸症状"，如对水肿的观察，"先目上肿"，继之"腔中肿，按之没指"，再者"腹内转侧有节声"，这种动态观察疾病的方法为临床提供了更加确切的信息，对临床诊治十分重要。最后对急危重病进行了科学的分类，层次分明，易于掌握。

再次，在治疗抢救方面，提出了"急救治本，因证而异，针药摩熨，综合治疗"的学术思想。创立了口对口人工呼吸抢救自缢患者的抢救手段，可惜后世学者没有真正在临床上进行更加深入的研究。最早记载了蜡疗、烧灼止血、放腹水、小夹板固定等急救技术。如在《治卒大腹病方》中谈到，"若唯腹大，下之不去，便针脐下二寸，入数分，令水出孔合，须腹减乃止"，是最早放腹水的方法。

第四，发现了一些药物的特效，如青蒿治疗疟疾、汞剂治疗蛲虫病、羊肝治疗雀目暴盲等。青蒿治疗疟疾是《肘后备急方》最早记载的，《治寒热诸症方》云："青蒿一握，以水二斤，绞渍取汁，尽服之。"根据这一疗法，中国中医科学院中药研究所屠呦呦研究员研究团队用青蒿提取青蒿素选用鲜品绞汁而获得成功。青蒿素挽救了大量疟疾患者的生命，这一成果最终获得了2015 年诺贝尔生理学或医学奖。

《肘后备急方》不但使中医急诊学在病因学、诊断学上有所发展，更重要的是对急救技术的发展做出了巨大的贡献，为后世研究晋朝以前的急诊急救方法提供了重要的文献资料。

隋唐时期，巢元方等编著的《诸病源候论》是我国第一部论述病因病机的专著，共载病种67 类1739 种证候，其中急诊病证占四分之一以上，急症证候占六分之一左右，可以说中医急诊学病因病机学说起源于《诸病源候论》。另外本书在疾病诊断上首次采用了疾病统领证候的方法，对后世产生了巨大的影响。

在急症的病因方面，在"三因"的基础上，首次提出了津液紊乱致病的概念，如在论述消渴的病因时云："五脏六腑皆有津液，若脏腑因虚实而生热者，热生在内，则津液竭少，故渴也。"巢氏明确地将消渴病、水肿病等归属于津液紊乱的范围。

此外，《诸病源候论》一书十分注重冻伤、烧伤、溺水等物理性致病因素的研究，如《疮病诸候》云："严冬之月，触冒风雪寒毒之气，伤于肌肤，气血壅滞……便成冻疮。"在《汤火烧候》中云："凡被汤火烧者，初勿以冷物及井下泥、尿泥及蜜淋拓之，其热气得冷即却，深搏至骨，烂人筋也。"此外，对脑外伤也有深刻的认识，如在《被打头破脑出候》中云："夫被打骨陷伤脑，头眩不举，戴眼直视，口不能语，咽中沸声如炖……口急，手为妄取，一日不死，三日小愈。"

　　孙思邈是唐代著名医家，对中医学的发展做出了不可磨灭的贡献，对急诊医学的贡献集中反映在他的《千金要方》和《千金翼方》中，书中除"备急方"27首专供急救之外，每一门中还有一些急救的方药，至今仍广为应用，如犀角地黄汤、苇茎汤、温胆汤等。

　　此外，孙思邈在急诊医学的疾病分类上按学科分类，科学实用，至今仍有较大的临床意义。对急性出血、急性腹痛、暴吐暴泻、厥脱等的论述，颇为详尽。对急诊的治疗倡导综合疗法。一是内服与外用结合，如采用药物内服、熏、洗、敷、贴等多种方法。二是针灸、按摩与药物相结合。他认为，"针灸之功，过半于汤药"，"针灸攻其外，汤药攻其内，则病无所逃矣"，"故知针知药，乃是良医"。三是药疗与食疗相结合。在急救技术上，孙思邈是世界上第一个使用导尿术的医家。

　　可以说晋唐时期不仅出现了中医急诊学的专著，同时在理论上、急救技术上也有较大的进步，对后世急诊医学的发展产生了深远的影响。

四、中医急诊学理论学术争鸣昌盛期

　　金元时期，名医辈出，刘完素等"金元四大家"更是在急诊学方面做出了巨大的贡献。刘完素以阐发火热病机及善治火热疾病成为后世温病学派的奠基人，他针对当时外感热病的实际情况提出了热病当以热治，不可作寒治，并大大扩充了病机十九条中有关火热证的证候条目，强调六气中的风、湿、燥、寒皆可化火。对火热证的治疗突出表里辨证方法，并在此基础上制定了防风通圣散、双解散等治疗热性外感疾病行之有效的著名方剂。他受到《伤寒论》急下存阴的启发，结合其临床实践，提出了胃中必须保持润泽的真知灼见。他突破墨守风气，尊重临床实际，而提出的火热病机，也对后世温病学派的形成产生了巨大的影响。

　　张从正被称为"攻邪派"的代表人物，著有《儒门事亲》一书，其在急症方面颇具心得。在发病学上张氏十分重视病邪的作用，提出"夫病之一物，非人身素有之也，或自外而入，或由内而生，皆邪气也"，对后世认识急症发病理论有其提示意义。张氏在祛邪治疗中主要用发汗、催吐、泻下三法，并认为此三法可结合应用。对体实和体弱患者区别对待，体弱则不可猛攻，只可缓图，而且在用药上应注意"中病即止，不必尽剂"，其论述对急症的治疗也颇有指导意义。总之，张氏对汗、吐、下三法的灵活运用，丰富了急症治疗经验，对急诊的理论和实践的发展起到了巨大的促进作用，颇值得后人研究发展。

　　李杲作为著名的"补土派"代表人物，著《脾胃论》《兰室秘藏》等书，重点阐述了《素问·太阴阳明论》"土者生万物"的理论，创立"内伤脾胃，百病由生"的论点。对内伤发热有其独特的认识，提出了"阴火"的概念，即火与元气不两立，元气不足则阴火内生。在治疗上尤其是在内伤急症的治疗方面，多以益脾胃、升阳气为主，对此类发热采用"甘温除大热"之法，对发热性疾病提出了另一种辨证和治疗思路。此外，李氏还十分重视活血化瘀运用，在其创制的三百余首方剂中，具有活血化瘀作用者达八十余首，分别应用在中风、吐血、急性胃脘痛等疾病中，对后世也产生了极大的影响。

　　朱丹溪著《丹溪手镜》《丹溪心法》《金匮钩玄》等书，倡导"阳常有余，阴常不足"，重视痰、气在急危重症发病中的重要地位，后世尊之为"滋阴派"的鼻祖。在火热的论治中侧重于火热由体内化生，与刘完素侧重于外来之邪不同，其原因在于人体常"阴不足而阳有余"，因此在治疗方面主张滋阴降火，对后世温病学派滋阴、救津、填精等治则的形成产生了深远的影响。

五、中医急诊学理论发展的典范——明清温病学说的兴盛

明清时期兴起的温病学派中人才辈出，对中医急诊学的发展做出了极其重要的贡献。温病学说的形成和发展可以说是中医急诊学理论发展的典范。面对新的疾病，在前无古人论述的情况下，认真地研究和思索，经过几代人的努力，终于形成了新的学说，长足地发展了中医学术。其间最为著名的医学家有吴又可、叶天士、吴鞠通、王孟英等。

吴又可著《温疫论》，其根据临床实际，突破传统医学理论，创立了新的病因理论即"疠气学说"来解释当时的时行天疫，并认为其皆从口鼻而入，形成了温病学派对病邪感受途径的认识。

《温疫论》对伤寒、时疫从病因、传染途径、传变过程等方面进行了鉴别。认为伤于寒者，感天地之正气；感疫气者，乃天地之毒气。伤寒之邪自毛窍而入，时疫之邪自口鼻而入。伤寒之邪在经，以经传经；时疫之邪在内，内蕴于经，经不自传。并提出时疫之邪能传染于人。

《温疫论》赋予"伏邪"新的含义，认为"温病乃伏邪所发"，其邪伏于"膜原"，提出了辨气、辨色、辨舌、辨神、辨脉是识别温疫的大纲，在治疗上尤重下法的运用，更创达原饮以治本病。

叶天士在长期的临床实践中发现，温病发展变化非伤寒六经所能概括，而提出著名的卫气营血辨证，将温病发展分为四个阶段，同时制定相应的治疗大法，即"在卫汗之可也，到气才可清气，入营犹可透热转气……入血就恐耗血动血，直须凉血散血"，成为温病治法之纲要。并认识到温病传变的特殊规律，即邪入心包的变化，临床医生应注意此种危重症的发生。

在治疗上，叶天士使用了众多行之有效的处方，为吴鞠通在《温病条辨》创立温病治疗方剂打下了基础。其在治疗上重视顾护津液，即强调保护胃肾之阴液。在中风治疗上，由于重视"内虚暗风"理论，而采用滋肾平肝的治疗方法。

吴鞠通著《温病条辨》，创立了三焦辨证理论，丰富了温病急症的辨治理论体系，与叶天士的卫气营血辨证有相辅相成的作用，并补充了前者在虚证论述上的不足，对温病后期阴液耗竭而形成的下焦大虚之证进行了概括。在该书中又提出了湿温治疗三禁三法，为湿温病的治疗进一步提供了理论依据。吴氏另一大贡献在于其总结和创立了大量行之有效的温病急症治疗方剂，如银翘散、三仁汤、加减复脉汤等。

另外，温病学派中尚有其他一些著名医家也对急症学的发展做出了贡献。如薛雪对湿温病的论述，使湿温病的辨证和治疗区别于一般的温热病；杨栗山创立著名的升降散至今仍在被广泛地使用；王孟英著《温热经纬》，对温病学的发展进行了总结，并在书中对"伏气"和"新感"进行了详辨。

在明清时期还有一些医家在急诊学的发展方面做出了重大的贡献。如张景岳在急诊学中有诸多创见，其提出表里寒热虚实六变，并以阴阳统之，已具八纲之形。对急症的治疗以阴阳虚实定纲目，再按病机、证候分证论治，提纲挈领，便于掌握。对于药物的使用，主张用药捷效，并将人参、熟地黄、附子、大黄称为"药中四维"，这些药物是治疗急危重症不可或缺的药物。另外张氏在实践中提出了"探病"一法，对急症中一时难辨之证的诊断颇有启迪意义。

王清任在《黄帝内经》气血理论和"血实宜决之，气虚宜掣引之"治则的基础上，加以充实和发挥，他强调气和血是人体的基本物质，"无论外感内伤……所伤者无非气血"，故"治病之要诀，在明白气血"。尤重气虚和血瘀及二者的相互关系，提出补气活血和逐瘀活血两个治疗方法，创立了补阳还五汤、通窍活血汤、血府逐瘀汤等著名方剂。

第四节　中医急诊学研究现状及展望

中医急诊学的研究与发展是中医学术发展的关键。20世纪中叶至今，中医急诊的研究虽然取得了进展，但仍没有质的飞跃。现代医学在我国迅速发展，对临床急症的救治形成了一套较为完整的处理方法，而且在患者的心目中普遍存在"中医治慢，西医救急"的错误观念，所以说，中医急诊学的研究任重而道远。

从20世纪50年代开始，在吸收古人经验的基础上，广大学者对中医急诊进行了探索性的研究，且形成了一定的规模，并取得了良好疗效。例如，1954年石家庄地区运用中医学温病理论和方法治疗流行性乙型脑炎，取得了显著疗效。此后中医急诊的研究范围不断扩大，如急腹症、冠心病心绞痛、急性心肌梗死等，在20世纪70年代均取得了不少的临床经验，但此时是无统一组织、无计划进行的。20世纪70年代末至80年代初，中医急诊学进入了一个振兴与发展的时期。政府十分重视中医急症研究的组织工作，如1983年1月，卫生部中医司在重庆召开了全国中医院急症工作座谈会，专题讨论如何开展中医急症工作，并提出了《关于加强中医急症工作的意见》。1984年，国家中医药管理局医政司在全国组织了外感高热（分南方组、北方组）、胸痹心痛、急性胃痛、厥脱、中风、血证和剂改攻关协作组，后又成立了多脏衰、痛证协作组，各地也建立了相应组织，在全国范围内有组织、有计划地开展了中医急症工作。

1984年以来，以这些急症协作组为龙头，在中医急症诊疗规范化、临床研究、剂型改革、基础与实验研究等方面进行了较全面的研究，并出版了一些急症学专著，从一个侧面反映了中医急诊学的成就与发展趋势。2020年人类遭遇了继1918年大流感之后，又一次全球范围的新型冠状病毒肺炎（COVID-19）大疫，在这场抗疫战斗中，中医药全程参与，临床救治与科研工作同步进行，成效显著，充分展示了中医急诊医学应对突发公共卫生事件的独特优势。

一、研究现状及成果

（一）诊断、疗效标准规范化

中医急诊学作为一门临床学科要与国内外医学接轨，首先就要依据中医理论、中医特色在临床中进行诊疗标准规范化的研究。其内容组成包含病名、诊断、疗效三个标准。中医病名是特色的组成部分之一，不可废除。但其广泛的内涵却严重影响着研究水平、学术水平的纵深性提高，不可墨守，必须规范。

王永炎院士领导的脑病急症协作组对中风病的病名诊断做了深入研究，提出三层诊断法，即包括病名、病类、证名的全病名诊断。统一命名为中风病，又称卒中（内中风），相当于西医的急性脑血管病颈内动脉系统病变。病类按有无神识昏蒙分为中经络和中脏腑，证名9条。其中中经络5条：肝阳暴亢、风火上扰证，风痰瘀血、痹阻脉络证，痰热腑实、风痰上扰证，气虚血瘀证和阴虚风动证。中脏腑4条：风火上扰清窍证，痰湿蒙塞心神证，痰热内闭心窍证，元气败脱、心神散乱证。其病名诊断描述举例为"中风病，中脏腑，痰热内闭心窍证"。中风病名诊断经全国30多个医疗、科研单位220多例患者的反复临床验证而具科学性和可行性，在此基础上，经过多学科团队30余年研究实践，构建了中风病辨证论治方法体系，并于2020年12月由世界中医药学会联合会发布了《国际中医临床实践指南·中风》，极大地推动了中医急诊的学术发展。

胸痹急症协作组对胸痹病的诊断做了探讨，提出了"病证相配，组合式分类诊断法"。首先将中医病名内涵赋以西医病名，实现规范化，即胸痹病相当于冠心病，把 5 个临床类型全部纳入中医病名内涵，即胸痹心痛相当于冠心病心绞痛，胸痹心悸相当于冠心病心律失常，胸痹心水相当于冠心病心力衰竭，胸痹心厥相当于冠心病心肌梗死，胸痹心脱相当于冠心病心脏骤停。再分 6 个证名，即心气虚损证、心阴不足证、心阳不振证、痰浊闭塞证、心血瘀阻证和寒凝气滞证。其病名诊断描述举例为"胸痹心痛，心气虚损兼痰浊闭塞证"。胸痹病名诊断经全国近 20 个医疗、科研单位 1800 多例患者的反复临床验证而具科学性和可行性。

此外血证协作组对吐血黑便诊断标准的含义定为血由胃来，从窍而出。厥脱协作组明确厥脱证是指邪毒内陷或内伤脏气或亡津失血所致气机逆乱、正气耗脱的一类病证，以脉微欲绝、神志淡漠或烦躁不安、四肢厥冷为主症，并提出西医的各种原因引起的休克可参照本病辨证。

在病名方面无法运用传统中医学概括者及时地推出现代医学的病名，如王今达教授领导的多脏衰协作组不仅在国际上首先提出了"多脏器功能失调综合征"的病名，而且较早地在国内制定了多脏器功能失调综合征危重程度的判定标准，同时归纳总结了本病"三证三法"的辨证体系，提出了"菌毒并治"的创新理论，在世界危重病医学范围内都具有十分重要的意义。诊断标准突出诊断要点，从主症与兼症加以描述，并指出诱发因素，还合理地吸收现代医学如生物化学、细菌学、免疫学及影像学等诊断标准，补充有意义的体征和理化检查内容。疗效标准采用计量评分法，采用四级制。特别是对中医证候学的判断由以往的定性法改为目前的定量法，增强了评定的客观性和可信度。

国家中医药管理局医政司早在 1984 年就组织制定中风、外感高热、胸痹心痛、血证、厥脱证和急性胃痛 6 个内科急症的诊疗规范，于 1989 年试行，后又补充了头风、痛证、风温肺热病、温热、多脏衰 5 个诊疗规范，印成《中医内科急症诊疗规范》一书在全国推行使用，使中医急症诊疗规范化迈出了可喜而扎实的一步。此外，在脓毒症、流感的中医诊疗规范研究方面，通过采用循证医学评价与中医学科特点相融合的方法，制订了《中医药单用/联合抗生素治疗常见感染性疾病临床实践指南·脓毒症》与《中医药治疗流感临床实践指南》。

（二）辨证方药序列化

中医诊治急症的理法，既是对急症临床诊断和治法用药的学术归纳，也是对急症病因、病理、病性、病位和病势的综合分析，具有具体体现中医特色的整体观和辨证观，它融理法方药于一体，是探索和开拓中医治疗急症的临床基础，所以成为近年各地开展中医治疗急症的又一特点。

保持急症辨证论治的理法特色，从方法学的角度而论，主要是通过有效治法方药的药效学研究来体现，这种研究方法阐明和印证中医"证"的病机理论及其证治规律，融入了现代科技的内容。这样"以药探理"的研究方法，为深入探讨急症理法方药的内在联系，揭示急症的治法特点，开拓了新的途径，扩大了一批传统方药的急救应用范围，明显地提高了急救的疗效。

目前，中医急症方药的研究已从单一的治法方药向辨证序列方药方面发展，在中医药理论特别是辨证论治原则的指导下，急症方药强调按病种、病机、病情序列配套。如治疗胸痹心痛，速效止痛分辨寒证、热证，既"急则治标"止痛为先，又"缓则治本"治病为根，研制出组方新、工艺新、标准新的序列方药，在临床配套使用，明显提高了中医诊治胸痹心痛的疗效水平。对暴喘的治疗，中医认为肺肾之虚为本，痰瘀交阻为标，但在论治时，攻实则伤正，而补虚则助邪，此时应当标本兼治，而不能一味攻邪或扶正。经临床观察，采用一日两方标本兼治法，疗效不仅较一日一方治标法好，而且还较一日一方标本兼治为佳，投药方法的辨证序列配套也明显提高了临床疗效。另外，中风病、外感高热、急性血证以及急性胃痛等病证也分别实施了辨证方法的序列配套，使中医诊治急症的临床疗效明显地迈上了新台阶。

（三）抢救手段多样化

急症的中医急救，由于历史条件的局限，急救手段和投药途径受到多方面限制，致使其理法特色和专长未能充分发挥。因此，能否发挥急救方药的药效，是影响中医急救疗效的重要环节，也是近年来各地集中协作攻关的重要难题。更新中医的应急手段，从临床的角度而论，与急救有效方药的剂型和投药途径的改革密切相关，这些改革包括以下技术进步的内容：①保持中医的理法特色，具有中医理论和经验提供的处方依据；②采取现代临床验证观察分析方法，参考现代诊断检查数据；③经临床验证为可靠的有效急救方药；④按照现代制剂的先进工艺技术程序进行试制并进行相应的药理实验，取得安全有效的实验结果；⑤再经临床进行分组对照扩大验证并取得客观的疗效评价。通过这样设计剂型改进的技术加工，基本上能反映出新制剂在继承基础上的提高和改进。据全国九个急症协作组的不完全统计，各种急救中药新制剂有四十多个品种，剂型有注射液、吸入剂、舌下给药薄膜及含片、结肠灌注剂及栓剂以及口服剂（口服液、冲剂、散剂、片剂）等，如清开灵注射液、双黄连粉针、穿琥宁注射液、脉络宁注射液、生脉注射液、参附注射液、补心气口服液、滋心阴口服液、瓜霜退热灵等。这些新制剂的研制成功大大丰富了急症的救治手段。

采用多种治法联用的急救措施，虽有内治法和外治法、药物治法和非药物治法等之别，但都是理法方药一体化中的不同治法。它是在临床辨证明确之后，针对不同病证诊断确定的不同治疗原则，依此治疗原则立法用方遣药，以求选方对证、用药效专之功。近年来在探索提高中医急症治疗效果的进程中，多种治法联用表现出独特的优势，如对急性感染所致急症的治疗采用了几种两法联用，如活血与清解联用，清解与救阴联用，固脱与清解联用，中西药物的联用等。随着中医急诊学科建设的不断完善，急诊 ICU 或综合 ICU 已在各级中医医疗机构广泛建立，各种脏器支持设备，如呼吸机、血滤、ECMO 等已经融入中医急诊救治之中。抢救手段上多品种、多制剂、多途径的多样化，不但最大限度地满足了中医对急症治疗的应急之需，而且最大限度地发挥了中医救治上综合处理的优势。

（四）急救理论创新化

中医发展史已经表明，中医理论的创新和学术上质的飞跃，都首先在急诊医学上突破。历史上伤寒和温病的两次学术高峰对中医学的功绩已经载入史册而不可磨灭，当今我们正面临又一次突破，近年来在中医急救理论的创新上已经做了不少的学术准备。在外感高热和多脏衰的救治上提出了"热毒学说"；对急腹症、感染性休克、脑卒中、成人呼吸窘迫综合征和消化道出血采用了通下法，运用了"肺与大肠相表里"的理论；对急性脑出血主张运用破瘀化痰、解毒通络，并在其基础上提出了"毒损脑络"的新理论；对流行性出血热主张凉血行瘀、解毒开闭固脱法；对冠心病的治疗提出痰瘀同治；中风病的治疗重点已转到先兆病的预防及病后康复上；护理上提出了"辨证施护"观点，密切了中医学"辨证施护"与现代医学"整体护理"之间的关系。这些都是"星星之火"，随着学术的发展和研究的不断深入，将会在中医急诊学理论上有新的突破，真正推动中医学的全面发展。

（五）研究方法科学化

临床研究方法一改以往个案报道及病例总结的低水平状态，大力引进现代科学研究内容。如：诊断和疗效评判，采用社会公认的标准；临床观察研究，采取严格的科研设计，遵循随机对照的原则，并按近年现代医学的先进治疗程序及要求进行。由于客观指标（包括临床、药效学实验指标）是新药研究必不可少的内容，因而促进了中医急诊制剂作用机理的研究，加强了对急症发生、传变、预后机理的认识。临床和实验研究引入现代科技方法，既保持了中医特色和优势，又使中医迈入了科学化、现代化的殿堂。可以预测，中医实验学一旦创建和诞生，中医学术的新突破必将迅速来临。

虽然中医急诊医学朝着辨证方药序列化、诊疗标准规范化、急救理论创新化、抢救手段多样化、研究方法科学化的方向有了长足发展，但是中医急诊研究工作中仍存在不少问题，主要表现为缺乏创新的急诊辨证论治体系，缺乏具有中医特色的应急先进技术手段，缺乏具有中医治法专效特色和优势的序列中药新制剂。为了中医急诊研究工作快速、顺利地进行，应加强对中医急诊研究思路与方法学的探讨，以促进中医急诊医学的更大发展。

二、急诊学研究的思路与方法展望

（一）强化中医急诊意识，更新急诊观念

中医治疗急症，首先要解决的问题仍然是观念的更新。这种更新不仅是突破本学科固有思路的更新，突破中医学者头脑中固有的学科性质的更新，而且是站在时代发展的前沿，综合多学科发展的历史成就，预测未来发展的趋势，更高层次地更新。只有立足这样一个基点，才能够适应社会的发展，打破封闭僵化、死板教条、故步自封、生搬硬套的桎梏，以活跃的、敏锐的、积极进取的思想，创造一个全新的中医急诊学。

1. 扬长补短的融合竞争意识 中医学之所以几千年来长盛不衰，除了它本身在科学的理论体系支配下所产生的临床疗效的可靠性之外，还在于几千年来中国大众对于这一学科的依赖性。而在21世纪的今天，各学科突飞猛进地发展，现代医学融合现代科学技术，诸如光、电、生物工程等与医学的高度结合所显示出来的优势，及其在人体医学诸多方面的突破，都对中医学的生存和发展提出了挑战。中医学要打破以往的观念，开展急诊研究，提高参与层次，首先面临的就是如何融合现代医学急诊在疾病诊断方法、诊断技术、抢救技术及抢救药物方面所具有的优势，运用中医学的思维，扬长补短。正因为如此，中医急诊的研究不能脱离实际，立足中医，扬长补短，必须强化中西医融合的自下而上意识，从现代急诊医学的不足与中医急诊学的长处着眼，从社会的需求和现代急诊医学的空白点入手，开展中医急诊的研究，在融合与竞争意识下求生存、求发展，只有这样才有后劲，才能有所突破，才能具有顽强的生命力。

2. 创新理论的前瞻研究意识 进行急诊研究，囿于原有的医学模式，恪守固有的理论体系和具体的治疗措施，顺其自然地进行，已经不能适应时代的发展和人类卫生保健的需要。必须基于原有体系，洞察现代医学发展的趋向，既要看到本学科发展的脉络，也要清晰地了解相关学科的进展，了解其成果对人体科学、医学的相关意义，从而找出中医急诊的研究方向。而今所面临的首要问题就是如何赋予中医急诊学的精华（包括基本理论、辨证方法、救急技术与药物）以新的生命，从而满足社会的需要，把继承、发展、创新统一起来。所谓前瞻也就是远虑，就是超前意识，在事物发展的初级阶段，就以独特的胆略和学识认清事物发展的趋势，瞄准最先进、最具生

命力和竞争力的目标，这是制胜的先决条件。无论在基本理论、抢救措施、药物研制方面，还是在证候规范上，都应瞄准世界先进水平，与世界同步，这是搞好中医急诊学并促进其发展成熟的要素。

3. 突出特色与发挥优势的意识　现代中医急诊学是中医学核心理论的升华，应该具有全新的特点和特色，既具有现代急诊医学的特点，又要具有中医学的特色。在创立现代中医急诊学时，应该强化特色意识，使其不要失去自身的生命力，尽可能汲取现代医学的精华，并赋予它新的中医学特征，真正达到发展中医药学术的目的，形成一种全新的医学体系。

（二）突出特点特色，提高临床疗效

临床疗效的取得是任何一种医学存在的前提，没有疗效就没有存在的价值，中医急诊学赖以生存的重要原因就是有较好的临床疗效。

1. 立足基础理论，做好继承和发扬　《素问·气交变大论》云："善言古者必验于今。"没有很好的继承就没有所谓的发扬，中医急诊学发展的关键是如何深入挖掘、整理中医学的精华，达到在突出特色的基础上提高临床疗效的目的。

2. 坚持辨证救治　中医特色思维辨证论治是中医学的精髓，"辨证救治"是中医急诊学急救的关键，脱离这一理法的特点将无法取得临床疗效，也将可能逐步脱离中医学的特点和特色。创立现代中医急诊学的关键是中医急诊学辨证体系的建立，把中医急诊辨证逐步由经验性提升到科学性上来，为中医急诊学的研究由点到面铺平道路。

3. 拓宽急救手段，创新急救技术　在现代科技发展的新形势下，充分运用现代科学技术，拓宽中医急诊急救的手段，加快中医急救药物的改革，目的是研制高效的中药注射剂，更重要的是发挥中医药的优势，从不同给药途径出发，提高临床疗效。古代急诊医学创立了许多急救技术，如自缢急救术、溺水急救术、导尿术等，在中医急诊学的发展历史上起到了重要的作用，在现代科技的指导下，如何创立中医急救新技术，也是中医急诊学发展的关键。

（三）寻求切入点，加强中医急诊科学研究

中医急诊临床研究应以专科急诊为切入点和突破口，进行深入的探讨和摸索。如以中风病急性期为主，探讨出血性中风和缺血性中风中医证候学演变规律、辨证论治体系和系列方药等，不仅推动了中医脑病学科的建立，而且极大地鼓舞了中医急诊研究学者的工作热情，坚信中医学在急危重病诊治上具有独特优势。如王永炎院士等不仅对中风病病名、证候演变规律、辨证论治体系、系列方药等方面进行了深入的临床研究，还提出了"毒损脑络"的新病机，认为清开灵注射液是治疗中风病的有效药物，并认为风痰瘀血阻络证是中风病最常见的证候。成都中医药大学陈绍宏教授经过二十多年的研究，认为中风病成因与虚、瘀、痰、火、风有关，即元气虚为本，气虚生瘀，血瘀生痰，痰郁化火，火极生风。总之，本病以元气虚为发病之根本，痰瘀互结、痰热生风为病机核心。据此创制出治疗中风病的中风醒脑方，将其制成中风醒脑口服液和中风醒脑颗粒，在临床上取得了显著疗效。

外感发热是常见的中医急诊病证，中医学历代医家在诊治外感发热方面积累了丰富的临床经验，张仲景的六经辨证体系和叶天士卫气营血辨证体系的创立，奠定了中医治疗外感热病的理论基础，历代医家多有发挥，但都超脱不出两大辨证体系。近现代学者对外感发热的研究多有发挥。北京中医药大学已故名医董建华院士，提出了三期二十一候的论治体系。重庆名家黄星垣先生通过对外感发热的研究，提出了"热由毒生"的新理论。成都陈绍宏教授运用仲景学说的理论

和方药治疗外感发热，即在《伤寒论》"六经辨证"思想指导下，将"经方"组合，用于治疗外感发热，并借鉴仲景治疗并病、合病的指导思想，提出"重三经（太阳、阳明、少阴）、定四型（外感风寒、外感风热、热毒壅盛、湿热互结）"的见解。江苏省中医院奚肇庆先生等较系统地研究了外感高热的历代文献，对辨证、治疗方法等方面进行了综合分析，对外感热病常见"证"的诊断标准进行规范化研究。研究认为，外感高热以卫分、卫气同病、气分证型多见，其中尤以卫气同病为多，采用卫气同治、透表清气的病因学截断法，简化了外感高热的辨治流程。

急性咳嗽是急诊科常见病证，对患者的生活质量会产生严重的影响，西医多归属于"咳嗽变异性哮喘""感冒后咳嗽"。中日友好医院晁恩祥教授根据其临床表现具有"风邪"的特征，将其命名为"风咳"，率先提出从"风"论治的学术思路，创立了"疏风宣肺，解痉降气"的独特治疗方法。

休克归属于中医学"脱证"的范畴，早在 20 世纪 70 年代中期，上海王左教授领导的协作组，对该病证进行了深入的研究，研制出"参附青注射液"，取得了较好的临床疗效，并对其疗效机制进行了深入研究，开创了中医救治危重病的先河。天津中西医结合危重病学家王今达教授，根据多年的临床经验及理论研究，选用红花、赤芍等中药研制成的纯中药制剂"血必净注射液"，具有高效拮抗内毒素和炎性介质的作用，不仅在动物实验中能显著降低休克动物模型的死亡率，而且在临床研究中也显示了其治疗感染性休克的重要作用。北京友谊医院中西医结合危重病学家王宝恩、张淑文教授等，针对感染性休克及其引发的多器官功能障碍综合征，提出了"四证四法"的辨证论治方法，即：实热证：临床表现为高热、口干欲饮、腹胀便结、舌红苔黄、脉洪数或细数，末梢血白细胞变化。血瘀证：临床表现为固定性压痛、出血、发绀、舌质红绛、舌下静脉曲张，血流动力学、凝血与纤溶参数和甲皱襞微循环异常。腑气不通证：临床表现为腹胀、呕吐、无排便排气、肠鸣音减弱或消失，肠管扩张或积液，腹部 X 线片有液平。厥脱证：临床表现为面色苍白、四肢湿冷、大汗、尿少、脉细数或微欲绝，血压下降。根据四证制定了相应的方药辨证施治，疗效显著。

脓毒症是近十余年来急诊危重病研究的热点之一，国内学者从不同角度对脓毒症开展了研究。王今达教授提出了"三证三法"理念，即热毒证与清热解毒、瘀血证与活血化瘀、急虚证与扶正固脱，并提出了"菌毒并治"的新理念，通过三十多年的研究，开发出了世界上第一个治疗脓毒症的纯中药制剂血必净注射液，取得了很好的临床疗效。王宝恩教授等针对脓毒症的不同环节，应用益气通腑法治疗脓毒症急性肠功能障碍、益气活血法治疗脓毒症急性凝血功能障碍、清热解毒法治疗脓毒症炎症反应、益气固脱法治疗脓毒症循环功能障碍，降低了严重脓毒症（感染性多器官功能障碍综合征）病死率，同时开发出"促动合剂""参芪活血颗粒"等制剂，极大地丰富了脓毒症的中医治疗方法。山东中医药大学孔立教授等经过大量的临床实践，认为脓毒症病机关键是"气机逆乱"。首都医科大学刘清泉教授等认为脓毒症的基本病机是"正虚毒损、络脉瘀滞"，毒邪内蕴是脓毒症的重要发病基础，内陷营血是脓毒症主要的病变层次，瘀滞络脉是脓毒症重要的病位，进而提出了"扶正解毒通络、分层扭转"的治则，而六经营血辨证是脓毒症的基本辨证方法，并在此基础上针对脓毒症不同的病理环节辨证治疗，降低了严重脓毒症的病死率。

心脏骤停是临床上最为危重的疾病，国际上开展了大量的研究，先后推出了不同版本的心肺复苏指南，对于规范心脏骤停的抢救起到了极大的作用，但患者的出院率仍然较低，成为国际急诊危重病研究的难点。近年来中医药逐步介入该病证的研究，并取得了一定的研究成果，如早期生脉注射液、参附注射液的运用，在一定程度上提高了复苏的成功率；同时主要针对复苏后综合征开展研究，提高了复苏后治疗的成功率。

（四）确立研究重点，满足学科发展需求

1. 强化完善学科发展，规范中医急诊病名　中医急诊学是一门新兴的学科，是中医学学科中的新生儿，正处于发育期。我们要以常见急危重病为研究对象，提高中医药治疗急危重病的成功率，打破长期以来社会和业内认为中医是"慢郎中"的局面，提高从事中医急诊学科人员的积极性和自信心。急诊学科的发展既是学科发展的需求，又是社会发展的需要，更是医院发展的需要。

就中医急诊学科内涵的发展来看，首先，加快中医急诊常见病证中医病名的规范化研究至关重要，因为"名不正则言不顺"，严重阻碍了本学科的发展。中医急症病名既有别于中医内科及其他相关学科，又与各学科密不可分，更要突出中医急诊学科的特点。如"卒心痛"是中医急诊学特有疾病名称，与中医内科学"胸痹心痛"相关，又有区别，内科学的范围更大，包括了"卒心痛"的概念，而卒心痛重点突出"急诊急救"的含义，重点探讨"厥心痛""真心痛"的病机特点和辨证救治规律、护理原则等。其次，研究和发掘中医急诊急救技术，弥补中医急诊技术之不足。第三，开展常见病中医急救切入点的研究，真正树立中医药在现代急危重病研究领域的地位。第四，加强中医急诊人才的培养，这是中医急诊学科发展的根基。

2. 扩大中医急诊学科内涵，满足社会发展需求　随着社会的进步，人民生活水平的提高，人们健康观念的变化和医学模式的转变，中医药的社会需求越来越大，对中医学的要求也越来越高，不仅仅局限在保健、慢性病调理方面，在治疗急危重症方面的需求也大大增加，这样就为中医急诊学科的发展创造了新的空间。从另一个方面来讲，发展中医急诊学也是中医学发展的需求。

近30年的研究也充分显示了中医急诊学的重要作用，但真正确立中医急诊学在现代急诊医学的地位，仍然需要汲取现代先进的科学技术，在继承中振兴，在振兴中发展，已被越来越多的人认可。

3. 明确学科发展目标，确定发展优先领域

（1）要重视中医急诊专科建设，使之成为中医急诊学科发展和临床教学的重要基地，国内外合作和交流的基地，中医急诊学科人才培养基地，培养一支结构合理、相对稳定的人才梯队，造就一批学术造诣较深、具有创新思想、在国内外有重要影响的学科带头人；要建设若干个立足于中医药前沿的中医急诊知识创新和技术创新基地，成为中医学科技发展创新源，重视中医急诊原创性的研究，加强中医急诊科研的支持力度。

（2）规范化研究是任何一个学科发展过程中必经阶段，医学科学规范化研究尤为重要，不仅是医学学科传承的需要，更是学科发展的需要。但医学学科规范化的研究必须要建立在临床疗效的基础之上，要围绕常见病、多发病及重大疾病进行，重点加强中医急诊临床病证诊疗指南的制定、修订等，开展诊疗方案优化的研究，开展中医急诊临床疗效评价标准的制定。

（3）以急诊学科常见病为核心，如休克、脓毒症、外感高热、卒心痛、心肺复苏等，建立较完善的个体化诊疗方案和评价标准体系。

（4）重视临床基础研究。首先是文献的整理和继承；其次是中医急诊学科内涵的进一步梳理，确定中医急诊学科的地位；再次是对中医急诊常见病病名的规范化研究，提高中医急救能力和临床疗效；最后是在确立疾病名称的前提下，开展具有循证医学意义的临床研究。

（5）建立中医急诊学信息网络体系。以文献信息的数字化、网络化为重点，建立中医急诊学

的相关数据库和信息网络、远程教学、远程诊疗等信息平台。

4. 急诊重大疾病和危重病的研究

（1）高热：外感热病是急诊科最常见的疾病，中医学几千年来的临床实践积累了丰富的诊治经验，但外感高热的复杂病情，导致不同历史时期都存在不能解决的问题。从中医学的发展历史中可以看出，中医学真正的飞跃是对外感高热诊治的进展，如张仲景的六经论治、叶天士的卫气营血论治等，无不体现了中医急诊学科发展的重要地位。虽然现代科学飞速发展，但疾病谱的变化，感染性疾病的复杂化，耐药菌的广泛感染，已经成为外感发热领域重要的课题，近年来也没有取得突破性的进展。因此加强外感高热的研究，加强耐药菌感染中医药治疗的研究是学科发展的需求，应该引起足够的重视。

（2）脓毒症：严重脓毒症和脓毒症休克是各种急危重病死亡的重要因素，已经引起了世界医学界的高度重视，虽然进行了大量的基础和临床研究，该病证的死亡率仍然高达 30% ～ 70%。该病证是一综合征，运用中医学"整体观""恒动观""辨证论治"及"治未病"的思想，运用中医学研究疾病变化和病机变化的方法，对于降低其病死率具有重要价值。中医学具有该病证突破性研究的潜能，如王今达教授团队由中药方剂血府逐瘀汤研制成的血必净注射液，已经经过大量临床研究证实，对于脓毒症患者具有明确的抗炎、抗内毒素、降低病死率作用。中医学对脓毒症的研究不仅能够奠定中医急诊学在现代急诊学中的地位，更重要的是能够造福人类。

（3）急性中毒：急性中毒诊治是急诊领域的重要课题，长期以来中医急诊对该病证的研究没有实质性的突破，近年来中医药非特异性解毒概念的提出，在急性中毒方面进行了许多有价值的探索，如中药煎剂洗胃、中药排毒、中药的脏器保护等，对于降低急性中毒的病死率显示了临床价值，值得我们深入研究。

（4）心肺复苏：心肺复苏术是现代急诊医学一项重要的急救技术，几乎成为急诊医学发展的标志，虽然如此，心肺复苏的成功率仍然是低得医学界不能接受。如何提高复苏成功率，提高复苏后综合征的治疗效果，成为急诊医学研究的重要问题。中医学的优势可在复苏后综合征的救治中充分体现，如李春盛教授团队通过系列的动物实验和临床病例观察，证实参附注射液可以促进复苏后综合征患者的心功能恢复。下一步仍应加强循证医学的研究，建立中医心肺复苏的诊疗指南，巩固中医急诊的地位。

（5）相关学科急诊的研究：如卒心痛中医治疗的价值和作用，早期重点干预治疗缺血性中风的循证医学意义，中医外治法对急性脾心痛治疗效果的研究，气血相关理论指导下急性出血疾病的治疗，虚实理论指导下急性痛症的诊疗等，中医学逐步切入，救治范围逐步扩大。

（6）涉足急性新发、突发传染病研究：2003 年 SARS 流行以后，急性传染病成为我国医学界研究的重要领域。面临急性传染病的威胁，中医学显示了独特优势。如 2009 年甲型 H1N1 流感、2020 年的新型冠状病毒肺炎（COVID-19）均在全世界暴发流行，中国充分发挥中医药的作用，取得了显著的效果，引起世界的注目。因此，加强中医药在急性新发、突发传染病中的应用，对于降低其病死率有重要的意义。

中医学发展的历史长河显示，中医学学术的发展很大程度上是基于急性传染病的发生而发展的，张仲景诊治的"伤寒"、吴又可诊治的"温疫"，无不是一种传染病，可见中医学的发展与传染病息息相关。

总之，在科技高度发达的今天，我们要集中力量，团结协作，大胆地汲取现代人类科技的新成果，多学科交叉研究，发展中医急诊学，推动中医学的进展。

扫一扫，查阅本章数字资源，含PPT、音视频、图片等

第二章
急危重症病因病机

第一节　急危重症病因

病因，导致疾病发生的原因即病因。病因种类繁多，诸如六气异常、疠气传染、七情内伤、饮食劳倦、劳逸失度、跌仆金刃、外伤、虫兽所伤及中毒等均可称为病因，在急危重症疾病中以上病因皆可见到，体现了急危重症疾病多样性和复杂性。目前对急危重症疾病病因的分类无统一方法，综合历代文献有以下几种方法：《黄帝内经》以阴阳分类病因。张仲景在《金匮要略》中提出："千般疢难，不越三条：一者，经络受邪，入脏腑，为内所因也；二者，四肢九窍，血脉相传，壅塞不通，为外皮肤所中也；三者，房室、金刃、虫兽所伤。以此详之，病由都尽。"陈无择在《三因极一病证方论》中提出了"三因致病学说"，即六淫疫疠之邪侵犯是为外因，七情内伤是为内因，饮食劳逸、虫兽金刃所伤是为不内外因。以上分类方法各具特点，但不能完全体现急危重症病因的特点和规律性。基于急危重症病因特点我们做如下分类，即诱因、内伤基础（内因或病因）、不内外因、继发性病因。

一、诱因

诱因一般是指疾病发生的外部因素。与它相对应的概念是内因。内因和诱因都是形成疾病的因素。诱因可以独立致病，也可以通过诱发内因而致病，在急诊中这两种情况都可以出现。诱因包括六淫、疫疠、七情内伤、饮食劳逸。

（一）六淫疫疠

急诊科是气候变化的晴雨表，季节转化，六淫疫疠急诊科首当其冲，表现一定的季节性、暴发性以及发病、病情演变的规律性的特点。

1. 六淫　六淫是风、寒、暑、湿、燥、火六种外感邪气的总称。六气是自然界正常存在的气候变化，六气交替，四季轮回，长期以来机体已经适应了这种变化，当气候发生异常变化，超出了机体正常的适应能力时，六气就变成了致病邪气，称为"六淫邪气"。六气异常变化主要表现在太过、不及或非其时而有其气，或气候变化过于剧烈急骤等。素体本虚之人，气候正常交替时亦会发病，此时亦属六淫致病范畴。因六淫邪气致病有季节性的特点，故急诊科有其常见的季节病。

春季多风邪，风为百病之长，风邪善行数变，可导致多种病证，如呼吸系统疾病、中风、过敏性疾病以及急性感染性疾病等。夏季多暑热湿邪，暑热燔灼，易扰心神、伤津耗气，故夏季易

出现伤暑、中暑之病；湿邪重浊黏滞，暑热夹湿易侵袭胃肠，故夏季亦是胃肠系统疾病的高发季节。秋季多燥邪，燥邪易伤津液，肺为娇脏，喜润恶燥，燥邪易伤肺络，影响肺之气机宣降，故秋季易发呼吸系统疾病；秋冬交替，季节转换，昼夜温差大，亦是心脑血管及消化系统疾病的多发时节。冬季多寒邪，寒邪凝滞收引，侵袭肌表，致使腠理闭塞，不能宣发肺气，导致肺气郁闭，宣降失常，故冬季易发呼系统疾病；寒邪凝滞经脉，导致经脉拘急，血管挛缩，容易诱发心脑血管疾病。

六淫之邪可以独立致病，更重要的是作为诱因诱发有内伤基础的疾病，同时虽然六淫之邪具有明显的季节性，但是有些反季节或六气不及导致的疾病和一些特殊、少见的疾病发病之初也可能出现时令外感的表现，易掩盖病因，造成误诊。还应该强调疫疠之邪发病之初也可能表现为时令外感症状，应及时甄别。

2. 疫疠 疫疠是指传染病，尤其是烈性传染病。疫疠可通过多种形式传播，如空气传播，饮食传播，皮肤接触传播、蚊虫叮咬传播等。疫疠病多发病急骤，病情凶险，且传染性极强，易于大规模流行。不同疫疠侵袭人体可导致不同的疾病，如流感、流行性腮腺炎、猩红热、霍乱、鼠疫、病毒性肝炎、流行性脑脊髓膜炎、艾滋病（AIDS）、严重急性呼吸综合征（SARS）、甲型H1N1流感、中东呼吸综合征、新型冠状病毒肺炎（COVID-19）等。疫疠之邪具有暴发流行的特点，发病、症状、病情变化具有相似性的特点。疫疠之邪一般有感染源、易感人群、传播途径。

疫疠之邪具有明显的季节性，急诊科医师要了解一些季节变化的规律，了解一些流行病学的资料以及运气学说的知识，同时科室也应该及时培训和通报流行病学的知识和资料；及时发现疫疠之邪，做到及时上报，及时隔离，及时正确救治以及自我保护和环境保护；疫疠之邪具有暴发性，表现为人群、地域的暴发，急诊科应做好应急。

（二）七情内伤

喜、怒、忧、思、悲、恐、惊是人体正常的情志活动，是人体对外界环境变化产生的正常情志反应，当七情过极，超过人体正常的适应能力时，则会导致七情内伤，影响气血运行，损伤脏腑精气，致使脏腑机能失常。情志产生有赖于脏腑精气，情志内伤也必然损伤内脏，如怒伤肝、喜伤心、思伤脾、忧伤肺、恐伤肾。情志活动影响脏腑气机的升降出入，情志内伤会导致脏腑的气机逆乱，如怒则气上、喜则气缓、悲则气消、恐则气下、惊则气乱、思则气结等。情志过极，往往会产生急危重症，如大怒会导致急性出血、晕厥、猝死等，正如《黄帝内经》云："怒则气逆，甚则呕血及飧泄。""大怒则形气绝，而血菀于上，使人薄厥。""血之与气并走于上，则为大厥，厥则暴死，气复反则生，不反则死。"

七情内伤常常作为诱因诱发多种疾病，尤其是具有内伤基础的患者。七情内伤可以表现为五志过极，就诊时患者对于七情过极常有明晰描述，包括时间、地点、程度的描述。大怒、大悲、大喜、大恐、大忧等可导致胸痹心痛、喘证、心悸、血证、中风甚至猝死。

七情内伤、五志过极也是疾病发展的促进因素。患者在诊疗过程中由于对症状、诊断的恐惧、忧虑等，导致疾病治疗难度增加或诱发新的疾病，如心悸、胸痹（心律失常、心绞痛、应激性心肌病）等。故诊疗过程中的七情内伤往往是多因素（多情志）的，难以控制的，受周围环境影响的，结果难以预料的，应做好解释、沟通，必要时应用相应的药物或镇静。

（三）饮食劳逸

1. 饮食失宜 食物是人体获取能量的源泉，正常饮食是维持人体健康的保障，饮食失宜则会导致脏腑机能失调，最终导致正气虚损而诱发疾病。饮食失宜主要包括饮食不节、饮食不洁、饮食偏嗜。

饮食不节主要包括过饥、过饱两个方面，饥而不食、暴饮暴食都会导致胃肠功能紊乱，本身就可以导致疾病的发生。过饥多因疾病影响或不科学减肥等各种原因导致长期摄食不足，营养不良，维生素缺乏，电解质及酸碱平衡紊乱。过饱多因暴饮暴食，导致饮食积滞肠胃，水谷不化，脘腹胀满，严重者可造成急性胃扩张，即《黄帝内经》所云："饮食自倍，肠胃乃伤。"急诊医学中饮食不节主要是作为诱因而诱发多种疾病。过饥气馁，营养不良，气血不足，脏腑机能退化，抵抗力下降，过饱和偏食使脾失健运，胃失濡养，病理产物骤生，而诱发诸如感染（热病）、血证（消化道出血）、胸痹、心衰等各种疾病。

饮食不洁主要是指食用不洁净的食物而产生的疾病。不洁食物主要包括腐败变质的食物或有毒的食物，尤其是夏季，气候炎热，更容易导致食物变质，故夏季为胃肠疾病的高发季节。

饮食偏嗜是指偏食某些性味的食物而产生的疾病，主要包括寒热偏嗜、味道偏嗜和食物偏嗜。饮食偏嗜寒热，或五味有所偏嗜，或偏食某类食品，或厌食某类食品，则会导致机体缺乏某些营养物质，胃肠功能的障碍，也可因脏腑失养，气机失调，脏腑功能失衡而诱发疾病。

2.劳逸过度　合理的作息是健康的重要保证，过劳或过逸都是导致疾病产生的原因。过劳包括劳力、劳神和房劳过度，劳则气耗，劳力过度则易耗伤脾肺之气，劳神过度则易耗伤心脾之气，房劳过度则会耗伤肾之精气。同时，正常人体也需要进行适宜的体力和脑力劳动，若过度安逸，缺乏适宜的体力劳动，则会导致气血运行不畅，脏腑机能失调，阳气不振，正气不足，导致抵抗力下降而发病；若缺乏适宜的脑力劳动则会出现神机失用，精神萎靡，反应迟钝等。过劳或过逸尤其是过劳作为诱因可以导致气机逆乱（自主神经紊乱），而诱发诸如心悸（心律失常）、胸痹（包括心肌炎）、晕厥、猝死等严重疾病。

饮食失宜、劳逸失度是导致急危重症疾病发病的重要原因，因此合理饮食、劳逸适度是保证机体健康、预防疾病的基本条件，正如《素问·上古天真论》云："食饮有节，起居有常，不妄作劳，故能形与神俱。"

二、内伤基础

内伤基础是指患者年老体衰，或大病初愈，正气未复，或久病缠绵，或平素即有胸痹、喘证、消渴、中风等慢性疾病基础。存有内伤基础的患者更容易患急危重症，同时有内伤基础的患者在感受外邪和内伤时发病也有其特点。

1.易感性　"正气存内，邪不可干。""邪之所凑，其气必虚。"急危重症的发生内伤是重要的和普遍的因素。存有基础内伤的患者更容易外感六淫和内伤七情。

2.非典型性与复杂性　存有内伤基础的患者在感受外邪或内伤时呈现显著的个体差异与复杂的临床证候，表现在病因、发病、演变、转归预后诸方面。在同一季节、同一地域环境，在气候太过与不及和疫疠之气等相同外邪对人群的侵犯时，产生不同的临床表现。同为感受热邪，有内伤基础的患者可不表现热象，甚至也没有向热转化的迹象。

3.明显带有原基础内伤的特点　如素患喘证、哮病、肺胀、痰饮等有肺系内伤基础者，即使是正常六气的环境中也可能"着凉"而表现出外感病的特征。此时恶寒发热，原有咳喘加重，痰色转黄，痰量增多。体弱者可不发热，痰黏不畅而胸闷憋气转剧。通常肺系患者在夏季不易犯病。素有心悸、怔忡、胸痹、心痹等心系内伤基础患者，在感受外邪方面更为敏感。发热常可不显著而衰弱感觉突出，心慌、胸痛发作次数增加。同时存有内伤基础的患者感受外邪时可诱发内伤基础疾病发作，或内伤基础疾病加重。因此认真询问病史，了解本次外感病前的感觉和过去的检查、诊疗情况，阅读既往的诊疗记录，是确定内伤基础存在与否的重要依据。同时症状出现的先后顺序具有极大意义。内伤症状常在外感之先且持续存在。外感症状常突然发生，诸症状之间呈同时性或间隔时间较短。若患者咳嗽频剧，是由素日少而轻转来，喘息由动则喘转为静亦喘，素日有痰不多，突然由少增多，当疑肺系内伤存在。要依据患者现有症状，从病机上推求，即《素问·至真要大论》所谓"有者求之，无者求之"。

基于内伤基础病因的复杂性临床上还应注意：

（1）寻找诱发的原因，治疗中注意去除诱因，注意标本兼治。

（2）有内伤基础的患者往往反复发病，要注意每次发病形式、程度、性质和并发症，尤其是病变性质的改变。如平素冠心病心绞痛，此次可能是急性心肌梗死。

（3）甄别隐形或未发现的内伤基础。患者平素无明显病史，不注意定期查体，或平素无明显不适，常见的有糖尿病、高血压，更有不常见的肿瘤、血液病、风湿免疫性疾病。因此对于首诊患者要详细询问病史，认真查体，及时诊断内伤疾病（基础疾病），必要时请专业科室及时会诊。

（4）遗传性疾病及基因易感性疾病。

三、不内外因

《金匮要略》提出病因"三部"分类法，其中"三者，房室、金刃、虫兽所伤。"葛洪《肘后备急方·三因论》提出"三为它犯"。宋·陈言在《三因极一病证方论》中提出不内外因："且如疲极筋力，尽神度量，饮食饥饱，叫呼走气，房室劳逸，及金疮折，虎野狼毒虫，鬼疰客忤，畏压溺等，外非六淫，内非七情，内外不收，必属不内不外。"由于中医急诊学病因的繁杂性，故提出不内外因的概念。不内外因主要指外伤、自然灾害、突发公共卫生事件、各种中毒等。

外伤主要包括器械伤、暴力伤、烧烫伤、冻伤、自然伤害等。外伤的病因大多是明确的，但要注意多种伤害的组合和叠加，如多发伤与复合伤，另外注意外伤的部位、程度及并发症处理，杜绝二次损伤，预防感染。虫兽所伤主要包括猛兽攻击、毒蛇疯狗咬伤、虫蝎蜇伤、寄生虫感染等。此类病因导致的疾病亦是急诊常见病，处理时应迅速明确病因，及时规范处理。如猛兽攻击导致外伤时应及时处理外伤，预防感染；疯狗咬伤时，及时接种狂犬病疫苗；毒蛇咬伤或虫蝎蜇伤时及时注射抗毒血清或特殊解毒药物；寄生虫感染急性发作时，应积极进行抗病原治疗，减少肠道等并发症，对症处理，必要时行外科手术。药毒主要包括农药中毒、药物中毒，如有机磷农药中毒、安定中毒、药物过敏等，急诊医师接诊此类病因的患者时，应及时明确病因，按治疗流程规范处理。

不内外因致病的特点：

（1）病因的一致性、症状的相似性、证候演变预后转归的相似性。在一个群体发生的伤害、自然灾害、突发公共卫生事件中病因是一致的，其症状和预后转归由于伤害的程度、部位等因素不同而有所差异。

（2）突发性、群体性。突发性和群体性的公共卫生事件，患者首先来急诊科就诊，其病因基本上是中医的不内外因。

（3）季节性、地域性和区域性。如毒蛇咬伤、中毒、自然灾害都具有季节性、地域性和区域性发病的特点。

不内外因在于迅速确定病因，积极评估病情，分区、分类管理。治疗的特点为程序、流程、规范治疗。基本原则是特效药物应用，多学科协作。

四、继发性病因

继发性病因是指结果转化病因、阶段性病因、医源性病因。

1. 结果转化病因 痰饮、瘀血、结石等是疾病过程中所形成的病理产物。这些病理产物形成之后，又作用于人体，影响机体的生理功能，加重病理变化，或引起新的病变。中医急诊学所阐释的继发性病因一方面是指由于各种原因导致的疾病在发生发展过程中产生的病理产物，一方面是指在疾病治疗过程中产生的病理产物，包括医源性的次生伤害，如心脑血管疾病溶栓过程的再灌注损害、出血和栓塞。

病因持续存在，不断累积，如外感六淫、疫疬之邪，周围致病环境以及其他致病因素持续存在，不断侵袭人体，致使邪气亢盛；或邪气暴戾，突袭人体，致使邪盛而突发。如中暑高热环境导致热毒炽盛；过敏原没有祛除；各种毒物的不断吸收和再吸收；毒蛇猛兽咬伤；脓疡没有充分引流；脏器穿孔没有及时手术干预等，这些都可导致邪气暴盛而突发疾病。

病理产物作为病因，积聚日久亦可导致邪气亢盛。外感六淫、饮食劳倦、七情内伤作用于机体，机体在生理病理过程中产生痰浊、瘀血、结石等病理产物，同时这些病理产物又作为新的病因作用于人体，闭阻经络，扰乱气机，影响脏腑功能，发为急症，如胸痹、腹痛、喘证、中风、眩晕、闭证、脱证等。同时疾病正邪交争和治疗过程中又会产生新的病理产物和病机，如脱证常采用益气、养阴、温阳等治疗，随着脱证的纠正，往往会产生痰浊、瘀血、水气等病理产物，从而引起高热、疼痛、水肿等病证。

2. 阶段性病因 阶段性病因是指在急危重症的发生发展过程中初始病因已经祛除、减弱，或初始病因还未祛除、减弱，新的病因或疾病相继发生，并更加严重甚至危及生命。如外感发热或咳嗽治疗过程中发作胸痹心痛，下肢骨折突发胸痹（急性肺栓塞）等，急危重症阶段诱发全身炎症反应综合征甚至多器官功能不全综合征，在疾病的不同阶段，展现不同的病因病机。这一方面要求临床医师密切观察病情变化，另一方面要有阶段性病因的意识，及时识别不同阶段的病因病机，以便及时辨证论治。

3. 医源性病因 医源性病因是指急危重症在治疗过程中产生的附加损害。包括治疗过程肯定和必然发生的损害（如手术造成的失血甚至昏厥、脱证）、失治误治、药物的毒副作用等。由于急危重症发病急、病情重，病因有时难以速明，医疗行为可能作为病因给患者造成新的伤害，应尽量避免或减少，并与患者或家属及时沟通。

第二节 急危重症发病

急危重症的发病是人体正常生理功能在某种因素作用下的破坏过程，也就是邪正斗争的过程。人体在生命活动中，一方面正气发挥着维持正常生理功能的作用，另一方面，人体也无时无刻不在受着邪气的侵袭，二者不断地发生斗争，也不断地取得平衡和统一，保证了人体的健康。因此，疾病的发生，决定于正气和邪气双方斗争的结果。中医发病学既强调人体正气在发病上的决定作用，又不排除邪气的重要作用，并且认为邪气在一定条件下也可以起决定性的作用。

一、邪正相争与发病

疾病的发生、发展和变化是在一定条件下邪正斗争的结果。在疾病发生、发展过程中，病邪侵害和正气虚弱都是必不可少的。中医学既强调"邪之所凑，其气必虚"（《素问·评热病论》），

"不得虚，邪不能独伤人"（《灵枢·百病始生》），同时也强调"必有因加而发"，因此，预防发病应"避其毒气"。邪气与正气的斗争贯穿于疾病过程的始终，两者互相联系，又相互影响，是决定疾病发生、发展的重要因素。邪气与正气的斗争以及它们之间的力量对比常常影响着疾病的发展方向和转归。中医学在重视邪气对疾病发生重要作用的同时，更重视正气在疾病发生中的作用，两者都能起决定作用。

1. 正气不足是发病的主要因素 正气在邪正斗争中居主导作用。若人体脏腑功能正常，气血充盈，卫外固密，足以抗御邪气的侵袭，病邪便难以侵入，即使邪气侵入，亦能祛邪外出。因此，一般不易发病，即使发病也较轻浅易愈。当正气不足时，或邪气的致病能力超过正气抗病能力的限度时，邪正之间的力量对比表现为邪盛正衰，正气无力抗邪，感邪后又不能及时祛邪外出，更无力尽快修复病邪对机体造成的损伤，及时调节紊乱的功能活动，于是发生疾病，所谓"邪之所凑，其气必虚"（《素问·评热病论》），"凡风寒感人，由皮毛而入；温疫感人，由口鼻而入。总由正气适逢亏欠，邪气方能干犯"（《医略三十篇》）。因此，在病邪侵入之后，机体是否发病，一般是由正气盛衰所决定的。正能抗邪，正盛邪却，则不发病；正不敌邪，正虚邪侵，则发病。人体正虚的程度各不相同，因而形成疾病的严重程度不一。一般而言，人感受邪气而生病，多是摄生不当，机体的抵抗力一时性下降，给邪气以可乘之机。邪气侵入以后，人体正气也能奋起抗邪，但在邪气尚未被祛除之前，生理功能已经受到破坏，所以会有相应的临床症状，表明某一性质的疾病已经形成。但是，素体虚弱的患者，往往要待邪气侵入到一定的深度以后，正气才能被激发，因此，其病位较深，病情较重。"邪乘虚入，一分虚则感一分邪以凑之，十分虚则感十分邪"（《医原纪略》）。在一般情况下，正虚的程度与感邪为病的轻重是一致的。

邪气侵入人体以后，究竟停留于何处而为病，这取决于人体各部分正气之强弱。一般来说，人体哪一部分正气不足，邪气即易于损伤哪一部分而发病。如脏气不足，病在脏；腑气不足，病在腑；经脉不足，则病在经脉。

由上可知，人体正气的强弱，可以决定疾病的发生与否，并与发病部位、病变程度及轻重有关。所以，正气不足是发病的主要因素。从疾病的发生来看，人体脏腑功能正常，正气旺盛，气血充盈，卫外固密，病邪就难以侵入，疾病也就无从发生。从人体受邪之后看，正气不甚衰者，即使受邪，也较轻浅，病情多不深重；正气虚弱者，即使轻微受邪，亦可发生疾病或加重病情。从发病的时间来看，正气不很弱者，不一定立即发病，而只有正气不足时，才能立即发病。只有在人体正气相对虚弱，卫外不固，抗邪无力的情况下，邪气方能乘虚侵入，使人体阴阳失调、脏腑经络功能紊乱，而发生疾病。

2. 邪气侵入是发病的必要条件 重视正气，强调正气在发病中的主导地位，并不排除邪气对疾病发生的重要作用，邪气是发病的必要条件，在一定的条件下，甚至起主导作用。如高温、各种中毒、枪弹刀伤、毒蛇咬伤等，即使正气强盛，也难免不被伤害。疫疠之发生，疫毒之邪成为疾病发生的决定性因素，因而导致了疾病的大流行。所以中医学提出了"避其毒气"的主动预防措施，以防止传染病的发生和播散。

急症的核心病机是"正气虚于一时，邪气暴盛而突发"。若正气强盛，抗邪有力，则病邪难于侵入，或侵入后即被正气及时消除，不产生病理反应而不发病。如自然界中经常存在着各种各样的致病因素，但并不是所有接触这些因素的人都会发病，此即正能胜邪的结果。若邪气偏盛，正气相对不足，邪胜正负，从而使脏腑阴阳气血失调，气机逆乱，便可导致疾病的发生。

"邪正相搏"的发病观强调了"正气内虚"和"因加而发"。人体受邪之后，邪留体内，当时可不出现任何症状。由于某种因素，如饮食起居失调，或情志变动等，造成人体气血运行失常，抗病能力衰退，病邪乘机而起与正气相搏而发病。故临床上常见某些疾患，随着正气的时衰时盛，而出现时发时愈或愈而复发的情况。所以，病邪虽可致病，但多是在正气虚衰的条件下才能为害成病。

由此可见，正气和邪气是相互对抗、相互矛盾的两个方面。正气与邪气不断地进行斗争，疾病的发生决定于正气和邪气双方斗争的结果。从这两个方面的辩证关系出发，中医急诊学建立了中医急症发病的基本观点，即"正气虚于一时，邪气暴盛而突发"。

二、导致发病的因素

邪正斗争受机体内外各种因素影响。机体的外环境包括自然环境和社会环境，主要与邪气的性质和量有关。机体的内环境包括体质因素、精神状态和遗传因素等，与人体正气相关。

1. 外环境与发病 人生活的环境各不相同，不同的环境能对人体造成不同的影响，因而其发病情况也有差异。一般来说，人长期生活于某一较为稳定的环境中，便会获得对此种环境的适应性，因此，不易生病；若环境突然发生了变化，人在短时间内不能适应这种变化，就会感受外邪而发病。

（1）季节气候：人随着季节气候的演变而产生相应的生理变化。脏腑、经络之气，在不同的时令又各有旺衰，人对不同气候的适应能力也有所差异。因此，不同的季节，就有不同的易感之邪和易患之病，如春易伤风、夏易中暑、秋易伤燥、冬易病寒等，所谓"四时之气，更伤五脏"（《素问·生气通天论》）。疫病的暴发或流行，也与自然气候的变化密切相关。反常的气候，一方面使人体正气的调节能力不及而处于易病状态，另一方面又促成了某些疫疠病邪的孳生与传播，从而易于发生"时行疫气"。

（2）地域环境：地域不同，其气候特点、水土性质、物产及人们生活习俗存在差异，这对疾病的发生有着重要影响，甚至形成地域性的常见病和多发病。一般来说，西北之域，地势高峻，居处干燥，气候寒凉而多风，水土刚强，人之腠理常闭而少开，故多风寒中伤或燥气为病；东南之方，地势低下，居处卑湿，气候温暖或炎热潮湿，水土薄弱，人之才腠理常开而少闭，故多湿邪或湿热为病。

（3）生活劳作环境：生活居处与劳作环境的不同，亦可成为影响疾病发生或诱发的因素。如生活居处潮湿阴暗或空气秽浊，易感寒湿或秽浊之邪。夏月炎热季节，在野外劳作，容易中暑；冬月严寒，在野外劳作，容易受风寒或冻伤。渔民水上作业，易感阴湿之气而发病。矿工在石粉迷雾中劳动，易使尘毒伤肺而成肺痹等。

（4）其他：不良的生活习惯，生活无规律，作息无常，以及个人和环境卫生不佳等，都会影响人体的正气而使人体易患疾病。

2. 内环境与发病 内环境稳定是生命存在的基础。内环境由脏腑经络、形体官窍等组织结构和精、气、血、津、液等生命物质及其功能活动共同构成。人体通过气机升降出入调节机制，保持了内环境的相对稳定。

（1）体质因素：个体的体质特征，决定其对某些外邪的易感性及某些疾病的易罹倾向。感受外邪后，发病与否及发病证候演变也往往取决于体质。不同体质的人所易感受的致病因素或好发疾病各不相同，而某一特殊体质的人，往往表现为对某种致病因素的易感性或好发某种疾病。如肥人多痰湿，善病中风；瘦人多火，易得劳嗽；老年人肾气虚衰，多病痰饮咳喘等。不同体质的人，对相同的致病因素或疾病的耐受性也有所不同。一般来说，体质强壮者对邪气耐受性较好，不易发病；体质虚弱者对邪气耐受性较差，容易发病。也就是说，要使体质强壮者发病，邪气必须较盛，而体质虚弱者只要感受轻微之邪就可发病。强壮者发病多实，虚弱者发病易虚。"有人于此，并行而立，其年之长少等也，衣之厚薄均也，猝然遇烈风暴雨，或病，或不病，或皆病，或皆不病"（《灵枢·论勇》）。具体说来，不同体质类型的人所能耐受的邪气各不相同。例如，体质的偏阴或偏阳，可影响机体对寒热的耐受性。阳偏盛者，其耐寒性高，感受一般寒邪不发病，或稍有不适即自愈，而遇热邪却易病甚至直犯阳明。阴虚者稍遇热邪即病，热邪甚则热中厥阴，出现逆传心包或肢厥风动之变。阴偏盛或阳衰者，其耐热性较高，而感受寒邪却易发病，甚至中三阴。

（2）精神因素：精神状态受情志因素影响，情志舒畅，精神愉快，气机畅通，气血调和，脏腑功能协调，则正气旺盛，邪气难于入侵；若情志不畅，精神异常，气机逆乱，阴阳气血失调，脏腑功能异常，则正气减弱而易于发病。精神情志因素不仅关系到疾病的发生与否，而且与疾病的发展过程有密切关系。精神情志状态不同，其发病的缓急、病变的证候也不尽一致。大怒、大喜、大悲、大惊等剧烈的情志波动，易于引起急性发病。如，五志过极，心火暴盛，阳气怫郁，心神昏冒，则突然倒仆；神虚胆怯之人，有所惊骇，则心神慌乱，气血失主，而骤然昏闷等。

总之，七情为人之常性，但不良的精神情志，不仅能削弱人的正气，使之易于感受邪气而发病，而且又是内伤疾病的重要因素，通过影响脏腑的生理功能而发病。所谓"动之则先自脏郁而发，外形于肢体"（《三因极一病证方论》），最终形成"因郁致病""因病致郁"的郁 – 病 – 郁的恶性循环。

急症发病学认为，疾病的发生关系到正气和邪气两个方面，正气不足是发病的内在因素，邪气是导致发病的重要条件。内外环境通过改变正气和邪气的盛衰而影响人体的发病。如体质、精神状态以及遗传因素等影响着正气的强弱。若先天禀赋不足，体质虚弱，情志不畅，则正气减弱，抗病力衰退，邪气则易于入侵而发病。

三、发病类型

（一）卒发

卒发，又称顿发即感而即发，有急暴突然之意。一般多见以下几种情况：

1.感邪较甚 六淫之邪侵入，若邪气较盛，则感邪之后随即发病。如新感伤寒或温病，是外感热病中最常见的发病类型。外感风寒、风热、燥热、温热、温毒等病邪为病，多感而即发，随感随发。

2.情志遽变 急剧的情志波动，如暴怒、悲伤欲绝等情志变化，导致人的气血逆乱，病变顷刻即发，出现猝然昏仆、半身不遂、胸痹心痛、脉绝不至等危急重症。

3.疫气致病 发病暴急，来势凶猛，病情危笃，常相"染易"，以致迅速扩散，广为流行。某些疫气，其性毒烈，致病力强，善"染易"流行而暴发，危害尤大，故又称暴发。

4.毒物所伤 误服毒物，被毒虫毒蛇咬（蜇）伤，吸入毒秽之气等，均可使人中毒而发病急骤。

5.急性外伤 如金刃伤、坠落伤、跌打伤、烧烫伤、冻伤、触电伤、枪弹伤等，均可直接损伤而迅速致病。

（二）伏发

伏发，即伏而后发，指某些病邪进入人体后，不即时发病而潜伏于内，经一段时间后，或在一定诱因作用下才发病。如破伤风、狂犬病等，均经一段潜伏期后才发病。有些外感性疾病，也常需经过一定的潜伏期，如"伏气温病""伏暑"等均属此类。

新感与伏气是相对而言的。在温病学上，感受病邪之后，迅即发病者，为新感温病。新感温病，随感随发，初起即见肺卫表证。藏于体内而不立即发病的病邪谓之伏邪，又称之伏气。由伏邪所致之病名为伏气温病。伏气温病，初起不见表证，病发即见里热证甚至血分热证。若内有伏邪，由新感触动而发病，称为新感引动伏邪。

（三）继发

继发，系指在原发疾病的基础上继续发生新的急性病证。继发病必然以原发病为前提，二者之间有着密切的联系。例如，急性病毒性肝炎所致的胁痛、黄疸等，若失治或治疗失当，日久可继发致生癥积、鼓胀。癥瘕、积块、痞块，即是胀病之根，日积月累，腹大如箕，腹大如瓮，是名单腹胀。间日疟反复发作，可继发出现"疟母"（脾脏肿大）。小儿久泻或虫积，营养不良，则致生"疳积"。久罹眩晕，由于忧思恼怒，饮食失宜，劳累过度，有的可发为中风，出现猝然昏仆、面瘫、半身不遂等症状。

（四）合病与并病

两经或三经的病证同时出现者，称之为合病；若一经病证未罢又出现另一经病证者，则称为并病。合病与并病的区别，主要在于发病时间上的差异，即合病为同时并见，并病则依次出现。

合病多见于病邪较盛之时。由于邪盛，可同时侵犯两经，如伤寒之太阳与少阳合病、太阳与阳明合病等，甚则有太阳、阳明与少阳之三阳合病者。

至于并病，则多出现于病位传变之中。病位的传变，是指病变过程中病变部位发生了相对转移的现象。在不同类别的疾病中，病位的传变也很复杂，即病有一定之传变，有无定之传变。所谓一定之传变，多表现出传变的规律，如六经、卫气营血、三焦传变规律等；所谓无定之传变，是指在上述一般规律之外的具体疾病的病后增病，即可视为并发病证。如中毒在其疾病发展过程中可以先后出现发热、黄疸、厥脱、关格、喘促等合病与并病。

（五）复发

所谓复发，是重新发作的疾病，又称为"复病"。复发具有如下特点：其临床表现类似初病，但又不仅是原有病理过程的再现，而是因诱发因素作用于旧疾之宿根，机体遭受到再一次的病理性损害而旧病复发。复发的次数愈多，静止期的恢复就愈不完全，预后也就愈差，并常可遗留下后遗症。所谓后遗症，是指主病在好转或痊愈过程中未能恢复的机体损害，是与主病有着因果联系的疾病过程。

1. 复发的基本条件　疾病复发的基本条件有三：其一，邪未尽除。就病邪而论，疾病初愈，病邪已去大半，犹未尽除。因为尚有余邪未尽，便为复发提供了必要的条件。若邪已尽除，则不可能再复发。因此，邪未尽除是复发的首要条件。其二，正虚未复。因为疾病导致正气受损，疾病初愈时正气尚未完全恢复。若正气不虚，必能除尽邪气，也不会出现旧病复发。所以，正虚未复也是疾病复发中必不可少的因素。其三，诱因。如新感病邪，过于劳累，均可助邪而伤正，使正气更虚，余邪复盛，引起旧病复发。其他如饮食不慎、用药不当，亦可伤正助邪，导致复发。

2. 复发的主要类型　由于病邪的性质不同，人体正气的盛衰各异，因而复发大体上可以分为疾病少愈即复发、休止与复发交替和急性发作与慢性缓解交替三种类型。

（1）疾病少愈即复发：这种复发类型多见于较重的外感热病。多因饮食不慎，用药不当，或过早操劳，使正气受损，余邪复燃，引起复发。如湿温恢复期，患者脉静身凉，疲乏无力，胃纳渐开。若安静休息，进食清淡、易于消化的半流质食物，自当逐渐康复。若饮食失宜，进食不易消化的偏硬的或厚味饮食，则食积与余热相搏，每易引起复发，不但身热复炽，且常出现腹痛、便血，甚至危及生命。

（2）休止与复发交替：这种复发类型在初次患病时即有宿根伏于体内，虽经治疗，症状和体征均已消除，但宿根未除，一旦正气不足，或新感外邪引动宿邪，即可旧病复发。例如，哮喘病，有痰饮宿根胶着于胸膈，休止时宛若平人。但当气候骤变，新感外邪引动伏邪，或过度疲劳，正气暂虚，无力制邪时，痰饮即泛起，上壅气道，使肺气不畅，呼吸不利，张口抬肩而喘，喉中痰鸣如拽锯，哮喘复发。经过适当治疗，痰鸣气喘消除，又与常人无异。但胸膈中宿痰不除，终有复发之虞。欲除尽宿根，确非易事。

（3）急性发作与慢性缓解交替：这种复发类型实际上是慢性疾病症状较轻的缓解期与症状较重的急性发作期的交替。例如，胆石症，结石为有形之病理产物，会阻碍气机，而致肝气郁结。在肝疏泄正常，腑气通降适度时，患者仅感右胁下偶有不适，进食后稍觉饱胀，是谓慢性缓解期。若因情志抑郁，引起肝失疏泄，或便秘，腑气失于通降，或因进食膏粱厚味，助生肝胆湿热，使肝胆气机郁滞不通，胆绞痛发作，症见右胁下剧痛，牵引及右侧肩背，甚则因胆道阻塞而见黄疸与高热，是谓急性发作。经过适当治疗，发作渐轻，又进入缓解期。但是，胆石不除，急性发作的反复出现，总是在所难免。

从上述三种情况看，其一是急性病恢复期余邪未尽，正气已虚，适逢诱因而引起复发。若治疗中注意祛邪务尽，避免诱因，复发是可以避免的。第二、三种情况皆因病有宿根而导致复发。宿根之形成，一是正气不足，脏腑功能失调，无力消除病邪；一是病邪之性胶着顽固，难以清除。故治疗时，一方面要扶助正气，令其祛邪有力；另一方面应根据宿邪的性质，逐步消除，持之以恒，以消除病根。尽量减少复发，避免诱因十分重要。因此，必须认识并掌握引起复发的主要诱发因素。

3. 复发的诱因　复发的诱因，是导致病理静止期趋于重新活跃的因素。诱发因素，归纳起来主要有如下几个方面：

（1）复感新邪：疾病进入静止期，余邪势衰，正亦薄弱，复感新邪势必助邪伤正，使病变再度活跃。这种重感致复多发生于热病新瘥之后，所谓"瘥后伏热未尽，复感新邪，其病复作"（《重订通俗伤寒论·伤寒复证》）。因此，强调病后调护，慎避风邪，防寒保暖，对防止复发有着重要的意义。

（2）食复：疾病初愈，因饮食因素而致复发者，称为食复。在疾病过程中，由于病邪的损害或药物的影响，脾胃已伤；"少愈"之际，受纳、腐熟、运化功能犹未复健，若多食强食，或不注意饮食宜忌，或不注意饮食卫生，可致脾胃再伤。余邪得宿食、酒毒、发物等之助而复作，以致复发。例如，胃脘痛、痢疾、痔疾、淋证等新瘥之后，每可因过食生冷，或进食醇酒辛辣炙煿之物而诱发；进食鱼虾海鲜等可致瘾疹及哮病的复发等。

（3）劳复：凡病初愈，切忌操劳，宜安卧守静，以养其气。疾病初愈，若形神过劳，或早犯房事而致复病者，称为劳复。例如，某些外感热病的初愈阶段，可因起居劳作而复生余热；慢性水肿，以及痰饮、哮病、疝气、子宫脱垂等，均可因劳倦而复发并加重。某些病证因劳致复，如中风的复中、真心痛的反复发作等，均一次比一次的预后更为凶险。

（4）药复：病后滥施补剂，或药物调理运用失当，而致复发者，称为药复。疾病新瘥，为使正气来复，或继清余邪，可辅之以药物调理。但应遵循扶正宜平补，勿助邪，祛邪宜缓攻，勿伤正的原则。尤其注意勿滥投补剂，若急于求成，迭进补剂，反会导致虚不受补，或壅正助邪而引起疾病的复发，或因药害而滋生新病。

第三节　急危重症病机

中医急诊学是研究急危重症的病因病机、发病与发展变化、诊断与鉴别诊断、辨证救治以及预后和预防规律的一门临床学科。凡临床上发病急、危及生命的病证均属于其研究的范围。临床上之所以发生急危重症是由于内外之邪突然作用于人体，机体功能紊乱，立即出现临床症状；强烈或严重的内外之邪，造成人体脏器的严重损伤和严重的功能紊乱；病因持续存在，持续地对人体造成损害，或在疾病的发展过程中以及在疾病的治疗过程中不断地产生新的损害，危及生命。急危重症多是内外因素或内外之邪作用于人体，对机体产生损伤、损害，干扰机体的内环境，影响机体各脏器的功能的过程，更是机体面对内外之邪的突然打击和破坏而发生生理病理变化的过程，同时又是在疾病的发展演变以及治疗过程中产生或造成新的病邪、新的脏器损伤修复的过程。机体感受内外之邪，正邪交争，若正气祛除外邪，机体完全康复，或回到机体的原来状态，此为痊愈。若机体没有恢复到原来状态，而是达到新的稳定状态，则留有一定后遗症。若机体（或治疗）难以去除病因和病理产物，难以达到一个稳定的状态，正虚邪盛，可致阴阳离决，最终死亡。因此急危重症更多关注和研究的是机体在感受内外之邪后，正邪交争达到某一平衡状态（死亡也是一种状态）的过程。而具体疾病的慢性阶段或慢性发展过程不是急诊学关注的重点。在这个过程中突出的矛盾是正邪交争，突出的表现是正邪的消长、正邪的盛衰，也就是虚实的变化。因此急危重症的病机关键是"正气虚于一时，邪气暴盛而突发"，病机变化突出"正邪交争"。正邪交争是指致病邪气与人体正气的相互作用，这种相互作用不仅关系到疾病的发生发展，而且决定着疾病的预后和转归，在一定意义上讲，急危重症的发生就是邪正交争的过程，并随疾病的变化而变化。

一、邪气暴盛而突发

"邪气盛则实。"所谓实，是指邪气盛而正气尚未虚衰，以邪气盛为主要矛盾的一种病理变化。实所表现的证候称之为实证。发病后，邪气亢盛，正气不太虚，尚足以同邪气抗衡，临床表现为亢盛有余的实证。实证必有外感六淫或痰饮、食积、瘀血等病邪滞留不解的表现。如外感热病进入热盛期，出现大热、大汗、大渴、脉洪大等，或潮热、谵语、狂躁、腹胀满坚硬而拒按、大便秘结、手足微汗出、舌苔黄燥、脉沉数有力等症状，前者称为阳明经证，后者称为阳明腑证。就邪正关系说来，它们皆属实，就疾病性质来说它们均属热，故称实热证。此时，邪气虽盛，但正气尚未大伤，还能奋起与邪气斗争，邪正激烈斗争的结局，以实热证的形式表现出来。因痰、食、水、血等滞留于体内引起的痰涎壅盛、食积不化、水湿泛滥、瘀血内阻等病变，都属于实证。急危重病的早期由于突感外邪，或外感六淫过盛，或感受疫疠之邪，或五志过极，可造成邪气亢盛，内外之邪短期内化火、化热、生痰，阻碍气机，气机逆乱，脏腑功能紊乱，甚至危及生命。

病因持续存在，不断累积，如外感六淫、疫疠之邪，周围致病环境以及其他致病因素持续存在，不断侵袭人体，致使邪气亢盛；或邪气暴戾，突袭人体，致使邪盛而突发。如中暑高热的环境，热毒炽盛；过敏原没有去除；各种毒物的不断吸收和再吸收；各种毒蛇咬伤；脓疡没有充分引流、脏器穿孔没有及时手术干预。

病理产物作为病因，积聚日久，或不断产生，亦可导致邪气亢盛。外感六淫、饮食劳倦、七情内伤作用于机体，疾病在演变过程中或日久不愈，产生痰浊、瘀血、风、火等病理产物，同时这些病理产物又作为病因、邪气作用于机体，引起机体严重的损伤，闭阻经络，扰乱气机，气机逆乱，发为急症，如胸痹、心痛、腹痛、头痛、中风、闭证、脱证等。同时在急症正邪交争和治疗过程中又会出现和产生新的病理产物和新的病机，如脱证通过益气、养阴、温阳等治疗，随着脱证的纠正，痰浊、瘀血、水气加重而引起高热、疼痛、水肿等病证。

二、正气虚于一时

邪气损伤正气和正气对邪气的抗御反应是正邪交争的基本形式，是任何疾病的表现形式。急危重症突出的矛盾是正邪交争，突出的表现是正邪的消长、正邪的盛衰，也就是虚实的变化。在虚实的变化、消长过程中起主导作用的是正气的盛衰。急危重症正气亏虚具有突然发生、进展迅速、亏耗严重、危及生命的特点。突感外感六淫、疫疠，正气奋而抗邪，耗伤正气；七情内伤，五志过极化火、成毒，耗伤正气；中毒、失血、失液、各种外伤等耗伤正气。正气迅速耗损耗散甚至耗竭，造成正气虚于一时。急危重症造成正气虚有以下特点：

1.气、血、精、神受损　中医急症的发生发展主要取决于病变过程中气、血、精、神的盛衰。气、血、精、神决定着患者生与死、顺与逆，因气、血、精、神是人体生命的基础，性合之用才有生命的存在。故明代张景岳强调"人身以血气为本，精神为用，合是四者以奉生，而性命周全矣。"

（1）气：病发于气者，有外因而生，多源于六淫邪毒、疫疠之气；有内生而病，每源于诸气致乱。无论病生于内外，皆能造成气机阻滞，郁则气积，既伤津液，又耗正气，更犯神明。火毒炽盛，耗血动血，妄行生瘀，煎津成痰，火、瘀、痰互结，上逆下扰，变生危候。火极不平，损气伤正，以致元真受损，无力拒邪外达而邪气内陷，造成气损血衰，精伤神败，危证丛生。也有火毒逆陷，热盛肉腐而生痈肿。气病之伤，也能造成正气消耗。"气不足，便是寒"，寒凝津血，结而为痰，滞而为瘀，故轻者为寒病，重则为厥为逆。亦有正气徒耗，损伤藏真，元真脱泄者，为危为死。故庄子说："气聚则生，气散则死。"

（2）津：腠理发泄，汗出溱溱，是谓津。津与气密切相关，津随气行，由上焦宣发，熏肤、充身、泽毛。病发于气，轻则气机阻滞，重则气机逆乱，津液之运行亦失其常。津随气上则可发为呕吐，津随气下则可发为暴泻，津随气滞则津停为饮，泛于肌肤可为溢饮水肿，上冲心肺，发为喘促唾涎。此外，急症骤发，胃气常受其累，饮食因之废止，水谷精微难以为继，则津液化源匮乏，津液因之亏损。

（3）血：病发于血，有外生者，多因疫病之气、寒热外邪所致；有内生者，每由饮食不节、意外损伤或喜怒失常而成。其病先成于营，而后累伤于血，则邪扰血络，以致血不能安行脉中，轻则血由络渗，重则络破脉伤，而生痰生瘀，或内溢外泄，甚至亡血脱气。其病先成于气，造成气血逆乱，奔走横逆，脉络郁痹不通，变生厥逆阻绝之危候。亦有邪毒入血逆陷而发内痈外疮之患。"血者，水也。"津液也在其中。血液内变，津血失常，渗而为饮，聚结成痰，滞而生瘀，痰瘀之邪随血脉运行而流窜周身，阻闭气机，故病发为重。亦有血虚生风而发抽搐，或邪血相结，内扰神明，而见症多端，故"血为百病之胎"。

（4）精：精者，身之本也。精源于先天，济养于后天，津、液、血、汗、唾、涕等均为精之属。故精之用乃性命之本。伤精源于外者，有火毒、寒毒、疫疠之气等，造成本精亏虚，气不化生，正虚于内而不能托邪外出，极易导致邪毒肆虐而内陷，攻心冲脑，为病险恶。或邪毒内炽，侵伤骨髓，久而不出，轻则伤津损液，耗血动血，使正气被邪毒所束，故病发危笃，变症百出。重则精亏髓枯，精不化气，正气不支，邪陷脏腑，或损脏器，或伤藏真，为败为脱。更有阴精大伤，神气涣散，或精血暴亡，神机化灭，气立孤危而亡者。正如《灵枢·本神》所说："五脏主藏精者也，不可伤，伤则失守而阴虚，阴虚则无气，无气则死矣。"

（5）神：神源于先天之精，并以后天水谷之精气充养，藏之于脑，分属于脏腑、百骸之中，故五脏、百节皆有神。神、魂、魄、意、志五神统领五脏活动之用，使之相辅相成，生而有序，制而有节，承而不绝，生化不息，神为其主。神之伤，有因邪毒内侵，直犯神明者，亦有脏腑、气血病变侵伤五神者，或情志失节，内动神明，或脑髓病变，神明失主，均可造成神病，心神失主，五神失用，以致脏腑功能紊乱。轻则精神恍惚，神情错乱，或妄言妄行。重则脑髓受伤，神失其宅，神机不用，升降出入不灵，窍络闭塞而见神昏谵语，循衣摸床，甚则神气散败，两目正圆。故经曰："得神者昌，失神者亡。"

2. 脏器藏真受伤　藏真者，五脏皆有，承受于先天，济养于后天，即《灵枢·刺节真邪》所说："真气者，所受于天，与谷气而充身者也。"脏器者，乃同质之物相聚而成，为藏真之所附。器者，生化之宇，无物不有，是有形质的组织，分布脏体内外，是机体升降出入之所。脏有器，才能有生生化化之能。而其生化之能，必得真气活动之功，方显其正常的生理作用。其受伤，是以内有所因，外有所感，从而引起脏与脏，脏与腑，脏腑与经络、气血的互用失常，水津代谢失用而生。然病邪未损及脏器，藏真未累，元真之气尚能通畅，卫气自固，营气内守，神机流贯，则正气尚能托邪外出，故病象虽重，但邪犯较浅，病情轻，病势微，病证属顺。若邪强毒盛，伤及脏器，累伤藏真，则邪毒与血气相乱，正受邪束，或正气不支，均不能托邪外达，使经络血脉壅滞，元真之气郁痹不畅，神机流贯受阻，生化欲息，以致精、气、神败伤，造成"十二官相危，使道闭塞而不通，形乃大伤"，故其病发卒暴，凶险丛生。所以，《素问·玉机真脏论》说："急虚身中卒至，五脏绝闭，脉道不通，气不往来，譬如堕溺，不可为期。"《素问·阳明脉解》也说："厥逆连脏则死，连经则生。"

三、邪剧正不胜

邪盛毒剧，正不胜邪，邪气在体内得以横犯直伤，外塞经隧之路，血脉循行受阻，营卫内滞，津注精输循环障碍，凝滞格阻而为病；内而藏真失守，生化无能，神机不能统运营卫之气，正虚不能胜邪，邪毒得以上逼心肺，下损肝肾，弥漫三焦，气化失调，相火不能温煦上下内外，水津施布失衡；脾胃运化受损，升降中轴呆滞，从而导致气乱于内，血厥于中，精、气、神不能复通，故病发危急，险象丛生，合病并病多见；或"大实有羸状，至虚有盛候"，出现藏真衰败，多脏器衰竭等危候。病机上，或邪盛毒剧，表现为大实之状，邪盛易伤正气，而迅速出现邪盛正衰之危候；或正气大虚，使邪气直入脏腑经络，开始就表现出大虚之状，在发展过程中又可出现痰瘀等病理产物，或因药用不当而出现虚实夹杂之象。

四、升降出入失常

"升降出入，无器不有。"可见，升降出入是建立在脏腑、经络、气血津液等基础上的代谢过程，其枢轴源于中气，即胃气也。中气在身，自动自静，出入有处，升发有时，序而有制，则人身生化正常。可见，升降出入为急诊病机的关键。其病发于外者，先因于中焦脾胃亏虚，卫气不足，营气不充，营卫失调，开阖不利，腠理不密，以致外邪乘虚内侵，留滞于表，凝聚腠理，出入失常而为外感之疾。更有"温邪上受，首先犯肺，逆传心包"者。病发于内者，有邪毒炽盛，内陷于中，或情志失节，饮食所伤，意外中毒等造成脾胃受伤，中轴不运，升降失常。升多而降少者，脏腑功能多偏亢，气血阴阳逆乱，故临床多表现为上盛下虚，本虚标实，甚则气升而不降，血逆而不下，导致血脉阻绝，或气机壅闭，而病见厥逆、卒中、薄厥、猝死等危象，终则真气脱泄而夭亡；降多而升少者，脏腑功能偏衰，三焦水道不通，气血阴阳亏损，故临床多表现为脏腑、气血的亏虚，甚则出现五脏之衰，危则胃气败亡，水谷不进，或气衰失摄，阴精消亡，必死无疑。《医门法律》总结为"五脏六腑，大经细络，昼夜循环不息，必赖大气斡旋其间"，"大气一衰，则出入废，升降息，神机化灭，气立孤危矣"，亦即"有胃气则生，无胃气则死"。

五、急危重症病机特点

急诊医学所研究的疾病为各科疾病的急危重状态，不同于原发病的病理变化。发生急危重状态时原有疾病的病理已发生了重大的变化，如某种疾病的病理基础是气虚，因某种原因发生了突变，形成了气虚阳脱、气虚阴脱的病理状态。因此，急危重症有其固有的病机特点。

1. 病性的急危性　是中医急症的特点，因其病来势凶猛，传变迅速，稍有不慎就可能造成严重的后果。急是指发病快，传变快；危是指病情重，已经严重威胁到患者的生命，随时可能出现死亡。

2. 证候的整合性　本特点是中医学"整体观"在中医急诊学的重要体现，所谓证候整合性是指疾病出现了急危重状态时，已经由单一的脏腑经络病变发展到了多脏多腑及经络、气血津液等的病理改变，证候就由单纯变为复杂，或由一个专科的疾病病理变化并发了多专科的疾病病理改变，已经脱离了原有疾病的病理改变，证候发生了本质的改变，形成了中医急诊学特有的病理机制变化。因此，更要求我们能从整体上对疾病进行诊断治疗。首先，只要对疾病可能的发展后果有明确的认识，突出"治未病"的学术思想，在判断预后上才能不发生错误。其次由于众多急危重症往往是多个脏腑同时或相继发生病变，因此，证候的整合性更显重要，不能以点带面，而应全面考虑，才能在抢救用药上不出现偏颇。

3. 病机的恒动性　急诊疾病在处理上另一个需要注意的方面是病机的恒动性。动是指疾病总是处于一个动态变化当中，这在急诊方面体现得尤其明显。很多急症发展变化非常快，病机的转化十分迅速，急症往往为大实大虚之证，而且初起为大实之状，如肺热壅盛之证，可能很快逆传心包而出现大虚之证，因此应时刻关注疾病的变化，及时采取应对措施。疾病的本质就在于阴阳失衡，而治疗的目的就是恢复阴阳平衡，这种平衡有高水平的平衡，也有低水平的平衡。当我们面对阴阳俱虚性的疾病时，急需解决的是纠正其阴阳的平衡，先使其在低水平取得平衡，使疾病处于相对稳定阶段，再图缓效，而不追求一役毕其功。

第四节　急危重症传变

一般而言，顺传者，邪气不盛，正气尚能胜邪，故其势较缓。其传变多按照疾病的普遍规律，有序相传。如温病，"卫之后方言气，营之后方言血"；伤寒病的循经传、表里传；杂病急症的脏腑表里传及生克乘侮相传等。其逆传者，由于正气衰惫，或邪盛毒剧，正气不支，防御无力，邪毒长驱直入，攻腑陷脏，以致脏器受损，藏真受伤，故病势突变，凶险难复，且不按疾病的普遍规律发展变化。如热病，邪热在手太阴，应顺传入阳明胃与大肠，但反逆传心包，累伤于肾。亦有邪毒势盛，正气不支，毒气内陷，深伏脏腑，蚀体损用，以致生化欲绝，精气将涸，神机欲灭，神气败伤，故险危逆证丛生。更有毒剧正衰，既损脏腑，又伤经络，以致邪毒与气血相结，津结生痰，血病成瘀，造成内伤脏腑衰竭，外致经络不用，血脉凝滞，甚则正气消亡，精气外脱，阴阳离决。急症中常见逆传，是由于急症本身特点决定的，即急症的病因或邪毒急盛，或正气大衰，易出现"直中"等。

扫一扫，查阅本章数字资源，含PPT、音视频、图片等

急诊学强调疾病的诊断与鉴别。急诊患者病情紧急危重，常因疾病的传变影响多个脏腑，致使不同病因、不同脏腑疾患以相同症状起病。如神昏，可能是脑病（如中风）的表现，可能是肺系疾病（如喘脱）、心系疾病（如猝死）、肾系疾病（如关格）、肝系疾病（如厥证）的表现，也可能是全身性疾病（如脓毒症、中毒）的表现。因此，应重视疾病的鉴别诊断，尤其是不同脏腑疾病间的鉴别。若短时间内无法明确诊断，可先行"归类诊断""排除诊断"，待诊查完善再行"确定诊断"。

一、诊查方法

急危重症诊查要四诊合参，强调望诊和切诊，并结合应用现代医学诊疗技术。

中医诊断要求四诊并重、诸法参用，但急诊患者由于病势危急或配合困难使得四诊无法全面展开。望诊和切诊耗时短，对患者要求低，在急危重症诊查中应用广泛。

望诊不仅可以了解患者的整体情况，而且可作为分析气血、脏腑等生理病理状况的依据之一。望诊为四诊之首，在急诊诊查中占有重要地位。望诊时要重视望神，因为神的产生与人体精气和脏腑功能的关系十分密切，只有当先后天之精充足，而精所化生的气血津液充盛，脏腑组织功能才能正常，人体才能表现出有神。望神可对患者的病情、病势有一个整体的把握，失神、假神、神乱往往预示病情危重。此外，望诊时应甄别预示病情危急的表现，面色发白可见于急性失血，面目一身俱黄者为黄疸，但坐不得卧可见于心衰，口唇青紫多见于心衰、暴喘等病，口唇樱桃红色多见于煤气中毒，全身斑疹隐隐可见于脱证。

切诊包括脉诊和按诊。脉诊不受患者主观感受的影响，且常反映疾病本质，在诊查中占有重要地位。脉诊时应注意提示病情危重的脉象。无脉见于心跳骤停，芤脉多见于急性大失血，伏脉常见于邪闭、厥证，迟脉可见于缓慢性心律失常，微脉常见于脱证。按诊是切诊的重要组成部分，有助于确定病位。右下腹局限性压痛可见于肠痈，肌紧张可见于腹膜炎，腹胀大拒按、痛无定处可见于肠结，按之得骨擦感见于骨折，按肌肤寒热可辅助判定脱证证候。

闻诊应注重有特殊提示意义的表现，如喉间哮鸣提示上气道梗阻、心音消失提示猝死、血腥味提示失血、蒜臭味提示有机磷中毒等；问诊应注重特殊病史，如药物毒物接触、外伤过程、遗传性疾病等。

注重结合现代诊疗技术。现代诊疗技术的应用为中医急诊诊疗提供了新的视野和方法，可作为四诊的延伸，如呕血患者在药物治疗无效时可应用胃镜检查发现出血部位并在内镜下止血；现代诊疗技术还可提供早期、客观、动态的指标协助诊疗，如连续乳酸监测有助于发现血压正常的休克并反映休克纠正情况，心电监护可实时反映患者心律变化。

二、疾病诊断原则

急危重症诊断应遵循降阶梯原则、先症状后病因原则、动态诊断原则、诊治结合原则、探病原则。

1.降阶梯原则 急诊患者发病急促，病情进展迅速，可在短时间内出现多种病证，诊断时应分清主次先后，紧急的、危及生命的、须立即干预的病证在先，徐缓的、可择期处理的病证在后，理清诊断先后有助于明确不同疾病的轻重缓急和当前的治疗方向。如既往有消渴、胃脘痛的患者，突发呕血并出现脱证，应将脱证、呕血诊断在先，胃脘痛次之，消渴再次之，提示当前治则为益气固脱摄血，待脱证、呕血稳定再行胃脘痛治疗。

2.先症状后病因原则 若无法在短时间内明确病因，当先行症状诊断，以确定当前存在的病证和提示引起该症状的常见疾病范畴，症状诊断还有助于对症处理的实施。如患者气促发绀可见于喘证、真心痛、中毒等多种疾病，若无法明确病因可暂诊为"气促发绀原因待查"，提示须紧急行氧疗等救治，同时提示须进一步病因诊查。

3.动态诊断原则 急诊患者病情变化迅速，可在短时间内好转或恶化，亦可变生他病，诊断时应根据病情及时做出调整，以突出当前首要矛盾，指导诊疗。如患者表现为腹胀如鼓、大便不通、排气停止，诊为"肠结"，后突发疼痛剧烈，迅速蔓延全腹，面色苍白，肢冷汗出，应调整诊断为急性腹痛（消化道穿孔），并立即行手术诊疗。

4.诊治结合原则 轻症患者当先诊断后治疗，重症患者当诊断与治疗同时进行，不可因诊断延误治疗，对于暂无法明确诊断又须紧急救治的患者，可根据临床判断行诊断性治疗。

5.探病原则 当"病在疑似之间，补泻之意未定"之时，可应用探病法诊断。"探病"与现代医学诊断性治疗相似。探病方法不拘一格，有以药探病、以饮食探病、以喜恶探病、以外治法探病等。急诊患者多应用以药探病，如脓毒症、脱证（脓毒性休克）患者可由于失血失液、气随津脱引起，可由邪毒过盛、正气衰亡所致，抑或二者兼夹，为探明具体病因可行补液治疗，若补液后脱证好转（神志转清、血压上升、脉象由微弱变为有力、尿量增加）则为失血失液所致，反之则为邪毒过盛、正气衰亡所致。部分急诊患者以外治法探病，如剖腹探查。

三、证候诊断原则

急危重症的核心病机是"正气虚于一时，邪气暴盛而突发"，因此虚、实、虚实互存的三纲辨证可简化急危重症的辨证体系。辨证中要注重疾病发展过程中的虚实转化和虚实真假。

在急危重症中，阴阳、表里、寒热不能全面概括疾病的证候转化，而虚实两纲的变化可以涵盖其他六纲的内容。虚、实、虚实互存的三纲辨证可进一步简化急危重症的辨证体系。虚证是指人体正气虚弱而邪气不盛。实证是指邪气太盛而正气尚未虚衰。虚实互存包括实证中夹有虚证、虚证中夹有实证以及虚实并见，如表虚里实、表实里虚、上虚下实、下虚上实等。治疗时虚证宜补，实证宜攻，虚实互存宜攻补兼施。

扫一扫，查阅本章数字资源，含PPT、音视频、图片等

《黄帝内经》的出现标志着中医学理论体系的成熟，为后世发展的各种辨治体系奠定了基础。如东汉张仲景基于《灵枢·热病》《素问·阴阳应象大论》等创立了著名的六经辨证体系；易水学派创始人张元素基于《黄帝内经》相关理论，在吸收孙思邈、钱乙等前人经验的基础上创立了以寒热虚实为纲的脏腑辨证体系；清代温病学家叶天士，在汲取前人经验的基础上创立了治疗温病的卫气营血辨证体系。从一定意义上讲，各种辨证体系都是在急重症的基础上形成的，也就是说，各种辨证体系实际上就是临床上诊治急危重症的基本方法，对于临床急危重症临床疗效的提高起到了极大的推动作用。中医急诊学科理论体系完善的标志之一就是急诊危重病学辨证体系的构建和成熟。

急诊医学临床诊治要求准确快捷，要在极为复杂的临床情况面前能够用最简单的方法，最能够体现临床本质的辨证体系，取得最好效果。中医学辨证论治体系中，最简洁的辨证理论体系就是后世在程钟龄的"六要"基础上提出的"八纲辨证"，其对中医学的学习起到了提纲挈领的作用。然而，各学科如何运用，均体现了相关专科的特点。在中医急诊学领域，八纲辨证的临床使用极为重要，但要有一定的方法和思路，分步进行。八纲辨证强调对立的两个方面，如阴与阳、表与里、寒与热、虚与实，但中医急诊面对的患者，病情演变迅速，表与里之间、寒与热之间、虚与实之间，时刻都在发生变化，仅从对立的两个方面，难以把握疾病的发展动态。中国文化有"道生一，一生二，二生三，三生万物，万物负阴而抱阳，冲气以为和"的哲学思想，相互对立的各种事物或表现之间同时存在交错和谐、恒动状态的平衡，从而维持了人体生理功能的正常，不发生疾病。基于这种"阴阳和"的哲学思维方法，由八纲辨证发展出更符合中医急诊学特点的"三态论"理念，形成了较为完备的中医急诊学辨证体系——基于"阴阳和"哲学思维的"三态六纲九候"辨证体系。

第一节　阴阳和——急诊辨证救治思维之本

阴阳和，是基于中国哲学的一种思维认识，与中医经典的阴阳学说相比，补入了阴阳交融、动态演变的内容，对于中医急诊辨证具有极大的指导意义。

阴阳和虽然是抽象概念，但对于中医急诊学中的危症具有明确的指导意义。危症是生命垂危状态，是阴阳失去"冲和"之性，将要脱离维系的状态，在此极端状态下，可以将疾病复杂的临床表现划分阴阳两类，表示疾病总体发展方向。

一、阴

符合"阴"属性的病证，包括里证、寒证、虚证等疾病。其所表现的阴性证候不尽相同，常见有：面色黯淡，精神萎靡，身重蜷卧，形寒肢冷，倦怠无力，语声低怯，纳差，口淡不渴，大便稀溏，小便清长，舌淡胖嫩，脉沉迟，或弱，或细涩。

二、阳

符合"阳"属性的病证，包括表证、热证、实证等疾病。其所表现的阳性证候不尽相同，常见有：面色红赤，恶寒发热，肌肤灼热，神烦，躁动不安，语声粗浊或骂詈无常，呼吸气粗，喘促痰鸣，口干渴饮，大便秘结奇臭，小便涩痛短赤，舌质红，苔黄黑生芒刺，脉浮数，或洪大，或滑实。

三、阴脱与阳脱

阴脱与阳脱是疾病的危险证候，辨证稍差，或救治稍迟，死亡立见。阴脱与阳脱是两个性质不同的病证，阴脱的主要病因是机体内大量脱失津液，阳脱的主要病因是阳气亡脱。因为气既可随液脱，也可随血脱，所以阳脱也常见于汗、吐、下太过以及大出血之后。许多疾病的危笃阶段也可出现阳脱。由于阴阳是依存互根的，所以阴脱可导致阳脱，而阳脱也可以致使阴液耗损。在临床上，应分别阴脱、阳脱之主次，及时救治。

（一）阴脱

阴脱临床表现为身热肢暖，烦躁不安，口渴咽干，唇干舌燥，肌肤皱瘪，小便极少，舌红干，脉细数无力。大汗淋漓，汗温、咸而黏，为阴脱的特征。

（二）阳脱

阳脱临床表现为身凉恶寒，四肢厥冷，蜷卧神疲，口淡不渴，或喜热饮，舌淡白润，脉微欲绝。大汗出，汗冷味淡，为阳脱的特征。

阴阳和则生命稳定。维持阴阳和的状态，是中医急诊辨证思维之本，更是急诊重症医学"保命治病"之法。调和阴阳可以切实指导危症救治的具体辨证救治。

第二节 三态论——急诊辨证救治之总纲

"三态论"是基于"阴阳和"哲学理念，对于急危重症中正邪交争状况的动态辨析。虚态、实态、虚实并存态共同组成"虚实三态"。所谓"三态"，就是疾病发生发展变化过程中存在的三种不同状态，是基于证候基础上的疾病变化过程中的一个横截面。证候相对稳定，状态总因不同的内部、外部条件而变化，状态是不停变化的，把握住状态就更具有针对性，是提高临床疗效的基本途径之一。

急危重症的核心病机为"正气虚于一时，邪气暴盛而突发"，正邪之间的力量对比，直接决定急危重症患者病情的转归，因此"虚实三态"辨证，是中医急诊辨证的总纲。

虚指正气不足，实指邪气盛实。虚态反映人体正气虚弱而邪气也不太盛。实态反映邪气太盛，而正气尚未虚衰，邪正相争剧烈。对虚实状态的辨析，可以掌握患者邪正盛衰的情况，为治疗提供依据，实态宜攻，虚态宜补。只有辨证准确，才能攻补适宜，免犯虚虚实实之误。

一、虚态

虚态，是对人体正气虚弱各种临床表现的病理概括。虚态的形成，有先天不足、后天失养和疾病耗损等多种原因。

二、实态

实态，是对人体感受外邪或体内病理产物堆积而产生的各种临床表现的病理概括。实态的成因有两个方面：一是外邪侵入人体，二是脏腑功能失调以致痰饮、水湿、瘀血等病理产物停积于体内。随着外邪性质的差异，致病之病理产物的不同，而有各自不同的证候表现。

三、虚实并存态

凡虚态中夹有实态，实态中夹有虚态，以及虚实齐见的，都是虚实并存态，如表虚里实、表实里虚、上虚下实、上实下虚等。由于虚和实错杂互见，所以在治疗上便有攻补兼施之法。但在攻补兼施中还要分别虚实的孰多孰少，因而用药就有轻重主次之分。虚实并存态，可细分为虚实并存、虚实转化、虚实夹杂、虚实真假。

第三节　虚实寒热表里——急诊辨证救治六纲九候

基于阴阳和的哲学理念，在三态论的指导下，归纳总结疾病的六种不同状态，为临床诊治奠定基础。通过四诊，收集临床资料，根据病位的深浅、病邪的性质、人体正气的强弱分析综合，归纳为六类不同的状态，称为六纲。六纲是分析疾病共性的辨证方法，在诊断过程中，有执简驭繁、提纲挈领的作用。六纲并不意味着把各种证候截然划分为六个类别，它们是相互联系而不可分割的。每两纲在三态指导下形成了三种证候。虚实寒热表里相互关联，形成了六纲九候的辨证救治体系。

急诊患者病情危急且复杂，疾病的变化往往不是单一的，而是经常会出现六纲九候交织在一起的夹杂情况。在一定的条件下，疾病还可出现不同程度的转化，如寒证化热、热证转寒、表证入里等。疾病发展到一定阶段，有的出现一些与疾病性质相反的假象，如真寒假热、真热假寒、真虚假实、真实假虚等。因此，不仅要熟练掌握六纲的特点，还要注意它们之间的相兼、转化、真假，才能正确而全面地认识疾病，诊断疾病。

一、虚实三候

虚实是辨别邪正盛衰的两个纲领。

（一）虚证

虚证常表现为面色淡白或萎黄，精神萎靡，身疲乏力，心悸气短，形寒肢冷，自汗，大便滑脱，小便失禁，舌淡胖嫩，脉虚沉迟，或消瘦颜红，口咽干燥，盗汗潮热，舌红少苔，脉虚细数。

（二）实证

实证常表现为发热，腹胀痛拒按，胸闷，烦躁，甚至神昏谵语，呼吸气粗，痰涎壅盛，大便秘结，或下利，里急后重，小便不利，淋沥涩痛，脉实有力，舌质苍老，舌苔厚腻。

（三）虚实并存证

临床疾病是复杂的，具体到每一位患者，很少见到单纯的虚证和单纯的实证，更多是以虚实兼有的形式存在，因此，"虚实三候"中更应注重"虚实证"的辨别。

1. 虚实并存

虚实并存，是指虚和实之间没有相关性，在发病上不存在相互影响，不同于虚实夹杂。当细辨之。

（1）体虚病实：指人体因为某些疾病处于虚证，突因某种病因发生急症，看似虚证，实因突发实证使虚象更为明显，是内伤基础加重之象。

（2）体实病虚：正常体壮之人，突发急症如创伤大失血，会短时间之内出现虚证。

2. 虚实转化

疾病的发展过程是邪正斗争的过程，主要表现为虚实的变化。在疾病过程中，由于病邪久留，损伤正气，实证可转为虚证；亦有正气虚，脏腑功能失常，而致痰、食、血、水等凝结阻滞者，因虚致实证。

3. 虚实兼夹

（1）实证夹虚：多发生于实证过程中正气受损者，亦常见于素有体虚而新感外邪者。其特点是以实邪为主，正虚为次。

（2）虚证夹实：多见于实证深重，拖延日久，正气大伤，余邪未尽者，亦可见于素体大虚，复感邪气者。其特点是以正虚为主，实邪为次。

（3）虚实并重：多为重症。多见于实证迁延时日，正气大伤，而实邪未减者，或原正气甚弱，又感受较重邪气者。其特点是正虚与邪实均十分明显，病情严重。

4. 虚实真假

临证中当别其真假，以去伪存真，才不致犯"虚虚实实"之戒。辨虚实真假与虚实并存不同，应注意审察鉴别。

（1）真实假虚：指疾病本质属实证，但又出现虚之症象。如热结肠胃，痰食壅滞，大积大聚之实证，却见神情沉静、身寒肢冷、脉沉伏或迟涩等表现，古称之为"大实有羸状"。治疗应专力攻邪。

（2）真虚假实：指疾病本质属虚证，但又出现实的症象。如素体脾虚，运化无力，因而出现腹部胀满而痛、脉弦等表现，古人所谓"至虚有盛候"，就是指此而言。治疗应用补法。

虚实真假的鉴别，可概括为以下四点：脉象有力无力，有神无神，浮候如何，沉候如何。舌质胖嫩与苍老。言语发声的亮与低怯。体质的强弱，发病的原因，病的新久，以及治疗经过如何。

二、寒热三候

寒热是辨别疾病性质的两个纲领。阴盛或阳虚表现为寒证，阳盛或阴虚表现为热证。寒热辨证在治疗上有重要意义。《素问·至真要大论》说"寒者热之"，"热者寒之"，两者治法正好相反，所以寒热辨证，必须确切无误。但临床疾病具有复杂性，"寒热证"比起单纯的寒证和单纯的热证，更为常见，因此，"寒热三候"中更应注重"寒热证"的辨别。

（一）寒证

寒证，是指疾病的本质属于寒性的证候。可以由感受寒邪而致，也可以由机体自身阳虚阴盛而致。由于寒证的病因与病位不同，又可分别出几种不同的证型。如感受寒邪，有侵犯肌表，有直中内脏，故有表寒、里寒之别。内寒的成因有寒邪入侵者，有自身阳虚者，故又有实寒、虚寒之分。

各类寒证的临床表现不尽一致，常见的有恶寒喜暖，面色㿠白，肢冷蜷卧，口淡不渴，痰、涎、涕清稀，小便清长，大便稀溏，舌淡，苔白润滑，脉迟或紧等。

（二）热证

热证，是指疾病的本质属于热性的证候。可以由感受热邪而致，也可以由机体自身阴虚阳亢而致。根据热证的病因与病位不同，亦可分别出几种不同的证型。如外感热邪或热邪入里，便有表热、里热之别。里热中，有实热之邪入侵或自身虚弱造成，则有实热和虚热之分。

各类热证的证候表现也不尽一致，常见的有恶热喜冷，口渴喜冷饮，面红目赤，烦躁不宁，痰涕黄稠，吐血衄血，小便短赤，大便干结，舌红苔黄而干燥，脉数等。

（三）寒热证

寒热证，是指在同一患者身上同时出现寒证和热证，呈现寒热交错的现象，又可以细分为寒热错杂、寒热转化、寒热真假的不同。

1. 寒热错杂

（1）上下寒热错杂：机体上部与下部的寒热性质不同，称为上下寒热错杂。包括上寒下热和上热下寒两种情况。上下是一个相对的概念。如以膈为界，则胸为上，腹为下。而腹部本身上腹胃脘又为上，下腹膀胱、大小肠等又属下。

1）上寒下热：是指机体在同一时间内，上部表现为寒、下部表现为热的证候。例如，胃脘冷痛，呕吐清涎，同时又兼见尿频、尿痛、小便短赤，此为寒在胃而热在膀胱之证候。此即中焦有寒，下焦有热，就其相对位置而言，中焦在下焦之上，所以属上寒下热的证型。

2）上热下寒：是指机体在同一时间内，上部表现为热、下部表现为寒的证候。例如患者胸中有热，肠中有寒，既见胸中烦热、咽痛口干的上热证，又见腹痛喜暖、大便稀溏的寒证，就属上热下寒证。

（2）表里寒热错杂：机体表里同病而寒热性质不同，称为表里寒热错杂。包括表寒里热和表热里寒两种情况。

1）表寒里热：为寒在表、热在里的一种证候。常见于本有内热，又外感风寒，或外邪传里化热而表寒未解的病证。例如恶寒发热，无汗头痛，身痛，气喘，烦躁，口渴，脉浮紧，即是寒在表而热在里的证候。

2）里寒表热：为表有热、里有寒的一种证候。常见于素有里寒而复感风热，或表热证未解，误下以致脾胃阳气损伤的病证。如平素脾胃虚寒，又感风热，临床上既能见到发热、头痛、咳嗽、咽喉肿痛的表热证，又可见到大便溏泄、小便清长、四肢不温的里寒证。

寒热错杂的辨证，除了要辨别上下表里的部位之外，还要分清寒热的多少。寒多热少者，应以治寒为主，兼顾热证；热多寒少者，应以治热为主，兼顾寒证。

2. 寒热转化

（1）寒证转化为热证：先有寒证，后来出现热证，热证出现后，寒证便渐渐消失，这就是寒证转化为热证。多因机体阳气偏盛，寒邪从阳化热所致，也可见于治疗不当，过服温燥药物。例如感受寒邪，开始为表寒证，见恶寒发热，身病无汗，苔白，脉浮紧。病情进一步发展，寒邪入里热化，恶寒症状消退，而壮热、心烦、口渴、苔黄、脉数等症状相继出现，这就表示其证候由表寒而转化为里热。

（2）热证转化为寒证：先有热证，后来出现寒证，寒证出现后，热证便渐渐消失，就是热证转化为寒证。多因邪盛或正虚，正不胜邪，功能衰败所致，也见于误治、失治损伤阳气的患者。这种转化可缓可急。如热病日久，阳气日耗，转化为虚寒病，这是缓慢转化的过程。如高热患者，由于大汗不止，阳从汗泄，或吐泻过度，阳随津脱，出现体温骤降、四肢厥冷、面色苍白、脉微欲绝的虚寒证（阳脱），这是急骤转化的过程。

寒热证的转化反映邪正盛衰的情况。由寒证转化为热证，是人体正气尚盛，寒邪郁而化热；热证转化为寒证，多属邪盛正虚，正不胜邪。

3. 寒热真假

当寒证或热证发展到极点时，有时会出现与疾病本质相反的一些假象，如"寒极似热""热极似寒"，即所谓真寒假热、真热假寒。这些假象常见于病情危笃的严重关头，如不细察，往往容易误治，后果严重。

（1）真寒假热：是内有真寒、外见假热的证候。其产生机制是由于阴寒内盛格阳于外，阴阳寒热格拒而成，故又称"阴盛格阳"。阴盛于内，格阳于外，形成虚阳浮越、阴极似阳的现象，其表现身热、面色浮红、口渴、脉大等似属热证，但患者身虽热却反欲盖衣被，渴欲热饮而饮不多，面红时隐时现，浮嫩如妆，不像实热之满面通红，脉大却按之无力，同时还可见到四肢厥冷、下利清谷、小便清长、舌淡苔白等症状。所以，热象是假，阳虚寒盛才是疾病的本质。

（2）真热假寒：是内有真热而外现假寒的证候。其产生机制，是由于阳热内盛，阳气闭郁于内，不能布达于四末而形成，或者阳盛于内，拒阴于外，故也称为"阳盛格阴"。根据其阳热闭郁而致手足厥冷的特点，习惯上又把它叫"阳厥"或"热厥"。其内热愈盛则肢冷愈严重，即所谓"热深厥亦深"。其表现手足冷、脉沉等，似属寒证，但四肢冷而身热，不恶寒反恶热，脉沉数而有力，更见烦渴喜冷饮、咽干、口臭、谵语、小便短赤、大便燥结或热痢下重、舌质红、苔黄而干等症。这种情况的手足厥冷、脉沉就是假寒的现象，而内热才是疾病的本质。

辨别寒热真假的要领，除了了解疾病的全过程外，还应注意体察以下几个方面：假象的出现，多在四肢、皮肤和面色方面，而脏腑气血津液等方面的内在表现则常常如实反映着疾病的本质。假热之面赤仅在颜颊上见浅红娇嫩之色，时隐时现，而真热的面红却是满面通红。假寒常表现为四肢厥冷，而胸腹部却是大热，按之灼手，或周身寒冷而反不欲近衣被，而真寒则是身体蜷卧，欲得衣被。

三、表里三候

表里是辨别疾病病位内外和病势深浅的纲领。它是一个相对的概念。就躯壳与内脏而言，躯壳为表，内脏为里；就脏与腑而言，腑为表，脏为里；就经络与脏腑而言，经络为表，脏腑为里。从病势深浅论，外感病者，病邪入里一层，病深一层；出表一层，病轻一层。这种相对概念的认识，在六经辨证和卫气营血辨证中尤为重要。以上是广义之表里概念。狭义的表里，是指身体的皮毛、肌腠、经络为外，这些部位受邪，属于表证；脏腑、气血、骨髓为内，这些部位发病，统属里证。表里辨证，在外感病辨证中有重要的意义，可以察知病情的轻重，明确病变部位的深浅，预测病理变化的趋势。表证病浅而轻，里证病深而重。表邪入里为病进，里邪出表为病退。了解病的轻重进退，就能掌握疾病的演变规律，取得治疗上的主动权，采取适当的治疗措施。

但是急症患者有存在其特殊性，病情发展迅速，表里之间难以分出明确的界限，常见到表证未解而里证已起，或发病即表现为"表里同病"，因此"表里证"是"表里三候"中的重点。

（一）表证

表证，是指六淫疫病邪气经皮毛、口鼻侵入时所产生的证候。多见于外感病的初期，一般起病急，病程短。表证有两个明显的特点：一是外感时邪，表证是由邪气入侵人体所引起；二是病情轻，表证的病位在皮毛肌腠，病轻易治。

临床表现：恶寒，发热，头身疼痛，舌苔薄白，脉浮，兼有鼻塞、流涕、咳嗽、喷嚏、咽喉痒痛等症。

（二）里证

里证，是疾病深在于里（脏腑、气血、骨髓）的一类证候。它是与表证相对而言的。多见于外感病的中、后期或内伤疾病。里证的成因，大致有三种情况：一是表邪内传入里，侵犯脏腑所致；二是外邪直接侵犯脏腑而成；三是七情刺激、饮食不节、劳逸过度等因素，损伤脏腑，引起功能失调，气血逆乱而致病。

里证的范围甚广，除了表证以外，其他疾病都可以说是里证。里证的特点也可归纳为两点：一是病位深在；二是里证的病情一般较重。临床表现：里证病因复杂，病位广泛，症状繁多，常以或寒或热、或虚或实的形式出现，故详细内容见各辨证之中。现仅举几类常见症脉：壮热恶热，或微热潮热，烦躁神昏，口渴引饮，或畏寒肢冷，倦卧神疲，口淡多涎，大便秘结，小便短赤，或大便溏泄，小便清长，腹痛呕恶，苔厚脉沉。

（三）表里证

表里证，是表证和里证同时存在。人体的肌肤与脏腑是通过经络的联系、沟通而表里相通的。疾病发展过程中，在一定的条件下，可以出现表里证错杂和相互转化。可细分为表里同病、半表半里证、表里出入三类。

1.表里同病　表证和里证在同一时期出现，称表里同病。这种情况的出现，除初病即见表证又见里证外，多因表证未罢，又及于里，或本病未愈，又加标病，如本有内伤，又加外感，或先有外感，又伤饮食之类。

表里同病的出现，往往与寒热、虚实互见。常见的有表寒里热、表热里寒、表虚里实、表实里虚等。

2.半表半里证　外邪由表内传，尚未入于里，或里邪透表，尚未至于表，邪正相搏于表里之间，称为半表半里证。临床表现：寒热往来，胸胁苦满，心烦喜呕，默默不欲饮食，口苦，咽干，目眩，脉弦等。这种关于半表半里的认识，基本上类同六经辨证的少阳病证。

3.表里出入

（1）表邪入里：凡病表证，表邪不解，内传入里，称为表邪入里。多因机体抗邪能力降低，或邪气过盛，或护理不当，或误治、失治等因素所致。例如，病表证，本有恶寒发热，若恶寒自罢，不恶寒而反恶热，并见渴饮、舌红苔黄、尿赤等症，便是表邪入里的证候。

（2）里邪出表：某些里证，病邪从里透达于外，称为里邪出表。这是由于治疗与护理得当，机体抵抗力增强的结果。例如内热烦躁，咳逆胸闷，继而发热汗出，或斑疹白㾦外透，这是病邪由里达表的证候。

表邪入里表示病势加重，里邪出表反映邪有去路，病势减轻。掌握表里出入的变化，对于判断疾病的发展转归具有重要意义。

第一节　治　则

一、及早祛除病因和诱因的"病因论"

急危重症是发病急、变化迅速、危及生命的病证。其中病因和诱因的存在是引起疾病发生更是疾病加重的重要因素，因此及早迅速地去除病因和诱因，可使疾病向有利于机体康复的方向发展。如哮病迅速寻找过敏原并去除过敏原，失血迅速寻找出血原因和部位，及时有效地止血，卒心痛、急性缺血性中风迅速开通病变血管，都是治疗原则和方法，体现急危重症时间就是生命的原则。因此在急诊科要建立诸如胸痛绿色通道、急性脑病绿色通道。

二、救命留人的"生命观"

急危重症有发病急、变化迅速、病情重、危及生命的特点，同时急危重症又存在多因素致病、症状复杂、各种平衡紊乱、各种矛盾纷杂的特点。在这种情况下，诊断上要有一个降阶梯诊断的观念，即首先把危及生命的病证诊断出来，治疗上首先是抢救生命，如急性中风神昏并发呼吸衰竭，首先救治呼吸衰竭。救命留人的"生命观"虽然以急则治其标、缓则治其本原则能有所体现，但在急危重症中更要强调救命的重要性和紧急性。同时围绕"生命观"必须有整体观、平衡观、联系观，即在处理急危重症复杂情况和矛盾时，围绕生命观整体地考虑各种病证的处理先后和力度。运用脏腑经络、气血阴阳之间的联系，取得机体的平衡，最终挽救生命。其次是在治疗过程中尽量减少并发症和后遗症。

三、明辨虚实、权治缓急的"正邪论"

明辨虚实，权治缓急，是中医急诊学治疗的总则。"邪气盛则实，精气夺则虚"，"盛则泻之，虚则补之"，但在补虚泻实的具体应用方面，要掌握最佳的时机。所谓"权治缓急"，就是暴病当急不能缓，表里缓急急者先，虚实缓急据病情。周学海在《医学随笔》中对虚实补泻的运用颇有见地："病本实邪，当汗吐下，而医失其法，或用药过剂，以伤真气，病实未除，又见虚候，此实中见虚也。治之之法，宜泻中兼补。其人素虚，阴衰阳盛，一旦感邪，两阳相搏，遂变为实，此虚中兼实也，治之之法……从前之虚，不得不顾，故或从缓下，或一下止服。"张景岳在《景岳全书》中指出："治病之则，当知邪正，当权衡轻重。凡治实者，用攻之法，贵乎察得其真，不可过也。凡治虚者，用补之法，贵乎轻重有度，难从简也。"均客观地论述了虚实补泻的用法。

四、动态观察、辨证救治的"恒动观"

急危重症，传变无定，临证之时，要动态观察，辨证救治，切不可固守一法一方，延误治疗的最佳时机。

五、已病防变、随证救治的"未病论"

"已病防变"是中医学治则中"治未病"的重要体现，临床救治的过程中要真正做到"安其未受邪之地"，根据病机的变化，随证救治。

第二节　治　法

一、祛邪法

祛邪法与扶正法共同组成了中医学治法的总纲，也是中医急诊学急救治法的总纲。所谓祛邪法就是祛除邪气，排除或减弱病邪对机体的侵袭和损害的治法。临床上主要用于实证，即所谓"实则泻之"之意。宣透发汗、通里攻下、清热解毒、活血化瘀等是祛邪法在临床上的具体应用。

（一）宣透发汗法

宣为通宣阴阳，顺安正气。透为通彻外泄，以导邪气由肌出表，由脏出腑，由经出络。宣透多经发汗而解，也可经战汗而解。宣透发汗法是临床急救的重要治法。

1. 宣肺透解　借辛味之散，开腠理、玄府之闭，领邪外出。因于风寒者，法以辛温散寒，方用麻黄汤、桂枝汤、荆防败毒散；因于风热者，法以辛凉解热，方用桑菊饮、银翘散；因于暑湿者，法以清暑化湿，方用香薷散；因于时疫者，法以辛透双解，即清宣疫毒、透解表邪，方用双解散。

2. 宣肺利水　水在皮者，当汗而发之，即开魄门以宣达卫气，使气行水行，则水湿之邪自去。辛达宣肺还能促进百脉流通，气血周流，而使水浊散化。方用越婢汤。

3. 宣毒透斑　邪毒内结于孙络之中，以致瘀毒聚于肌腠之内，可以宣散清透之品，使瘀毒外发。方用宣毒发表汤。

4. 宣上透下　表里受邪，单攻其表，或仅攻其里，均不能灭邪于根本之中，故当取宣解于外，透达于内，使表里之邪双解，透邪外出。方用防风通圣散。

（二）清热解毒法

清其热，解其毒，是以寒凉泄热、解毒达邪作用的药物治疗热病的一种治法。此即《素问·至真要大论》"热者寒之"之意。

1. 清解毒热　以寒凉清泄之品，解其毒滞，折其热邪，使毒去热散而病解。但因毒结部位不同，选方用药亦异。在上者宜宣，在中者宜调，在下者宜泄。方用黄连解毒汤、普济消毒饮等。

2. 清解气热　邪滞气分，正邪交争而气分热炽者，急宜以辛寒、甘寒之剂透解阳郁，宣泄邪滞，使邪去热减，气血和调而病解身安。方用白虎汤、竹叶石膏汤等。

3. 清解血热　血分热聚，邪毒内伏，潜藏不发者，必以清凉泄热、透解血分毒邪之法，肃清血中邪毒。由于血热毒伏较深，故用药当重而精专，方用清营汤、犀角地黄汤等。

4.清解湿热　湿与热结，缠绵难解，不可速去，故标急时当选苦燥寒凉之味以燥湿泄热，待热势稍缓，再取解秽除湿、芳香透达之味，缓消湿浊。方用甘露清毒丹、三仁汤、茵陈蒿汤等。

（三）通里攻下法

攻者，攻其邪；下者，逐其滞。攻下法即指以通便下积、泻实逐水作用的药物逐燥矢内结、实热水饮的一种治法。

1.通腑泻浊　里实热结、毒邪内滞、痰积瘀血等有形邪毒内郁而不出，急当以泻下攻逐之品疏通胃肠，泻下粪矢，因势利导。但病性有寒热之殊，故其治当分寒下、热下，方用承气汤类、大黄附子汤等。

2.泻下逐水　水饮内聚，泛于肌表，内滞脏腑，或停聚胸肺者，当以通便泻下的药物排出粪水，强逐水饮。但本法性峻伤正，只可用于标急者，且中病即止。方用十枣汤、舟车丸等。

（四）活血化瘀法

活血法是以透络活血、祛瘀生新的药物治疗瘀血内停证的治疗方法。

1.解毒活血　邪毒内炽，逆陷血络之中，使毒血相结，弥漫停积，阻内则脉络气痹，外发则高热斑疹，急宜解毒之品清肃血中热毒，活血透络之味透达络脉瘀滞。方用仙方活命饮等。

2.凉血活血　血与热结，内伏不透，迫血妄行，外出脉络，而见身热夜甚、肌肤发斑诸症。当以重剂清透之品疏解血热，活血化瘀之味透散瘀滞。方用犀角地黄汤等。

3.通脉活血　脉络瘀阻，气血周流受阻，一则脏器失养而虚损，二则络脉绌急，神机失用而生疼痛，以活血透络之品开通血脉，使瘀去脉通，补于不补之中。方用血府逐瘀汤等。

4.化痰活血　"凡痰之源，血之本也。"痰瘀互阻，脉络不通，诸证丛生。故痰病活血，血病祛痰，痰消血易活，血活痰易祛。但临床要分清痰瘀偏重程度，是以消痰为主，还是以祛瘀为要。方用导痰汤或膈下逐瘀汤等。

5.活血止血　瘀血内阻，脉络郁闭不通，又易引发出血，当以活血透络之品祛逐痰浊，绝其出血之源，不止血而止血。方用生化汤等。

二、扶正法

扶正法是中医学重要的治法，不仅广泛地运用于多种慢性虚弱性疾病，对于急危重症也很重要。所谓扶正就是辅助正气，提高机体的抗病能力，或迅速挽救人体亡失的气、血、津、液。临床上主要用于急虚证、正气暴脱之证，即所谓"虚者补之"之意。益气回阳固脱、益气固阴救逆等是扶正法的具体运用。

1.益气回阳固脱　邪炽正衰，元阳耗散，五脏元真之气衰竭，可造成气绝而亡，急取益气回阳之味，固护元阳，使真气续而不绝，阴阳相抱。方用四逆汤、参附汤等。

2.益气固阴救逆　亡血伤津，损液耗精，以致阴精衰耗、元阴衰脱无以敛阳，则可引发阴阳离决而猝死，宜急取益气敛阴生津之味固护元阴。方用生脉散、三甲复脉汤等。

三、醒神法

心神窍闭，神气不行，或元神散脱而引发神昏之候，急当辛透开达之品，开窍醒神，或强心固脱之味，固护元神。

1.开窍醒神　窍闭神昏者，必以透络达邪、开窍通神之味以疏达神机，畅流神气。用药多以辛开之剂疏达窍闭，又分辛温、辛凉两类。但临床也应注意因病邪性质不同而合理选用活血、豁痰、泻热、化湿之品，使之更有针对性。方用安宫牛黄丸、至宝丹、紫雪散或苏合香丸等。

2. 益元醒神 急危重症攻伐之后，或邪炽伤正，造成精、气、神败伤，心气衰竭，神明失主，而出现元神脱散、昏蒌不振者，急当强心壮神，兴奋神机，使陷者提，蒌者振。临床多以回阳救阴、复脉提陷之法以苏醒神志，方用回阳救急汤或生脉散、复脉汤等。

四、吐洗法

吐者，引邪上越随呕吐而除；洗者，荡涤秽邪随冲洗而排。吐洗法是清除邪浊等有形实邪的常用治法。

1. 吐法 痰浊、宿食、毒物等有形实邪留滞于咽喉、胸膈、胃脘等部位，当以吐法祛邪外达。临床常用探吐、药物催吐法救治，方用瓜蒂散、盐汤探吐方或参芦饮等。

2. 洗法 邪毒外滞肌表，内留食道、胃脘等人体上、外部位，应当采取简洁的洗冲之法祛邪外出。临床常用洗胃术、皮肤清洗术等。

五、探病法

虚实难明，寒热难辨，病在疑似之时，施以相应之法试探或诊断性治疗之法。具体来说，若疑为虚证而欲用补药，先轻以消导之剂，若消而不效，即知为真虚；若疑为实证而欲用攻法，则先轻用甘温纯补之剂，补而觉滞，即知不为实邪。假寒者，略投温剂必见烦躁；假热者，略寒之必现呕恶。此法于急诊临床之际往往能立判真伪，指导下一步治疗。但应注意：探病之法不要贻误治疗，试探亦当轻剂，不可误治。

六、扶正祛邪法

临床上扶正法用于急虚证及正气暴脱之时；祛邪法用于邪气壅盛，正气不衰之时。单独的扶正法和祛邪法多用于疾病的早期、突发期。然而临床上更多疾病表现为虚实夹杂之证，此时单独使用者少，多联合使用以达到救治的目的。

1. 合并使用 扶正祛邪合并使用，体现了攻补兼施的临床救治思想，临床上最为常用。如益气回阳、解毒活血法救治瘀毒内陷的脱证等。

（1）扶正兼祛邪：用于疾病的产生在于正虚为主，因虚致实的虚实夹杂证，也就是所谓的"虚气留滞"的病理状态，因此临床救治应该以扶正为主，佐以祛邪，正气来复，邪气自去。如阳气不足导致的痰饮内盛、瘀血内阻，治疗上应以扶正为主，同时佐以祛除邪气。

（2）祛邪兼扶正：用于疾病的产生在于邪实内盛为主，因实致虚的虚实夹杂证，以祛邪为主，兼以扶正，邪去正自复。如痰热内盛之候，伤及气阴，临床救治当在清化热痰的同时佐以益气育阴之法。其代表方如柴胡类方。

2. 先后使用 扶正祛邪先后使用，也是中医急诊学重要的急救原则，临床上要正确权衡正邪关系，轻重缓急，采取先攻后补或先补后攻的方法，是中医学辨证论治的重要体现。

第一节　急救法源流

中医急救法包括内服和外治两大类。内服指中药的辨证论治或单验效方，外治指药物的吹法、导法、熨法、敷贴法及非药物的针灸、放血、探吐、刮痧等。

一、内服法

内服法常以急症治法及其方剂的形式来实施。秦汉时期的《五十二病方》《黄帝内经》《神农本草经》等虽然出现了多种急症方剂，运用汤、散、丸、酒、醋、药熨、油膏等剂型，但组方配伍仅属经验，不够完备。直至东汉末年，张仲景著《伤寒杂病论》时才将急症方剂纳入急症辨证论治的理论体系之中，使理、法、方、药一脉贯通，既奠定了急症方剂的基础和发展方向，又大大提高了急救内服法的疗效水平。仲景组方以证为方据，方为证用，一证一方，达到方证的统一性和系统性。急症方剂构成序列化是一个质的飞跃。仲景创立的经方用治急症，强调组方严谨，药味精当，针对性强。十分重视药证之间、主辅之间的剂量关系，量数一变，主治亦变，有高度的方证对应性。药味配伍也巧妙地利用其协同和相反相成关系，扬长避短，相互为用，全方合力，提高疗效，成为后世制方的范式。晋代葛洪所著《肘后备急方》是第一部急症方剂专著，收集了许多急救内服的单验效方如葱豉汤、黄连解毒汤等。葛洪还首次提出"成剂药"的概念，开中成药治疗急症的先河。

隋唐时期形成了急救内服法的第二个高潮。代表医著如孙思邈的《千金要方》收方5300余首，《千金翼方》收方2900余首，王焘的《外台秘要》更多，达6900余首。其中有大量新创的治疗急症的方剂，如《千金要方》的漏芦连翘汤，是解表清里的典型方；犀角地黄汤和紫雪散等突破了《伤寒论》辛温扶阳的旧框，是温病学组方的渊薮；生地黄煎则是清热养阴的祖方；大小续命汤乃治外风名方。隋唐开始发明了芳香开窍类急救疗法，如《外台秘要》收集的吃力伽丸是苏合香丸的最早记载。隋唐医家虽然在急救内服上较多地采用汤剂，但已注意推广中成药，如《外台秘要》卷三十一，专门论述制剂，主张采用丸剂、散剂、膏剂、酒类等，如万病耆婆丸等。《千金要方》还首次提出"煮散"法，如续命煮散等。

宋元时期，急救内服法有了重大发展。由于政府的提倡、组织并颁行，《太平圣惠方》《圣济总录》《太平惠民和剂局方》（简称《局方》）盛行，其中总结并收集相当数量的急症内服方剂。重大发展有三个标志：第一，积极推广急症中成药，使其由从属地位上升到主体剂型，特别是丸散最流行，散剂大有取代汤剂的倾向。内服散剂采用调服散、煮散和锉散三种，如《太平圣惠方》好用煮散，《圣济总录》改煮散为锉散、铿切、哎咀或粗捣筛末为汤。《局方》事实上已成为宋元制备中成药的规范，为后世传下众多有效的急症散剂，如川芎茶调散、人参败毒散、五积散、平胃散、藿香正气散、凉膈散、至宝丹等。第二，学术争鸣结果，丰富了急症方剂的门类。金元四大家在学术争鸣中创制了一大批急症内服新方剂，如刘河间的防风通圣散、地黄饮子等。同时还提出急救内服法的新观点，如张从正的"急方"概念，主张急症急治，汤散荡涤；朱丹溪重视滋阴降火、化痰理气、泻火消食治则。第三，出现了广泛应用芳香药和矿物药的内服急症方剂，如《局方》黑锡丹等。

明清时期对急救内服法进行了全面整理和充实。明代由朱橚主持、集体辑成的方书《普济方》载方61739首，《医方类聚》集方万余首，既系统整理古方，又创制急症新方。这两部方书巨著成为明代以前急症内服方剂的最大资料库。明末吴又可《温疫论》率先突破《伤寒论》旧说，创"达原饮"，之后温病学说的迅速崛起，至清代已形成完善的理论体系，一大批急救内服新方问世，如银翘散、清营汤、清瘟败毒饮、清暑益气汤、安宫牛黄丸、神犀丹、甘露消毒丹、玉枢丹等，极大地提高了外感热病急症的疗效水平，开创了急救内服法的新局面。明清医家在积极应用中成药的同时，重振汤剂的主体性，贯彻辨证论治原则，强调急救内服法中理法方药相贯通的严密性。这种以汤剂为主，辅以中成药，多法综合应用的内服法一直延续至今。

二、外治法

急救外治法由于方法多样，使用简便，见效较快，是内服法所不能取代的，成为中医急救疗法的重要组成。纵观中医发展史，急救外治法的起源早于内服法，石器时代就有按摩、导引等理疗法。人类发明火之后，更产生了火熨疗法。最早的医疗工具砭石（石针），可以用来刺开脓肿，以后发展成骨针（兽骨）、青铜针、铁针、银针等，其外治急症的范围也随之扩大。殷墟卜辞记载了22种疾病使用的外治法。现存最早的临床医学文献《五十二病方》中载方283首，其外治方七十余首，约占全书的四分之一，有熏浴、敷、涂、酒擦等方法。

《史记》载有扁鹊诊治虢太子尸厥，采用针刺、药熨及内服药等综合措施。《黄帝内经》中不仅论述外治之理，而且还介绍浸渍、热浴、热熨、涂敷、烟熏、膏贴、针灸术、放血术、穿刺术等多种外治急救法。

东汉张仲景《伤寒杂病论》治疗急症多用内服药，但也十分重视药物外贴、外摩、外洗、外熏、外塞、外吹等外治法。如用气味浓烈、刺激性强，具有开鼻窍、通阳气、醒神志作用的药物舌下含化或灌鼻、吹鼻，救治危重症。《伤寒杂病论》记有"桂屑着舌下"治"尸厥，脉动而无气，气闭不通，故静而死者"。并用针灸、保暖等措施，提高抢救成功率。

张仲景还是胸外心脏按压和人工呼吸急救术的先驱。如对自缢者的抢救，"徐徐抱解，不得截绳，上下安被卧之。一人以脚踏其两肩，手少挽其发，常弦弦勿纵之；一人以手按其胸上，数动之；一人摩捋臂胫，屈伸之。若已僵，但渐渐强屈之，并按其腹。如此一炊顷，气从口出，呼吸眼开，而犹引按莫置之，亦勿苦劳之。"

抢救猝死等危急重症，仲景特别重视四个环节：一是意识的恢复，应用芳香醒脑之品，开窍醒神；二是呼吸功能的恢复，应用刺激性强烈的药物，兴奋呼吸中枢，并配合使用人工呼吸复苏术；三是温通阳气，保持体温，促进血运，多采用辛温走窜通络的药物，或以灶灰等温暖肢体；四是祛除邪气，猝死等证多由邪气骤犯，闭阻于内外表里，故用三物备急丸与还魂汤等方。仲景创立的一系列内服外治法，为中医急救疗法的发展奠定了基础。

晋唐时期，急救外治法进一步得到了充实与提高。《肘后备急方》除载有催吐、取嚏、热熨、艾灸、放血、吹耳等一般外治法外，还运用了口对口人工吹气抢救猝死病人的复苏法、蜡疗和烧灼止血法、放腹水和小夹板固定术等。

口对口吹气人工复苏术，是《肘后备急方》对仲景人工呼吸法的改进。如云："自缢死，心下尚微温，久犹可活方：徐徐抱解其绳，不得断之。悬其发，令足去地五寸许，塞两鼻孔，以芦管内其口中至咽，令人嘘之，有顷，其中砻砻转，或是通也。其举手捞人，当益坚提持，更迎嘘之。若活了能语，乃可置。"

蜡疗法，以去节竹筒置于患部，灌注熔蜡和蜂蜜进行筒灸，别具一格。以烧灼法止血，至今仍为外科止血的重要手段。

放腹水及小夹板固定术，如"或唯腹大下之不去，便针脐下二寸，入数分，令水出孔合，须腹减乃止"（《治卒大腹水病方二十五》）。指出了放腹水的适应证是发汗后腹水不减反增，腹围更大；施术部位为脐下二寸，刺入深度为入腹数分，令有水出；放腹水量则以腹围减小为度。另外，以竹筒（小夹板）固定骨折，简便易行，实用有效，至今仍为临床常用。

《备急千金要方》和《外台秘要》收集了大量外治急救方法，如导尿术为"以葱叶除尖头，内入茎孔中吹之，初渐渐以极大吹之，令气入胞中，津液入便愈也"。说明导尿术在唐代已用于尿潴留的治疗。此外，救治溺水已用了排出积水、保暖及人工呼吸等综合措施，颇具科学性。

宋代宋慈的法医学专著《洗冤集录》辟有"救死方"专章，收集了一些有价值的急救方法，其中不乏科学道理。如解救砒霜中毒："砒霜服下未久者，取鸡蛋一二十个，打入碗内搅匀，入明矾三钱，灌之。吐则再灌，吐尽便愈。"现在已知，砒霜是砷的化合物，与鸡蛋清中的蛋白质相遇后，形成凝固蛋白而不易被吸收。明矾具有催吐作用，可将已凝固的含砷化合物吐出，减少砷的吸收。又如救治毒蛇咬伤："立即将伤处用绳绢扎定，勿使毒入心腹；令人口含米醋或烧酒，吮伤以拔其毒。随吮随吐，随换酒醋再吮，候红淡肿消为度。吮者不可误咽毒汁，防止中毒。"

宋金时代，医学对饮食不入，汤药不进，生命危亡的患者，采用了鼻饲术。鼻饲术的早期为了及时抢救急症的口噤，使汤药饮食能顺利吞食，曾用过"拗开口""取嚏""敲去一牙""针刺"等法，虽然其有可取之处，但并不理想。这些方法到宋代有了进一步的发展。北宋《圣济总录》记有"治中风急，牙关紧……若牙紧不能下，即鼻中灌之"，其方法为"用青葱筒子灌于鼻内，口立开，大效"。说明宋代或宋之前鼻饲是以青葱筒子导入的。金代张子和对此术加以改进，使之更接近于现代的方法："一夫病痰厥，不知人，牙关紧急，诸药不能下，候死而已。戴人见之……乃取长蛤甲磨去刃，以纸裹其尖，灌于右鼻窍中，果然下咽有声……顿苏。"长蛤酷似现代的漏斗，接以纸管纳入鼻孔中喂饲。元代危亦林论述了骨折整复术中因剧烈疼痛造成的休克或昏迷的急救，"用盐汤或盐水与服，立醒。"与现代医学补充血容量，输液用生理盐水是相似的。

明清时期，随着温病学的发展，一些医家将疫疠所致、发病急暴、变化迅速的病证归为"痧证"，出现了《痧胀玉衡》《痧症全书》《痧喉正义》等专著。治疗痧证则以刮痧、放血为主。如云："痧在肌肤者刮之则愈，痧在血肉者放之则愈，此二者皆痧之浅者。若乎痧之深重者，非药不能救醒，则刮放之外，又必用药以济之。"

清代吴师机著《理瀹骈文》，汇集外治法之大成，充实提高了外治法。认为外治法古已有之，由来已久。凡病多从外入，故医有外治法。《黄帝内经》用桂心渍酒以熨寒痹，用白酒加桂以涂风中血脉，此用膏药之始。《伤寒论》中有火熏令其汗、冷水噀之、瓜蒂纳鼻、猪胆汁蜜煎导法，《金匮要略》有盐附堪摩、矾浆浸法，皆外治也。吴氏从历代医家外治法运用中受到启迪，并作为理论依据，对内病外治的作用机理、制方遣药、敷贴部位与腧穴等作了较为系统的理论性阐发，形成了理、法、方、药较完备的外治学术体系。遣药则多用猛、生药，认为"气味俱厚者方能得力"。此外，还常用刺激性强烈之药，如白芥子、斑蝥、大蒜等，及轻粉、朱砂、硫黄、雄黄、明矾等矿物类，蟾酥、蟾皮、穿山甲等虫类药，麝香、木香、丁香、冰片、樟脑、薄荷、苏合香、安息香、乳香、没药、肉桂等芳香药。关于敷贴部位与腧穴，吴氏认为须"熟于《内经》经络"而选择部位，"参古针灸法"，"与针灸取穴同一理"，将药物置于"经络穴道"上。具体应用时"每门以膏为主，附以点、搐、熏、擦、熨、烙、渗、敷之药佐之"。还有洗、坐、导、刮痧、火罐、推拿、按摩等常用法。

古代的急救外治法除针灸有回阳扶正作用外，大多着眼于攻邪，主要效应在于祛除邪气，疏利三焦，通窍启闭和逐瘀解毒。根据吴师机"外治之理，即内治之理，外治之药，即内治之药，医理药理无二"的观点，急救外治法也应在辨证理论指导下择方用药，切忌盲目性。现代中医学者不仅扩大了应用范围，改进了外治器具，而且还进行了实验研究，探讨了药物吸收机制和作用机理。

第二节 常用急救方法

综合救治方法，验之临床，具有确切疗效者，兹梳理如下：

1. 针刺法 《针灸便览》指出："缓病仍以方药治之，急症即以针法奏效。"说明急救外治中针刺法是重要手段之一，特别适合中风、昏迷、痰证、痛证、痧证、热病、中暑、痛证、吐泻、癃闭诸急症。

2. 艾灸法 用艾炷或艾条直接灸或隔物灸，是十分普遍的急救外治法。灸法治急症可通阳益气、散风活血、温通痰湿、下气降逆等，适用于厥证、脱证、寒证、虚证、痹证、哮喘、脘腹痛、霍乱吐泻等。

3. 拔罐法 穴位上用火罐吸拔，可温经通络，活血止痛，用于痛证、痹证、哮喘、外感等。

4. 雾化吸入法 利用超声的雾化作用，使液体在气相中分散，将药液变成雾化颗粒，通过吸入气道使药物吸收而达治疗作用的一种疗法。临床常用的有超声雾化器等，多用于肺卫急症。

5. 止血法 将中药经过加工或辅以器具施之于病变部位以制止出血的一种疗法。临床常用的方法有加压包扎法、塞鼻止血法、海绵剂止血法、敷药止血法等。

6. 注射法 将中药制成针剂，注射于肌肉、血脉之中，使药物吸收入机体内而起到治疗作用的一种疗法，这是近几十年来中药剂改的重大突破。常用的方法有静脉滴注、肌肉注射、穴位注射等。

7. 灌肠法、结肠滴注法 将药液从肛门灌入或滴入结肠，使机体吸收而达治疗作用的一种疗法。前者称灌肠法，后者称结肠滴注法。

8. 药熨法 又称热熨疗法，是将药物（或掺入某些吸热物）加热置于患者体表某些特定部位，进行热熨，以达到治疗目的的一种方法。适用于风湿痹痛、胃痛、腹痛、泄泻、痢疾、哮喘、积聚、鼓胀、两便不通等证。

9. 熏吸法 利用药物加水煮沸后所产生的蒸气熏蒸全身或患处，或用鼻口吸入，达到治疗目的的一种疗法。常用于发热、头痛、水肿、癃闭及眩晕等。

10. 敷贴法 是用药物或其他物品外敷于患处或某些穴位的一种治疗方法。适用于中暑、感冒发热、哮喘、鼻衄、风湿痹痛、脘腹疼痛、头痛、胸痹、小便不通等。

11. 搐鼻催嚏法 是将药物研成极细末，搐入鼻内，通过药末刺激鼻黏膜并吸收，使之连续不断地打喷嚏，以达到治疗目的的一种疗法。常用于感冒、神志昏糊（中风除外）、中暑、头痛、气厥、癃闭等。

12. 噙化法　即含化，又称噙含，是将药物噙在口中含化用以治病的方法。其作用特点是通过口腔黏膜和舌下静脉直接吸收，现代又称舌下给药，由于取效迅速，可用于救治心痛。

13. 刺络法　也叫刺血术，古称放血疗法，或谓泻血法。它是急救危重病人生命的主要手段之一。其作用刺络泻血，除滞祛结，以泻其邪。刺络之位，常取尺泽穴、委中穴、少商穴等，视病性病情而定。

急救疗法是中医处理急危重症的主要手段。无论内服或是外治都离不开基础理论的指导，必须治则明确，方能立法精当，然后以法立方，以方统药，或者精选外治法，强调综合措施，有的放矢，而达到真正的救治目的。

第二篇

病　证

第一章

发　热

发热是机体在内外病因作用下，脏腑功能紊乱，气机失调，阳气亢盛（或相对亢盛）而引起的以体温升高为主要症状的病证。包括外感发热与内伤发热，病性有虚实之别。本章主要讨论外感发热。本病无年龄、性别差异，冬春季节较多见。

【病因病机】

（一）病因

导致发热的内伤基础病因诸多，正虚是邪犯的根本。久病伤正，或因医药之误伤正，或劳倦内伤，或饮食不节，积热内停，内外合邪而病，尤以外邪与内在伏邪相合为最常见。

1. 外感时邪　外感六淫及疫疠之邪，侵袭肌表，卫为邪郁，邪郁化热。风寒、风热之邪最为常见。

2. 饮食不节　嗜食辛辣炙煿，饮酒过度，饮食不洁，或暴饮暴食，致饮食停滞胃肠，不能及时运化，积而化热。

（二）病机

1. 邪郁化热　外感六淫、疫疠之邪，或因情志不遂、饮食不节、药毒、内伤伏邪等，正气奋力抗邪，与邪交争，郁结化火，发为高热。情志、饮食、药毒与内在伏邪既可化毒伤人，亦可阻滞气机，"气有余便是火"。

2. 虚邪留滞　久病伤正，或实证因医药之误，或劳倦内伤，导致气血阴阳亏虚，脏腑功能失调，引发高热。

3. 虚实夹杂　素体虚弱之人，复感于邪气，虚实夹杂，正虚不能胜邪，而发为高热，则其病机属虚实夹杂。

发热传变，一般而言，具有由表及里，从阳入阴，先实后虚的基本规律。因病邪的性质不一，又有经脉传、三焦传、卫气营血传、表里传等。由于发热之病易毒热炽盛，常有变证，如热盛生风、动血，而发生惊、抽、出血三变证。阳盛易伤阴，热盛每耗气，故多伴见气阴两虚之兼证；正气素虚，无力束邪，毒邪入血，弥漫血络而为毒瘀证；阻格阴阳为厥为脱；衰耗脏气易伤及心阳，造成心之"气力衰竭"，而发心衰、心悸等证。伤寒有六经之传变，温热有卫气营血之传变，湿温有三焦之传变，疫疠之病变化多端。

【诊查思路】

1. 望诊 满面通红为实热证，两颧潮红多为虚热证。

红舌、绛舌、紫舌，舌色愈红愈深，提示热势愈甚。全舌老红有苔见于实热证；绛舌多见于外感热病热盛入营分；若脏腑阳热亢盛，还可伴见点刺舌、裂纹舌。苔色愈黄，邪热愈甚，黄苔多与红绛舌并见。薄黄苔多见于风热表证；黄燥苔多见于热邪伤津。

咽喉红肿灼痛明显者，属实热证；咽部色红，肿痛不显者，多为阴虚证。若皮肤现深红色或紫红斑疹，多因热邪亢盛，内迫营血。

2. 闻诊 呼吸气粗而喘，多伴有神志不清，语无伦次，声高有力，多为热扰心神之实证，或伴有倦怠神疲，气息微弱，元气不足之象。

3. 切诊 多见数脉，脉数而有力为实热，脉数而无力为虚热。脉浮多因外感。

4. 问诊 是否伴有恶寒、恶风、汗出等表现，还应询问预防接种史、传染病接触史和居住生活史等。

5. 危重程度判断 合并惊厥、出血，或伴发脱证、神昏者，提示病情危重。

【诊断】

（一）疾病诊断

以发热为主症，腋温 ≥ 37.5℃，舌红，脉数。起病急骤，常有明显的受凉、疲劳、饮食不节等病史。

（二）证候诊断

1. 外邪袭表
主症：发热，恶寒或恶风，咽干咽痛，或头痛身痛，鼻塞流涕，喷嚏，周身酸楚不适。
舌脉：舌质淡红，苔薄白，脉浮；或舌质红，苔黄，脉数。

2. 邪热壅肺
主症：壮热汗出，口渴欲饮，咳嗽或喘促，咳痰黄稠，或痰中带血，胸痛，呼吸急促，或口干口苦，伴见腹胀便秘，口中气臭，尿黄赤。
舌脉：舌红，苔厚，脉实而数。

3. 营血炽热
主症：身热气促，神昏，谵语，心烦不寐，口干不欲饮，甚至皮肤花斑。
舌脉：舌质红绛，少苔或剥苔，脉细数。

4. 里虚邪郁
主症：发热，神疲倦怠，食少纳呆，气短懒言。
舌脉：舌淡暗，脉虚数无力。

【急救处理】

（一）基本处理

1.监测体温，查血、尿、便常规等相关理化检查。

2.病情重者，予心电监护，吸氧，开通静脉通路给予补液，对症治疗。

（二）综合救治

1.中药擦浴 外邪袭表，无汗高热者，麻黄汤水煎液擦浴；高热有汗者，用升降散水煎液擦浴。

2.中成药及中药注射液治疗 热盛惊厥者用紫雪丹，热盛神昏者用安宫牛黄丸。辨证使用中药注射液，如热毒宁注射液、醒脑静注射液、痰热清注射液、清开灵注射液、血必净注射液等。

3.针刺疗法 取大椎、合谷、曲池、十宣等穴位，体强者用强刺激，体弱者用中刺激；也可大椎、十宣点刺放血，有即时降温效果。

【分证论治】

1.外邪袭表

治法：解表透邪。

方药：风寒袭表者用麻黄汤加减，常用麻黄、桂枝、杏仁、甘草等。风热袭表者用银翘散加减，常用金银花、连翘、豆豉、桔梗、薄荷、牛蒡子、竹叶、荆芥穗等。

加减：夹湿者，加藿香、佩兰；便秘者，加用防风通圣丸。

中成药：正柴胡饮、感冒清热颗粒、疏风解毒胶囊、连花清瘟胶囊。夹湿用藿香正气软胶囊。

2.邪热壅肺

治法：清热解毒，通腑泄热。

方药：宣白承气汤合大柴胡汤加减，常用全瓜蒌、杏仁、柴胡、大黄、黄芩、赤芍、半夏等。

加减：热在气分，大热、大汗、大渴、脉洪大，合用白虎汤。腑实内结者，加用大承气汤；小便赤痛者，加车前草、滑石、瞿麦。

3.营血炽热

治法：清热透营，凉血解毒。

方药：清营汤加减送服安宫牛黄丸，常用水牛角片、竹叶心、连翘、黄连、生地黄、麦冬、玄参、丹参等。

4.里虚邪郁

治法：甘温除热。

方药：补中益气汤加减，常用生黄芪、党参、白术、炙甘草、当归、陈皮、柴胡、升麻。

加减：阴虚明显，减黄芪用量，加用当归六黄汤；血虚者可用当归补血汤。

中成药：可辨证选用补中益气丸、当归补血冲剂等。

【临证备要】

发热是内科急诊中最常见的症状，见于各种全身性和局部性感染以及许多非感染性疾病，如变态反应与结缔组织病、肿瘤等，因此，应首先鉴别感染性发热和非感染性发热。

辨证救治最关键的是明辨外感和内伤，针对病因进行治疗。对于一般发热不急于解热，由于发热的变化可以反映病情的变化，并可作为诊断、评价疗效和估计预后的重要参考。

【预后转归】

一般预后较好。若高热伴发惊厥、休克、出血等危重情况，没有得到积极控制，可危及生命。

附　小儿热性惊厥

小儿热性惊厥属于急惊风，因感受六淫之邪或疫毒之邪，侵及肌表，易于传变，从表入里，郁而化热，热极生风而致，临床上以四肢抽搐、颈项强直、两目上视、高热不退、神志不清为主要特征。反复发作，对患儿危害甚大。隋·巢元方《诸病源候论》云："若壮热不歇，则变为惊，极重者亦变痫也。"

【病因病机】

（一）病因

小儿脏腑娇嫩，形气未充，对病邪侵袭的抵抗能力较低，故易感受六淫或疫疠之邪。

1.外感时邪　小儿热性惊厥，多由外感六淫之邪或疫疠之邪，客于肌表，卫阳被遏，正邪交争，热极生风；或疫毒侵袭，化热化火，内陷厥阴所致。

2.饮食不节　饮食不节（不洁），宿食积滞，湿热疫毒蕴结肠腑，内陷心肝，而致高热惊厥。

（二）病机

1.外感时邪　时邪包括六淫之邪和疫疠之气。小儿肌肤薄弱，卫外不固，若冬春之季，寒温不调，气候骤变，感受风寒或风热之邪，邪袭肌表或从口鼻而入，易于传变，郁而化热，热极生风；小儿元气薄弱，真阴不足，易受暑邪，暑为阳邪，化火最速，传变急骤，内陷厥阴，引动肝风；暑多夹湿，湿蕴热蒸，化为痰浊，蒙蔽心窍，痰动生风；若感受疫疠之气，则起病急骤，化热化火，逆传心包，火极动风。

2.痰热积滞　饮食不节，宿食积滞，生痰化热，痹阻气机，致痰热肝火交壅，上蒙心包，引动肝风；或误食污秽或毒物，湿热疫毒蕴结肠腑，内陷心肝，扰乱神明，而致痢下秽浊，高热惊厥，抽风不止，甚至肢冷脉伏、口鼻气冷、皮肤花斑。

【诊查思路】

1.望诊　患儿多面红耳赤，四肢抽搐，颈项强直，两目上视，舌红绛，苔黄或黄腻。若小儿高热3～4天出疹，疹细小如麻粒，口腔黏膜出现麻疹黏膜斑，为麻疹；若发热，以耳垂为中心的腮部漫肿疼痛，为痄腮；若皮肤黏膜分批出现红色斑丘疹，疱疹，结痂，且同时并存则为水痘。

2.闻诊　咳嗽声高，鼻塞声重，多为外感；咳嗽频频，痰稠难咳，喉中痰鸣，多为肺蕴痰热。大便黏腻或夹脓血，味臭，多为湿热疫毒蕴结肠腑。

3.切诊　小儿脉象较成人软而稍数，年龄越小，脉搏越快。若脉象浮数，多为外感惊风；若脉象弦数或滑数，多为疫毒惊风。

4.问诊　应详细询问患儿发热的诱因、过程、时间、规律性，以及出生前后情况、预防接种史、传染病接触史和居住生活史等。详细询问惊厥发作时症状表现及既往发热时惊厥病史。

5. 病情危重程度判断 若惊厥为全面性发作，持续时间短（15分钟以内），惊厥发作出现于发热初起的24小时内且无反复发作者，为单纯型，为轻证；若发作持续时间长，局灶性发作，一次病程中反复发作者，为复杂型，较重。若高热不退，抽搐反复发作，应积极查明原发病，尽快早期治疗，控制发作，否则可危及生命。

【诊断】

（一）疾病诊断

小儿高热惊厥多在体温骤升至38.5℃以上发生，一般先有高热，后有惊厥，惊厥常发生在高热24小时内。表现为发热或壮热不退，突然四肢抽搐，颈项强直，两目上视，神志不清。发作后神志恢复较快，多在10分钟内清醒，个别惊厥后有头晕、腹痛、呕吐等症状。

（二）证候诊断

1. 外感惊风

主症：起病急骤，高热持续，或骤然高热，伴有头痛，鼻塞流涕，咳嗽咽痛，突然烦躁，神昏抽搐。

舌脉：舌红，苔薄黄，脉浮数。

2. 疫毒惊风

主症：持续高热，或壮热不退，烦躁口渴，四肢厥冷，突然双目上视，肢体抽搐，神昏谵语，或伴腹痛呕吐，大便黏腻或夹脓血，或伴见于麻疹、水痘、痄腮等疫病过程中。

舌脉：舌质红，苔黄腻，脉滑数。

（三）鉴别诊断

1. 痫病 痫病是一种反复发作性神识异常病证，以突然发病，神志不清，口吐涎沫，牙关紧闭，两目上视，重者猝然晕倒，四肢抽搐，或口中作猪羊叫声，移时自醒为特点，可反复发作，一般不伴发热，年长儿较为多见，多有家族史，脑电图检查有异常，可见尖、棘波等癫痫波形。

2. 脐风 脐风即新生儿破伤风，多因接生时消毒不严格，在生后4～7天出现，临床以唇青口撮，牙关紧闭，苦笑面容，四肢抽搐，角弓反张为主症。根据病史、发病年龄、典型症状可资鉴别。

3. 慢惊风 慢惊风是与急惊风相对而言的，以起病缓慢，病程较长，时作时止，抽搐无力为特点。多不伴有发热，神昏抽搐症状相对较轻，有时仅见手足蠕动，其性属虚、属阴、属寒，故可鉴别。

【急救处理】

（一）基本处理

1. 保持安静，减少刺激。患儿应取侧卧位，松解衣领，将头偏向一侧，防止唾液或呕吐物吸入气管引起窒息。

2. 加强护理，保持呼吸道通畅。给予吸氧，减轻脑损伤，必要时吸痰及清理口咽部分泌物。若出现窒息，则要及时施行人工呼吸。

（二）综合救治

1. 控制体温，退热治疗　可辨证应用安宫牛黄丸、羚羊角粉。可用物理降温，应用温水擦浴。还可用药物降温，可口服布洛芬悬液，或对酰氨基酚口服，或以布洛芬栓纳肛。

2. 控制惊厥治疗　首选地西泮，静脉缓慢注射；也可用 10% 水合氯醛保留灌肠。

3. 小儿推拿疗法　高热，推三关，退六腑，清水河天；昏迷，捻耳垂，掐委中；抽搐，掐天庭，掐人中，拿曲池，拿肩井。

【分证论治】

1. 外感惊风

治法：疏风清热，息风定惊。

方药：银翘散加减，常用银花、连翘、牛蒡子、薄荷、芦根、淡竹叶、防风、淡豆豉、栀子、钩藤、蝉蜕、僵蚕等。

加减：若高热不退者，加石膏、羚羊角粉（冲服）清热泻火息风；咽喉肿痛，大便秘结者，加玄参、生大黄、黄芩清热泻火，解毒利咽；咳嗽明显者，加杏仁、贝母清热止咳；喉间痰鸣者，加天竺黄、瓜蒌皮清热化痰等。

2. 疫毒惊风

治法：清热解毒，平肝息风。

方药：清瘟败毒饮合羚羊角钩藤汤加减，常用羚羊角、钩藤、菊花、生地黄、白芍、贝母、生石膏、黄连、黄芩、栀子、水牛角、玄参、丹皮等。

加减：若痰盛者，加菖蒲、天竺黄、胆南星化痰开窍；大便秘结者，加大黄、厚朴、知母通腑泄热，釜底抽薪；抽搐频繁者，加石决明、全蝎、地龙息风止惊。湿热疫毒惊风，兼见呕吐腹痛，或便下脓血，治宜清热解毒，化湿息风，方用黄连解毒汤合白头翁汤加减。

【临证备要】

高热惊厥属儿科急危重症，在治疗上，应审明病因，辨明虚实。若外感时邪化热所致惊风，宜疏风清热，息风定惊；若湿热秽毒，蕴结肠腑，郁而化火，引动肝风，宜清热化湿，解毒息风。在治疗的过程中既要重视息风镇惊，又要注意原发病的处理。

临床上常配合辅助检查以明确诊断，如血、尿、便常规检查及细菌培养，血糖、电解质、肝肾功能等检查。详查脑电图、脑 CT 或头部 MRI 检查。疑有颅内感染时应做脑脊液检查。

高热惊厥发作时，必须立即控制发作以减少脑细胞损伤，在控制惊厥的同时，给予退热及抗感染处理。为了减少惊厥引发的后遗症，迅速解决惊厥状态是非常重要的。西医应用抗惊厥药物治疗，效果可靠。

【预后转归】

大多数患儿经过治疗后恢复良好，少数患儿会转变为癫痫。少数患儿因惊厥反复发作可导致脑部损害，甚至危及患儿生命，严重危害患儿的健康。

扫一扫，查阅本章数字资源，含PPT、音视频、图片等

第一节　急性头痛

头痛是疼痛病证常见的症状之一，常由外感六淫或内伤杂病引起，以突然发作的头部疼痛为主要表现，一般发病2周以内的称为急性头痛。头痛一证，首载于《黄帝内经》。如《素问·奇病论》有"人有病头痛以数岁不已"的记载。《灵枢·厥病》云："真头痛，头痛甚，脑尽痛，手足寒至节，死，不治。"《素问·五脏生成》曰："头痛巅疾，下虚上实，过在足少阴、巨阳，甚则入肾。"

【病因病机】

头痛的病因，早在《黄帝内经》中就有论述，与感受外邪、上实下虚、气机逆乱等有关。《伤寒论》中三阳经及厥阴经均有头痛。后世多以外感、内伤头痛辨证。头为诸阳之会，脑为髓海，人体五脏精华之血，六腑清阳之气，皆上注于头。凡是外感六淫或疫病之气，上犯巅顶，阻遏清阳，或人体内伤诸因，使气血逆乱，清窍失养，均可导致头痛。

1. 外感邪毒　外感六淫邪气，风为阳邪，易伤阳位。风邪兼夹寒邪或热邪外袭，阻滞三阳经络气血而发病；或感受疫毒邪气，化热入里，循经上扰而致气血逆乱，热毒伤津竭液，炼液成痰，热、瘀、痰浊闭阻窍络而致头痛。

2. 正虚邪滞　素体亏虚，或烦劳伤气，暗耗精血，脾虚失运，使痰浊内生，循经上扰，痰阻清窍，经络窍滞而致头痛；或肝阴不足，肝阳暴亢，气血运行失常，甚则阳亢络破，窍络瘀浊内阻，不通则痛。

3. 虚不荣窍　中气亏虚，脾失健运，化湿生痰，郁遏清阳，清阳不升，浊阴不降，窍络失养，而发头痛。

4. 其他　精神紧张或忧郁，气机不畅，肝失疏泄，脉络失于条达，拘急而头痛；或跌仆损伤，久病入络，气滞血瘀，不通则痛。

【诊查思路】

1. 望诊　头痛伴见神志改变，出现乱神、失神表现，病情危重。

2. 问诊

（1）问头痛部位：偏侧头痛属少阳经；额面头痛属阳明经；头枕部疼痛属太阳经。

（2）问疼痛性质：刺痛，固定不移，属瘀血；空痛，劳累后加重，属虚证；跳痛，属气血上逆。

【证候诊断】

1. 外感邪毒

主症：头痛如裂或头重如裹，颠顶或头额痛甚，痛连项背，恶风身痛，或伴发热，流涕，口渴欲饮或口不渴，严重者头痛如劈，烦躁不安，恶心呕吐，壮热，口渴，神志恍惚，甚则抽搐，角弓反张。

舌脉：轻者舌质淡红，苔薄白，脉浮。重症舌质红或绛，苔黄或腻或燥，脉洪大或滑数。

2. 正虚邪滞

主症：头痛猝发，颠顶胀痛，或反复发作，心烦易怒，失眠口苦，面红目赤，便结，或头痛如裹，恶心，呕吐痰涎，或头痛如劈，持续不得缓解，伴有呕恶，项强，烦躁，甚至昏迷。

舌脉：舌质红或有瘀斑，苔腻，脉弦数或弦涩或滑。

【急救处理】

（一）基本处理

1. 测体温，量血压，监测其他生命体征，初步判断病情的危重度。
2. 根据临床表现，做相关辅助检查，确定导致头痛的疾病。

（二）综合救治

1. 针刺疗法 针刺太阳、风池、百会、合谷穴，留针 15 ~ 20 分钟，用泻法。

2. 药物疗法 以川芎、白芷、细辛、全蝎、地龙煎汤内服，或加外敷熏洗。脑出血者慎用。

3. 刺血疗法 偏头痛日久不愈者，可用绷带在太阳穴水平作圆圈紧扎头部，使患侧太阳穴部络脉怒张，以三棱针或圆利针砭刺，出暗红色血数滴，并针耳门、率角等穴，其痛可止。

4. 拔罐疗法 取太阳、印堂、风池等穴，每次以小罐拔罐数分钟。风热者禁用。

5. 按摩疗法 按摩太阳、印堂、头维、百会、上星、风池、合谷、列缺、外关、太冲、太溪等穴，用一指禅法。

6. 外敷疗法

（1）肉桂末酒调外敷百会、太阳穴，用于寒凝头痛。

（2）吴茱萸末醋调敷足心，用于阳热上亢头痛。

【分证论治】

1. 外感邪毒

治法：散风解毒，通络止痛。

方药：六淫邪气用川芎茶调散加减，常用川芎、荆芥、白芷、羌活、甘草、细辛、防风、薄荷、清茶等。

加减：风热者，加石膏、菊花、连翘、炒栀子、蔓荆子；夹湿者，重用羌活、独活。

疫毒内陷用清营汤加减，常用银花、连翘、水牛角、丹参、元参、生地黄、麦冬、竹叶卷心、黄连、羚羊角粉。高热神昏加安宫牛黄丸。

中成药：外感风邪头痛用芎菊上清丸；重症高热，神昏，头痛剧烈，可用安宫牛黄丸。

2. 正虚邪滞

治法：扶正祛邪，通络止痛。

方药：镇肝息风汤加减，常用羚羊角粉、代赭石、石决明、白芍、天冬、玄参、生龙牡、麦芽、牛膝、川楝子、生甘草等。

加减：瘀重者可加川芎、三七、地龙等活血通络，或以通窍活血汤救治；痰多者，合用导痰汤；伴有痰热腑实者，合用承气类以通腑泻下。

中成药：脑立清胶囊。

中药注射剂：清开灵注射液、醒脑静注射液。

3. 虚不荣窍

治法：益气升阳，荣窍止痛。

方药：益气聪明汤加减，常用黄芪、甘草、党参、升麻、葛根、蔓荆子、芍药、黄柏等。

加减：血虚者，倍用黄芪，加当归；气虚痰浊内阻者，可用李东垣的半夏白术天麻汤。

中成药：人参养荣丸、十全大补丸等。

【临证备要】

1. 上呼吸道感染头痛，辨证应用中药或中成药，或针灸、拔罐等外治法止痛，西药给予解热镇痛剂。

2. 颅内感染性头痛，需针对病原微生物给予抗菌或抗病毒药控制感染，伴有颅内高压者，用甘露醇脱水降颅压。中成药用清开灵或醒脑静注射液，重症送服安宫牛黄丸。

3. 高血压头痛，应积极控制血压；高血压脑病或脑出血，加甘露醇脱水降颅压。中成药可用牛黄清心丸，重症送服安宫牛黄丸。

4. 蛛网膜下腔出血头痛，口服尼莫地平片，或持续静脉泵入尼莫地平注射液以解除血管痉挛，并以甘露醇脱水降颅压。有手术适应证者，尽快手术治疗。中成药可用清开灵注射液或醒脑静注射液。

5. 颅内肿瘤、脓肿、硬膜下血肿占位性头痛应脱水降颅压，必要时手术治疗。

6. 神经性头痛、偏头痛可予镇静、扩血管治疗改善循环，并用针灸、按摩、热敷等治疗。

【预后转归】

头痛无器质性病变者预后良好。

第二节 急性胸痛

急性胸痛是指以突然发作的胸部正中或偏侧部位疼痛为主要临床表现的病证。胸为心肺之外廓，胸胁为肝胆经脉之所过，气机升降之道路，肾之经脉从肺出络于心，故胸痛多与心肺疾病、肝胆气逆、肾气亏虚等有关。《黄帝内经》众多篇章都涉及胸痛，比如《灵枢·五邪》有"邪在心，则病心痛"，《素问·藏气法时论》有"心病者，胸中痛，胁支满，胁下痛，膺背肩胛间痛，两臂内痛"。《灵枢·厥论》进一步指出："真心痛，手足清至节，心痛甚，旦发夕死。"《金匮要略》首创胸痹心痛辨证论治，《针灸甲乙经》则提出瘀血可致胸膈满痛。

【病因病机】

胸痛多在内伤积损基础上，因外感寒邪、饮食失调、情志失节、劳倦内伤等而发生。

1. 寒凝心脉 素禀阳虚，或用药过于苦寒，伤及阳气，或年老阳衰，寒自内生，或感受寒冷邪气，导致体内阴寒内盛。大寒犯心，寒为阴邪，易伤经络、血脉阳气，造成心脉绌急，津液凝滞，清气不入，浊气不出，心脉闭阻而成胸痛。

2. 痰瘀闭阻 饮食不节，膏粱厚味，或烟酒成癖，致脾胃运化失健，聚湿生痰，痰浊内阻，造成心脉营卫不行，痰瘀闭阻而成胸痛。

3. 阳虚厥脱 素体阳虚，或过服苦寒峻下之品，内伤诸阳，或年事渐高，肾阳衰微，不能温煦五脏，阳虚则寒邪乘虚而入，阴寒盘踞胸中，寒凝气滞，血脉痹阻，心脉绌急成患。重者阳气暴脱，发生厥脱重症。

胸痛发病之初，多为痰瘀阻络，心脉痹阻，心阳不振致病，以实为主。

胸痛病情骤变，邪正交争，可致正虚，进一步变化出现正气虚脱。

痰踞心胸、寒凝心脉、瘀阻脉络导致心阳不振，因实致虚；又因心气不足、肝肾亏虚、心阳虚衰导致血瘀痰凝，因虚致实，虚实互因转化。

【诊查思路】

急性胸痛是内科常见急症，其病因复杂，多见于心肺疾患，病情轻重程度不一，多数情况下可能预示着病情较重。所以，要通过详细了解患者发病诱因、疼痛部位、性质及伴随症状等特点，以明确诊断，判断疾病危重程度。

1. 胸痛的诱发、缓解因素及疼痛时间 胸痛多在劳累或精神紧张时诱发，持续时间短，休息或服用药物后缓解，多见于胸痹；胸痛持续时间较长，服用药物后疼痛不缓解，多见于真心痛，提示病情危重，应立即进入抢救程序；胸痛在咳嗽或深吸气时加剧，呼气或屏气时疼痛减轻或消失，多见于胸膜病变。

2. 疼痛部位、性质 膻中或心前区针刺样疼痛，甚则痛彻左肩背、咽喉、左上臂内侧等部位，多见于胸痹；真心痛较胸痹疼痛更甚，甚至伴有恐惧、濒死感；突发胸背部剧烈撕裂样疼痛或刀割样疼痛，向下放射至下腹、腰部与两侧腹股沟和下肢，多见于心脏血管病变重症（主动脉夹层）。

3. 伴随症状 胸痛伴高热、寒战、咳嗽、咳铁锈色痰，或胸痛伴呼吸困难、咯血，多见于肺系疾病；胸痛伴心悸、呼吸困难、端坐呼吸、大汗、咳嗽、咳红色泡沫样痰，多见于心系疾病，提示病情危重，应及时抢救；胸痛伴面色苍白、四肢湿冷、脉细数或脉微欲绝，提示脱证，需立即抢救。

【诊断】

（一）疾病诊断

临床以突然发作的胸部正中或偏侧部位疼痛为主要临床表现者，可诊断为急性胸痛。

（二）证候诊断

1. 寒凝心脉

主症：胸中闷痛，痛如锥刺，或胸痛彻背，心痛甚，冷汗出，面色苍白，心悸气短，四肢厥冷。

舌脉：舌质暗红，舌苔薄白或白腻，脉沉迟或沉紧。

2. 痰瘀闭阻

主症：胸痹钝痛，痛有定处，胸闷气短，形体肥胖，身重困倦，脘痞纳呆，唇舌紫暗，大便不爽。

舌脉：舌体胖大，或边有齿痕，舌质暗紫或淡暗，舌苔白腻，脉涩或弦滑或结代。

3.阳虚厥脱

主症：胸痛剧烈，大汗淋漓，四肢厥冷，畏寒蜷卧，甚则神志昏迷，面色苍白，口唇青紫。

舌脉：舌质紫黯，脉数或缓或结代或雀啄或屋漏。

【急救处理】

（一）绝对卧床，保持适当体位。

（二）吸氧，建立静脉通道，监测患者体温、呼吸、脉搏、血压、尿量等变化。

（三）根据临床症状，完善相关辅助检查，明确导致胸痛的原发疾病，给予相关治疗。

（四）对症治疗

1.急性心肌梗死患者，如胸痛剧烈难忍，可给予镇痛、镇静。

2.急性心肌梗死伴休克，应补充血容量，必要时予强心、升压药物，维持重要脏器功能。

3.如果患者出现心脏骤停，立即给予心肺复苏。

【分证论治】

1.寒凝心脉

治法：宣痹通阳，散寒通络。

方药：瓜蒌薤白桂枝汤合当归四逆汤加减，药用全瓜蒌、薤白、桂枝、当归、细辛、丹参、赤芍、甘草、通草、大枣等。

2.痰瘀闭阻

治法：豁痰泄浊，通络开结。

方药：瓜蒌薤白半夏汤合丹参饮加减，药用全瓜蒌、薤白、半夏、丹参、檀香、砂仁等。

中药注射液：丹参注射液、丹红注射液、血塞通注射液等。

3.阳虚厥脱

治法：益气，回阳，固脱。

方药：参附汤送服沉香粉、三七粉，药用红参、制附子、沉香粉、三七粉等。

中药注射液：参附注射液等。

【临证备要】

根据病史及相应体格检查应初步进行鉴别诊断。持续胸痛不解，服用硝酸酯类药物不能缓解，伴有心电图 ST-T 改变者，多为急性冠脉综合征（参考"卒心痛"）；持续胸痛，伴双侧脉压差增大，多为主动脉夹层；胸痛与呼吸运动有关，呼吸疼痛，屏气痛止，伴有发热、咳嗽者，多为急性胸膜炎；突发胸痛，伴有呼吸困难，听诊呼吸音减弱，触觉语颤减低，叩诊呈鼓音者，多为气胸（参考"气胸"）；呼吸困难、急促伴胸痛，D-二聚体超过正常值2倍以上以及肺动脉 CTA 提示梗塞者，多为肺栓塞；胸痛伴咳嗽、咳铁锈色痰、血象检查示炎性指标升高，考虑大叶性肺炎（参考"风温肺热"）。

应根据病史、症状、体征及必要辅助检查以明确诊断，根据不同疾病给予不同治疗，必要时需多学科协作治疗。

1.急性冠脉综合征　扩冠，抗血小板、抗凝、调脂治疗，给予 ACEI/ARB 和抗心律失常药物。急诊经皮冠状动脉介入，必要时行主动脉 - 冠状动脉旁路移植术。

2.主动脉夹层　给予降压药物，将血压降至能维持足够的脑、心和肾的血流灌注的最低血压水平。主动脉内置入带膜支架或外科手术修补撕裂口。

3. 急性胸膜炎 结核性胸膜炎较为常见，抗结核治疗，抽胸腔积液，必要时使用糖皮质激素。

4. 自发性气胸 轻症者可保守治疗，重症者采用胸腔穿刺抽气、胸腔闭式引流等排气方法。经内科治疗无效者，可采用手术治疗。

5. 肺栓塞 呼吸循环支持治疗，溶栓抗凝治疗，抗休克治疗，必要时行肺动脉内膜血栓切除术和下腔静脉阻断术。

6. 大叶性肺炎 选用敏感抗生素抗感染治疗。

【预后转归】

急性胸痛患者应尽早明确诊断，不同疾病预后不同。急性心肌梗死预后与梗死范围的大小、侧支循环的建立情况及治疗是否及时有关；主动脉夹层病情危重，如不及时救治，发展迅速，病死率高；肺栓塞者预后与梗塞范围的大小、是否溶栓再通有关；气胸、大叶性肺炎一般经积极及时治疗预后相对较好。

第三节　急性腹痛

急性腹痛是指以突然发作的胃脘至耻骨毛际以上部位疼痛为主要临床表现的病证。急性腹痛在《肘后备急方》中称为"猝腹痛"。有关腹痛的论述，首载于《黄帝内经》。《素问·举痛论》曰："寒气客于肠胃之间，膜原之下，血不得散，小络急引，故痛。""热气留于小肠，肠中痛，瘅热焦渴，则坚干不得出，故痛而闭不通矣。"秦景明《症因脉治·腹痛论》云："痛在胃之下，脐之少旁，毛际之上，名曰腹痛。痛在脘上，则曰胃痛而非腹痛。"

【病因病机】

腹痛的病因早在《黄帝内经》中即有寒邪客于肠胃和饮食不节伤及肠胃的论述。食滞、寒滞、气滞，或因虫、因水、因痰等邪实阻滞，腑实内结，气血壅滞，升降失常，均可导致急性腹痛。此外，久病劳伤，或禀赋不足，阳虚内寒，调养不慎，致中焦运化失常，也易于诱发急性腹痛。

1. 寒凝肠腑 外感寒湿之邪直中肠腑，或嗜食寒凉饮食，损伤肠胃，寒客于腑，络脉绌急，气血凝滞，发为腹痛。

2. 腑实内结 暴饮暴食或过食肥腻厚味，或食入不洁之物，食积胃肠，化热生湿，腑实不通，气血壅滞，发为腹痛。

3. 气虚血瘀 平素情志不畅，或思虑太过，郁结不通，或脾气内伤，由气及血，脾气虚滞，血行不畅，郁久化火，痰火内扰，气机升降失常，不通则痛。

4. 中虚脏寒 久病劳伤，或素禀赋不足，阳虚内寒，或调养不慎，感邪内伤，中虚脏寒，脏腑失养，发为腹痛。

【诊查思路】

切诊腹部，硬满拒按为实证；腹软，喜温喜按为虚证。

【证候诊断】

1. 寒凝肠腑

主症：脘腹猝痛，时作时止，腹胀雷鸣，冷汗出，恶寒，口淡无味，或呕吐清涎，小便清长，大便结或溏泻。

舌脉：舌质青紫，苔白腻，脉沉紧或弦。

2. 腑实内结

主症：脘腹阵痛，痛势急迫，胸脘痞满，拒按，口苦口黏，心烦嘈杂，呕吐嗳腐，吐后减轻，厌食，矢气臭秽，肛门灼热，大便不爽或急迫下利，小便短赤。

舌脉：舌质红，苔黄腻，脉滑数或濡数。

3. 气虚血瘀

主症：脘腹胀痛如针刺或刀割，连及两胁，或痛有定处，拒按，入夜痛甚，或呃逆、嗳气频作，善叹息，嘈杂吞酸，饮食不化，痛引少腹，得嗳气、矢气后减轻。

舌脉：舌体胖，边有齿痕，舌质暗或有瘀斑，苔白或腻，脉沉细或弦滑。

4. 中虚脏寒

主症：腹痛绵绵，时作时止，喜热恶寒，痛时喜按，饥饿及劳累后加重，神疲气短，怯寒肢冷，大便清薄。

舌脉：舌质淡，苔白，脉沉细。

【急救处理】

（一）一般处理

1. 根据疼痛的性质及生命体征，初步判断病情的危重程度，尤其注意救治危及生命的疾病。
2. 根据腹痛的部位、体征、伴随症状，做相关辅助检查，进一步确定导致急性腹痛的原因。

（二）综合救治

1. 针法 取内关、足三里、中脘、合谷穴，直刺，留针 15 ～ 20 分钟，用泻法。用于腹痛实证。

2. 灸法 取中脘穴和（或）神阙穴，用隔姜灸或温火灸。适于腹痛虚证。

3. 推拿法 在第 2 ～ 4 胸椎棘突处用手指按压，有时可立即止痛。或用轻快的一指禅推法和摩法于上脘、中脘、下脘、气海、天枢等进行操作，然后揉按足三里、脾俞、胃俞和内关穴各 10 分钟。

4. 结肠滴注 大黄、枳实、厚朴各 20g，桃仁、丹皮、败酱草各 15g，煎汤 200mL，装入灌肠瓶，经结肠点滴。用于腑实内结，腹部胀痛，腑气不通的患者。

5. 中成药 ①胃苏冲剂，适用于食积气滞腹痛。②元胡止痛软胶囊，适用于气滞腹痛。③气滞胃痛冲剂，适用于气滞腹痛。④附子理中丸，适用于寒性腹痛。

【分证论治】

1. 寒凝肠腑

治法：温中散寒，祛湿止痛。

方药：良附丸加减，常用高良姜、香附、延胡索、白芷、桂枝、白芍、甘草等。外感寒湿，以藿香正气散加减。少腹拘急冷痛者用暖肝煎加减。

2. 腑实内结

治法：通腑泄热，消导和中。

方药：大承气汤加减，常用厚朴、枳实、生大黄、芒硝等。湿热内阻者，用连朴饮加减。

3. 气虚血瘀

治法：疏肝和胃健脾，通络止痛。

方药：枳术丸合失笑散加减，常用炒白术、炒枳实、荷叶、蒲黄、五灵脂、党参、黄芪、陈皮、当归、丹参、檀香、砂仁等。

加减：呃逆吞酸者加党参、干姜、吴茱萸、旋覆花、代赭石等。

4. 中虚脏寒

治法：温运脾阳，散寒止痛。

方药：黄芪建中汤加减，常用黄芪、白芍、桂枝、炙甘草、生姜、大枣、饴糖等。

加减：泛吐痰涎者，加陈皮、姜半夏、白术等；嘈杂反酸者，加煅瓦楞子、吴茱萸；内寒盛者，加附子理中汤。

【临证备要】

1. 急性胃肠炎　常规抗生素抗炎，解痉止痛，并根据脱水情况，给予补液，调节电解质紊乱。

2. 急性胃扩张或不完全性肠梗阻　禁饮食，胃肠减压，灌肠通腑，静脉补充能量及调节水电解质平衡。合并感染者，加抗生素。

3. 慢性胃炎或溃疡病急性加重　控制饮食，进食易消化、少油腻、少刺激食物。常规予 H_2 受体拮抗剂或质子泵抑制剂制酸止痛及保护黏膜。

4. 输尿管梗阻绞痛　以盐酸吗啡或哌替啶注射液肌注止痛，控制局部感染。必要时用外科排石、手术等治疗。

5. 糖尿病酮症酸中毒　补液、降糖、排酮，纠正电解质紊乱，控制感染。

【预后转归】

功能性腹痛预后良好，由器质病变导致的腹痛取决于原发病。

第四节　急性腰痛

急性腰痛是指以腰部或腰脊部位突然发作疼痛为主要表现的一种病证。腰痛一症，最早见于《黄帝内经》，并有《素问·刺腰痛论》专篇论述，在《素问·脉解》中又称为"腰脊痛"。《黄帝内经》中对腰痛的症状论述极为详细，如"腰痛不可俯仰""腰痛不可以转摇""腰痛，腰中如张弓弩弦""腰痛，引项脊尻背""腰痛，痛引肩"等。

【病因病机】

历代医家认为肾虚与邪实是腰痛的根本病机。其病因，归纳起来主要有肾虚、寒湿、湿热、闪挫瘀血等。《金匮要略·血痹虚劳病脉证并治》篇中有"虚劳腰痛"。《杂病源流犀烛·腰脐病源流》指出："腰痛，精气虚而邪客病也。……肾虚其本也，风、寒、湿、热、痰饮、气滞、血瘀、闪挫其标也，或从标，或从本，贵无失其宜而已。"王肯堂《证治准绳·腰痛》篇说："有风，有湿，有寒，有热，有闪挫，有瘀血，有滞气，有痰积，皆标也。肾虚，其本也。"

1. 湿痹络阻　由于坐卧湿冷之地，或冒雨涉水，身劳汗出，感受寒湿之邪，寒湿痹着腰府，或素体脾虚湿盛，湿热交蒸之季，复感外邪，湿痹络阻，气血运行不畅，而发腰痛。

2. 瘀血阻络　因跌仆闪挫，或劳累损伤，筋肉受损，经脉气血凝滞不畅，不通则痛。

3. 肾虚失养　先天禀赋不足，或年老精血亏损，肾府失养。且肾虚外邪更易内侵而致邪阻腰府经脉，气血运行失畅。

【诊查思路】

疼痛固定不移，拒按，为实证；疼痛处喜温喜按，为虚证。

【证候诊断】

1. 湿痹络阻

主症：腰部痛而重着，转侧不利，逐渐加重，或腰部弛痛，痛处伴有热感，梅雨季节疼痛加重，活动后可减轻，或见肢节红肿，烦热口渴，小便赤，大便黏滞不爽。

舌脉：舌质红或淡，舌苔白腻或黄腻，脉沉迟缓或滑数。

2. 瘀血阻络

主症：因跌仆坠堕而损伤，腰痛如刺，痛有定处，日轻夜重，轻者俯仰不便，重者不能转侧，动则痛剧，痛处拒按。

舌脉：舌质暗紫，或有瘀斑，脉涩或弦。

3. 肾虚失养

主症：腰痛隐隐，以酸软为主，喜揉喜按，腰膝酸软无力，遇劳更甚，卧则减轻，反复发作。或伴有少腹拘急，夜尿频多，面色㿠白，四末不温，少气乏力。或见五心烦热，失眠易怒，面色潮红，口干咽燥。

舌脉：舌质淡红，舌少苔，脉沉细或细数。

【急救处理】

（一）基本处理

1. 仔细询问发病原因、伴随症状及腰痛的具体部位及性质，初步判断病位所在。

2. 根据病情，做相关辅助检查，进一步确定导致腰痛的疾病。

（二）综合救治

1. 针灸疗法　对于寒湿腰痛，取阿是穴（压痛点）、命门、肾俞、气海、关元，痛甚者加夹脊穴。患者取俯卧位，所选穴位常规消毒，针柄施约 1cm 长的艾条温灸，留针 20 分钟。起针后在患处拔火罐，留罐 5 分钟。

2. 推拿按摩法　先在腰部疼痛处及其周围应用㨰法或推法，配合按肾俞、大肠俞、巨髎及压痛点，根据辨证加用有关穴位或适当配合相应的动作运动，然后再用按、揉、擦等法。

3. 敷贴法

（1）制草乌15g，生姜50g，食盐少许。先将草乌、食盐捣研成细末，再加入捣成泥的生姜中，加酒少许炒热，外敷腰痛处。适用于寒湿腰痛。

（2）当归、川芎、乳香、没药各30g，醋300mL，先将诸药在醋中浸泡4小时，再移入锅内加热。然后以纱布放入醋内浸透，趁热敷贴腰痛处，冷则更换，每次连续敷4～6小时，每日1次。适用于瘀血腰痛。

4. 熨法　肉桂30g，吴茱萸90g，生姜120g，葱白30g，花椒60g，共炒热，以纱布包裹，熨痛处，冷则炒热再换。适用于虚寒腰痛。

5. 中成药　①小活络丸：用于跌仆闪挫，瘀血阻络腰痛。②壮腰健肾丸：用于肾虚寒湿阻络腰痛。③腰痹通胶囊：用于腰椎间盘轻度突出腰痛。④麝香壮骨膏、狗皮膏等：局部外贴，用于软组织损伤腰痛。

【分证论治】

1. 湿痹络阻

治法：祛邪除湿，通络止痛。

方药：外感寒湿者用甘姜苓术汤加减，常用干姜、炙甘草、白术、茯苓、薏苡仁、苍术、独活、桂枝、细辛、鸡血藤等。

感受湿热者用四妙散加减，常用苍术、黄柏、薏苡仁、牛膝、忍冬藤、金银花、连翘、萆薢、木瓜、防己、甘草等。

加减：肾虚者合用独活寄生汤；肾阳虚内寒者加牛膝、狗脊、制附子等以温肾祛寒。

2. 瘀血阻络

治法：化瘀通络，行痹止痛。

方药：身痛逐瘀汤加减，常用当归、川芎、桃仁、红花、秦艽、羌活、香附、没药、五灵脂、地龙、牛膝等。

加减：有热者加栀子；大便秘结，腹胀者，加大黄。

3. 肾虚失养

治法：补肾益精。

方药：肾阴虚者左归丸加减，肾阳虚者右归丸加减，常用熟附子、桂枝、熟地黄、山药、枸杞子、山茱萸、茯苓、牡丹皮、泽泻、菟丝子、桑寄生、龟甲、牛膝、车前子等。

加减：阴虚火旺可加知母、黄柏；气虚可加党参、黄芪。

【临证备要】

1. 泌尿系梗阻性疾病导致肾绞痛，可在明确诊断后应用镇痛剂对症止痛，并可用碎石或外科手术去除病因。

2. 急性腰扭伤者要制动，根据病情应用按摩推拿、封闭止痛法。

3. 化脓性脊柱感染，应用抗感染治疗。

【预后转归】

腰痛多预后良好。

扫一扫，查阅本章数字资源，含PPT、音视频、图片等

急性出血是急诊内科常见的病证，属于中医"血证"范畴。凡血液不循常道，上溢于口鼻诸窍之鼻衄、齿衄、呕血、咯血，下出于二阴之便血、尿血以及溢于肌肤之肌衄等皆属血证范围。《黄帝内经》中称出血为"血病""血溢""血泄""脱血"等，《伤寒杂病论》对血证的辨证论治、禁忌、预后等内容有所论述，为后世医家血证的临证治疗奠定了基础。清代唐容川所著的《血证论》提出"止血、消瘀、宁血、补血"的治血四法，实为治疗血证的纲领。急性出血发病急骤，病势险恶，若不及时处理可危及生命。本章主要讨论咯血、呕血、便血。

【病因病机】

出血患者，多在内伤积损的基础上，因外感六淫、内伤七情或劳倦耗伤正气等而导致。

咯血多存在肺脏内伤，如肺痨、肺痈、肺癌等。呕血多存在胃和肝胆的内伤，如胃脘痛、胃癌、鼓胀等。便血多存在肠道的内伤，如肠癌、休息痢等。

此外，有的全身性疾病也易发生出血，如白血病等。

1. 外邪侵袭　外邪侵袭，邪气壅肺，肺失宣降，上逆为咳，损伤肺络，可致咯血。若邪气由肺而累积于胃肠，损伤血络，则可出现呕血、便血。此外，疫疠之邪也可导致出血，如痢疾、疟疾等。

2. 内伤七情　情志不遂或暴怒气逆，气郁化火，木火刑金，可致咯血；横逆胃腑，可致呕血；下迫大肠，则致便血。

3. 劳倦内伤　劳倦过度，损伤正气，或大病久病之后失于调养，正气耗伤，以致气虚则血无所主，溢于脉外而致咯血、呕血、便血。重症患者无明显诱因出现的失血，多属于此类。

4. 饮食不节　嗜食辛辣炙煿，饮酒过度，胃肠积热，迫血妄行，可致呕血、便血；胃热上蒸于肺，扰动血脉，可致咯血。

5. 药物损伤　因慢性疾病，长期服用抗凝药物和抗血小板聚集药物，可导致急性出血。

6. 其他诱因　各种外伤、术后应激等也可诱发呕血和便血，轻者表现胃液和大便潜血阳性，重者可见便血或血性胃液。一些中毒患者也会以"呕血"等出血症状为主诉首诊，具体参考"急性中毒"部分。

急性出血患者，无明确的劳倦过度诱因，初起皆以实证为主，此时表现为出血势猛，神志清楚，无肢冷、语低气微、面色苍白等表现。

虚可致实，实可化虚，亦有虽有虚态，但与出血无关，实为邪盛所致；亦有虽有实象，但出血实为气不固摄而为。

出血进展，气随血脱，则以虚证为主，此时患者生命体征已不平稳，出现肢冷、面色苍白、语低气微等表现。急性出血病势紧急，病机的虚实转化可在数小时内完成。

【诊查思路】

1. 望诊 失神患者表现为淡漠，意识模糊，提示出血并发了脱证，病情危重，需立即进入抢救程序；乱神患者表现为躁扰不安，语无伦次，提示将要出现脱证，随时观察病情变化，准备进入抢救程序；得神患者表现为言语清晰，对答切题，目光灵活，呼吸平稳，提示病情较轻，实证居多。

出血患者呼吸急促，多是情志紧张所致。若呼吸急促，伴有神志改变者，病情较重，易发脱证。呼吸微弱，叹气样呼吸，见于脱证。

出血患者面色和肤色（包括四肢、爪甲）苍白者，提示出血多，红润者提示出血少。面色和体色苍白，唯面颊泛红者，应警惕戴阳现象。伴见面色黧黑或巩膜黄染，多提示肝胆系统的疾病。皮肤黏膜可见出血点和血痣，提示全身凝血功能障碍和胃肠以外疾病，如肝胆方面的疾病。腹部膨隆，青筋暴露，见于鼓胀、癥瘕。

出血的颜色偏红，提示实热；出血的颜色晦暗、紫黑，提示虚寒或有瘀血阻滞。

形体消瘦者多见久病和坏病。形体正常或肥胖者多见于新病和实证。

2. 闻诊 呼唤患者听其应答反应，如无应答提示意识丧失，病情危重。应答语音低弱，提示虚证；应答切题，语音洪亮，提示实证。

闻到酒味提示患者有酗酒史，口中臭秽提示胃肠积热。如有中毒可闻到毒物的相应气味，如有机磷杀虫剂中毒患者可有大蒜味等，肝病患者可有肝臭味。

3. 切诊 触摸四肢，四肢厥冷，伴冷汗出者，提示虚证，有厥脱征象，须严密观察，积极抢救。四肢温暖，干湿适中，提示病情尚轻。

切诊腹部，腹软，无明显压痛者，多提示虚证；腹韧，疼痛拒按者，多提示实证。还应切触腹部，判断有无压痛点及包块（包括包块的质地、压痛、大小、边界是否清楚），以便诊断与鉴别诊断。

出血患者脉象受出血量、出血速度、病情轻重的因素影响变化较大，应及时观察。脉搏和缓有力，提示病情较轻，失血量较小；脉数伴血压偏低，提示出血量较大，将要血脱。脉滑数有力，提示实热证；脉细沉，一般提示出血量较大；若细沉而和缓，要结合其他临床症状来判断。

4. 问诊 对于酗酒和毒物接触的患者，要尽量明确时间、品种以及数量。对有内伤基础的患者，要尽量明确病史长短、病情控制情况及诊疗经过。问出血时间、出血量、诊疗经过对诊治血证极为重要。

5. 病情危重程度判断 失神，面色苍白，出血不止，肢端湿冷，脉细数或浮大，尿少或无尿者，病情危重。

【诊断】

（一）咯血

1. 疾病诊断 咯血，血由肺内或气管而来，经气道咳嗽而出，常伴见胸闷、喉痒、咳嗽等症状。

2. 证候诊断

（1）肺热伤络

主症：咳嗽，痰中带血或咳吐纯血，咯血量多，血色鲜红，甚或从口涌出，咳而气逆，胸胁隐痛，头痛眩晕，口苦而干，目赤，或胸满胸痛，气急，口渴心烦，便秘溲赤，或伴发热。

舌脉：舌质红，苔薄黄，脉弦数。

（2）阴虚肺热

主症：咳嗽阵作，反复咯血，血色鲜红或淡红，或痰中带血，咳嗽痰少，或干咳无痰，常伴有口干咽燥，潮热盗汗，五心烦热，颧红，或兼耳鸣，腰膝酸软。

舌脉：舌红乏津，少苔或无苔，脉细数。

（3）气不摄血

主症：痰中带血或咳吐纯血，或兼见衄血、便血，或咳或不咳，面色无华，身疲乏力，头晕目眩，耳鸣心悸，或肢冷畏寒。

舌脉：舌质淡，脉虚细或芤。

（二）呕血、便血

1.疾病诊断　呕血，血由胃来，随呕吐而出，血出有声，常伴见脘腹不适、恶心、呕吐等症状。

便血，指血从肛门排出，大便带血，或全为血便，颜色呈鲜红、暗红或柏油样。

2.证候诊断

（1）胃热伤络

主症：胃脘胀满不舒，甚则作痛，恶心呕吐，呕血鲜红或紫暗，常夹有食物残渣，口苦或口臭，大便次数常增加，便血紫黑。

舌脉：舌质红，苔黄腻，脉滑数。

（2）气虚血亏

主症：吐血绵绵不止，时轻时重，或下血紫暗，或色黑如漆，胃脘疼痛隐隐，神疲乏力，心悸气短，面色苍白无华。

舌脉：舌质淡，苔薄，脉细弱。

【急救处理】

急性出血病情危急，易气随血脱，血从口鼻而出者易将血误吸入气道造成窒息，均会迅速危及生命，一旦发现急性出血立即救治。减少搬动，保持适当体位，避免情绪紧张。应以维持生命体征平稳为先，为止血治疗争取时间。

（一）基本处理

1.摆放体位　血从肺咳出者取头低脚高位并将头偏向一侧，呕血者取侧卧位，出血部位不明可取平卧位。尽量减少患者与医疗无关的体位变动。

2.开放气道　血从口鼻而溢出者，可将头偏向一侧，谨防血液误吸入气道造成窒息。

3.监测患者神志、脉搏变化、尿量、出血情况。

4.迅速开放静脉通道，补充晶体液及胶体液，出现脱证予益气固脱类中药制剂，在保证重要脏器灌注压的基础上，血压维持在适当水平。同时完善血常规检查及血型检查，必要时输血治疗。

（二）综合救治

1. 针刺治疗，呕血可单独选用人迎穴，用梅花针从穴位中心向外周圆圈叩击，先叩右侧再叩左侧，每侧 3 ～ 15 分钟。咯血可针刺孔最穴止血，便血可针刺足三里、地机穴。

2. 口服云南白药保险子，根据出血情况灵活调整用量和用药间隔时间。

3. 呕血、便血初起，出血势急，可用冰水（或鲜藕汁、芦茅根水）频频调服三七粉、白及粉、大黄粉。

4. 咯血初起，予鲜藕节 60 ～ 100g，生白芍 60 ～ 100g，水煎频频冷服，虚证实证皆可使用。

5. 凡失血过多，出现气虚欲脱，汗出肢冷，脉细微，急用人参 30 ～ 60g，生甘草 15 ～ 30g，水煎频服。或静脉予生脉注射液、参附注射液益气固脱，可 1 ～ 2 小时重复给药一次，以脱证得到控制为度。待生命体征平稳后，若血仍未止，可参考以上三项对症止血。

【分证论治】

（一）咯血

1. 肺热伤络

治法：清肺泄热，凉血止血。

方药：黛蛤散合泻白散加减，常用桑白皮、地骨皮、海蛤壳、青黛、粳米、甘草等。

加减：痰热较重，可加黄芩、鲜竹沥、鱼腥草，或合《千金》苇茎汤；咯血较重者，可另加白及粉、三七粉吞服以止血；大便干结者，可加大黄以泻热通便，凉血止血。

2. 阴虚肺热

治法：滋阴清热，润肺止血。

方药：百合固金汤加减，常用生地黄、熟地黄、玄参、当归、白芍、百合、麦冬、贝母、生甘草、桔梗等。

加减：咯血重者，去桔梗，加白及、茜草、仙鹤草、侧柏叶或十灰散凉血止血；反复咯血者，加阿胶、三七养血止血；潮热，颧红者，加青蒿、鳖甲、地骨皮、白薇以退虚热；由肺痨所致者，用月华丸加减治疗。

3. 气不摄血

治法：益气摄血，健脾养血。

方药：人参甘草汤加减，常用人参、甘草、黄芪煎汤频服，以补气摄血。

加减：可酌情加仙鹤草、白及收敛止血。

（二）呕血、便血

1. 胃热伤络

治法：清胃泻火，凉血止血。

方药：黄连解毒汤合止血散加减，常用黄芩、黄连、大黄、栀子、白及粉、三七粉等。

加减：阴虚者加生地黄、石斛。

2. 气虚血亏

治法：健脾益气，补气摄血。

方药：归脾汤加减，常用人参、茯苓、白术、甘草、黄芪、当归、龙眼肉、酸枣仁、远志、木香等。

加减：偏于脾阳虚者，加炮姜、灶心土，或用黄土汤加减。

【临证备要】

急性出血患者应根据病史初步鉴别诊断：呕血患者有慢性周期性上腹疼痛不适者，多提示消化道溃疡出血；有引起门静脉高压的基础病史，应首先考虑食管胃底静脉曲张破裂出血；呕血前有剧烈呕吐者，往往提示食管贲门黏膜撕裂综合征；伴有进行性消瘦、乏力、食欲不振者，应考虑胃癌等恶性肿瘤。咯血患者有长年慢性咳嗽、咳大量脓痰史，提示支气管扩张；咯血患者伴见消瘦、午后潮热、乏力、盗汗等症状，提示肺结核；咯血起初表现为痰中带血，影像学检查见肺部占位性病变，提示肺癌。

经对症处理，出血仍未得到控制，应进一步明确出血部位、出血性质，为综合止血治疗做准备。这时往往需要多学科协作。

1. 支气管扩张或肺肿瘤引起的咯血，可首选垂体后叶素止血，无效时可予支气管镜下止血，必要时可行血管栓塞止血。

2. 上消化道出血用药无效时，可胃镜下止血治疗，食管胃底静脉曲张破裂出血可予胃镜下行硬化剂止血和血管套扎止血。

3. 下消化道出血有条件者可予内镜下止血，如明确为消化道动脉出血，原则上应首选手术切除出血灶，若出血动脉明确且适合介入栓塞止血可尝试介入治疗。

4. 中医可在内镜下给药止血，并可预防再出血。对渗血经西医对症治疗无效时中医药治疗亦有优势。

【预后转归】

急性出血一旦得到控制，患者生命体征稳定，往往需要转到专科治疗，最终预后取决于引起出血的原发疾病。如果急性大出血不能得到有效控制，即使积极地输血对症治疗，也可因失血继发弥漫性血管内凝血而死亡。

第四章

神 昏

扫一扫，查阅本章数字资源，含PPT、音视频、图片等

神昏指由多种病因导致心脑受邪，窍络不通，神明被蒙，以神志不清、不省人事为特征的急危重症。神昏不是一个独立的疾病，是多种疾病危重阶段常见的症状之一。中医文献中"昏愦""昏蒙""昏冒"等均属神昏的范畴。

【病因病机】

神昏之病多有内伤基础，怔忡、消渴、鼓胀、水肿、喘证、眩晕、肺胀等，积渐突变，或猝然暴病，如高热、急黄、中暑、中风、痫病等，致阴阳气血逆乱，痰、浊、火、瘀闭塞神窍，而致神昏。

1.外邪侵袭 外感温热、湿热、疫毒，或触冒秽浊，传变入里，郁闭气机，内陷心包，或热结肠胃，腑浊上蒸，或热与血搏，瘀塞心窍，或湿热酿痰，蒙蔽神窍，而致神昏。

2.七情之变 暴怒气逆，逼乱心神，致神识昏蒙；气郁化火，灼伤肝阴，阴不制阳，肝阳上亢，上扰清窍，发为神昏。

3.劳倦内伤 劳倦过度，损伤正气，或久病失于调养，以致气血不足，脑海失于濡养，发为神昏。

4.饮食不节 嗜食酒酪肥甘，脾胃受伤，运化失常，致聚湿生痰，痰浊阻滞，气机不畅，清阳被阻，亦可发为神昏。

5.其他诱因 包括药物损伤所致的神昏等。

神昏之病性虚实皆见，可由邪实窍闭所致，亦有正不胜邪，脏气衰败，津伤液竭，气脱阳亡，还有内闭外脱，虚实夹杂之候。若由闭转脱，则当从脱证治之。神昏的病机特点是心脑受邪，窍络不通，神明扰蒙，或精元耗竭，神明失养。

【诊查思路】

1.望诊 神志不清，躁扰不宁，谵语，呼吸气粗，或昏昏欲睡。实证呼吸急促，胸高气满，虚证多气息微弱，呼吸浅深不一。实证多面红目赤，虚证多面白虚浮。

2.闻诊 气短息微，多属虚证；气促息粗，多属实证。闻及烂苹果气味，多见于消渴病；闻及酒味，多提示有酒精中毒；口中臭秽，多提示有胃肠积热；闻及大蒜味，多提示有机磷杀虫剂中毒；闻及氨臭味，多见于肝病患者；口唇发绀、眼如鱼泡多见于肺病患者。

3.切诊 脉象实而有力，多为邪实内闭；脉象虚软无力，多为元气虚脱。腹痛拒按多为实热内结；腹软喜热多为阳气不足。

4.问诊 问诊主要从外邪侵袭、内伤七情、劳倦内伤、饮食不节四个方面进行问诊。

询问是内伤久病还是猝然暴病以致意识障碍，以及病情控制情况及诊疗经过。

询问过去有无类似情况发作史及相关诊疗经过。

5. 病情危重程度判断 猝然发病，神志昏蒙，谵妄，躁扰不宁，四肢自主活动丧失，言语不能，吐字不清，呼吸微弱或喘促不宁，脉细数或浮大者，病情重，预后不良。

【诊断】

（一）疾病诊断

1. 有基础病史，有明确的诱发病因。

2. 病情进展快，内伤基础病加重。

3. 神志不清，昏蒙或昏愦，多伴有喘促痰鸣，或四末不温，冷汗出。

（二）证候诊断

1. 腑实扰窍

主症：神昏谵语，躁扰不宁，循衣摸床，日晡潮热，大便秘结，腹部胀满。

舌脉：舌质深红，苔黄燥，起芒刺，脉沉实有力。

2. 湿浊蒙窍

主症：神志昏蒙，或昏而时醒，身热不扬，胸闷恶心。

舌脉：舌苔白或黄而腻或垢浊，脉濡。

3. 热闭心包

主症：神昏谵语，高热烦躁，甚则昏愦不语，身热夜甚，心烦不寐。

舌脉：舌质红绛少津，苔黄干，脉滑数或细数。

4. 瘀血阻窍

主症：昏迷谵语，或发热，口唇、爪甲青紫。

舌脉：舌质紫暗或绛紫，脉弦数。

5. 阴精耗竭

主症：神志不清，皮肤干皱，口唇无华，或面红身热，目陷睛迷，自汗肤冷，气息低微。

舌脉：舌淡或绛，少苔，脉芤或细数或结代。

6. 阳脱不固

主症：昏愦不语，面白唇紫，气息微弱，冷汗淋漓，四肢厥逆，二便失禁。

舌脉：舌淡润暗，脉微细欲绝。

7. 内闭外脱

主症：神昏，面色苍白，身热肢厥，呼吸气粗，目闭口开，撒手遗尿，汗出黏冷。

舌脉：舌红或淡红，脉沉伏，虚数无力，或脉微欲绝。

【急救处理】

开窍醒神为基本治法。临证之时要辨明闭脱。以闭证为主而兼见脱证者，当以祛邪开窍为主，兼以扶正，注意祛邪而不伤正；若以脱证为主，兼见闭证者，当以扶正固脱为主，兼以祛邪。

（一）基本处理

1. 保持安静，卧床休息，监测生命体征。

2. 开放气道，松解衣扣，清理口腔异物。

3. 常规低流量吸氧，或间断高流量吸氧，保持气道湿化，维持呼吸、循环稳定，必要时行机械通气。

（二）综合救治

1. 神志昏蒙者，可行针灸治疗。若为闭证，取人中、合谷、十宣、十二井、太冲、丰隆、涌泉，采用泻法，强刺激，大角度捻转，或用三棱针点刺放血；若为脱证，常灸百会、神阙、丹田、关元、足三里、三阴交等穴。

2. 若神昏，属阴闭者，表现为四肢厥冷，兼见鼻鼾痰鸣，舌苔白腻，脉滑，急用温胆汤送服苏合香丸。属阳闭者，表现为面赤气粗，胸腹灼热，舌红苔黄，脉滑数有力，可予安宫牛黄丸，亦可予清开灵、醒脑静注射液静脉滴入。

3. 凡出现神昏、肢体瘫软、汗出，重则周身湿冷，脉细微，急用人参、附子浓煎频服或鼻饲，或静脉用参附注射液益气固脱，参脉注射液、生脉注射液益气回阴、复脉固脱，必要时重复用药，以脱证控制为度。

【分证论治】

1. 腑实扰窍

治法：通腑泄热。

方药：大承气汤加减，常用大黄、厚朴、枳实等。

加减：若阳明腑实兼邪闭心包者，改用牛黄承气汤（《温病条辨》）；若见高热昏狂，烦渴大汗等，气分证明显者，改用白虎承气汤（《通俗伤寒论》）；若兼见神倦少气，口舌干燥，脉虚者，加甘草、人参、当归、玄参、生地、麦冬以补气阴；若津枯便燥者，治用增液承气汤（《温病条辨》）；若见神昏谵语，狂躁不安者，治用紫雪丹。

2. 湿浊蒙窍

治法：芳香化浊，开窍醒神。

方药：菖蒲郁金汤加减，常用石菖蒲、炒栀子、鲜竹叶、丹皮、郁金、连翘、灯心、竹沥等。

加减：热甚入于营血分者，可予清营汤、犀角地黄汤等；腑实内甚者，加大黄、芒硝、枳实、厚朴；若夹有瘀血者，加桃仁、红花。

3. 热闭心包

治法：清心开窍。

方药：清宫汤（《温病条辨》）加减，常用玄参、竹叶、连翘、水牛角、麦冬、银花等。

加减：痰热盛者，加竹沥、石菖蒲、天竺黄、胆南星清热化痰；烦躁甚，抽搐者，加紫雪丹（《太平惠民和剂局方》）；肌肤斑疹，谵语者，加服安宫牛黄丸；神昏较深，加服至宝丹。

4. 瘀血阻窍

治法：活血通窍。

方药：通窍活血汤加减，常用赤芍、川芎、桃仁、红花、葱须、白芷、麝香等。

加减：若营络热盛，加水牛角、紫草凉血化瘀；若气滞闭阻，酌加石菖蒲、郁金理气开窍。

5. 阴精耗竭

治法：救阴敛阳。

方药：冯氏全真一气汤加减，药用人参、麦冬、五味子、熟地黄、白术、附子、牛膝等。

加减：若口干少津，则去附子、白术，加沙参、黄精、石斛等养胃生津。

6. 阳脱不固

治法：回阳固脱。

方药：陶氏回阳急救汤加减，药用附子、肉桂、人参、麦冬、陈皮、干姜、白术、五味子、麝香、炙甘草等。

7. 内闭外脱

治法：开窍通闭，回阳固脱。

方药：回阳救逆汤加减，药用熟附子、干姜、肉桂、人参、白术、茯苓、陈皮、炙甘草、五味子等。

【临证备要】

1. 临床上需与厥证相鉴别 厥证是由气机逆乱，气血运行失常所致，以突然发生的一时性昏倒，不知人事，或伴有四肢逆冷为主要临床表现的一种急性病证，其特点虽有神志不清，但短时间内逐渐苏醒，无明显后遗症。

2. 临证关键重在辨清本虚、标实何为主因 本虚主要是气、血、阴、阳之虚，或兼而有之，标实主要是热毒、痰湿、瘀血。本虚为主，当以扶正为要，兼以祛邪，标实为主，务必及早祛邪，以防传变。

3. 内闭外脱者当辨闭脱主次，审亡阴亡阳治疗 临床当区别闭与脱的主次，如以闭为主，则祛邪开窍，兼以扶正；以脱为主，则扶正固脱，兼以祛邪开闭。若已由闭转脱，需按脱证治疗。救脱既要辨其亡阴亡阳分别采用救阴与回阳之法，又应注意两者的联系，救阴之中参以扶阳，扶阳之中佐以滋阴，以使阳潜阴固。

【预后转归】

神昏大多病情严重，变化迅速。由温热病所致的神昏，若治疗不当，热毒内陷，往往转变为抽搐、癫闭、喘促等危重急症，常危及生命。因热甚伤阴，又可由实转虚。部分病例可遗留有痴呆、失语、肢体强直、瘫痪等症。急黄神昏，多伴有大出血及癫闭，病死率高，预后不良。

第五章

眩 晕

眩晕是以头晕眼花为主要临床表现的一类病证。眩指目眩，即眼花或眼前发黑，视物模糊；晕是头晕，即感觉自身或外界景物摇晃、旋转，站立不稳。两者常同时并见，故统称为眩晕。其轻者闭目可止，重者如坐舟车，旋转不定，不能站立，或伴有恶心、呕吐、汗出、面色苍白等症状。

【病因病机】

素体脾虚之人，脾不升清，清窍失养；或脾虚生痰，痰浊内生，上蒙清窍；或情志不舒，忧思郁怒，肝气郁结，化火伤阴，阴不制阳，肝阳化风，发为眩晕。

1.内伤七情 情志不舒，肝气郁结，气郁化火，灼津伤液，阴不制阳，阴亏于下，阳亢于上，阳升风动，上扰清窍，发为眩晕。

2.饮食不节 嗜食肥甘，伤及脾胃，脾失健运，脾不运湿，聚湿生痰，痰湿中阻，浊阴不降，引发眩晕。

3.外邪侵袭 素有肝肾不足或气血亏虚，感受外邪，风寒湿邪痹阻脉络，髓海失养，发为眩晕。

4.药物损伤 药物服用不当，如降糖药、降压药等，亦可致眩晕。

5.其他 头部外伤或手术后，气滞血瘀，瘀血阻窍，发为眩晕。

眩晕实证多由痰浊内生，上蒙清窍，或痰火气逆，上犯清窍，或瘀血停滞，闭阻清窍，发为眩晕。

眩晕的发病过程中，各种病因病机可以相互影响，相互转化，虚实并见，发为眩晕。

【诊查思路】

1.望诊 两目晦暗，目光乏神，面色少华，精神不振，思维迟钝，少气懒言，多属虚。面色潮红者，多属肝阳上亢。

2.闻诊 语音低弱为虚证；语音洪亮为实证。口中臭秽，为痰热上扰或肝火上炎。

3.切诊 脉实而有力或弦滑者为实证；脉虚软无力者为虚证。

4.问诊 常可有内伤七情、饮食不节、外邪侵袭、药物损伤等诱因。

内伤积损，痰热、痰湿、肝风等，均可致眩晕急性发生。要明确病史长短、病情控制情况、诊疗经过。

还要问既往有无类似情况发作史。

5.病情危重程度判断 少神，旋转不定，如坐舟车，不能站立，如伴有恶心、呕吐、汗出、面色苍白，或神昏、谵语、音语不利、肢体偏废者，病情多危重。

【诊断】

（一）疾病诊断

1.多突然发作，逐渐加重。
2.视物旋转，如坐舟车。
3.可伴有恶心呕吐、眼球震颤、耳鸣耳聋、汗出、面色苍白等。

（二）证候诊断

1.肝阳上亢，肾精不足
主症：眩晕，耳鸣，头目胀痛，口苦，失眠多梦，遇烦劳郁怒后加重，甚则仆倒，颜面潮红，急躁易怒，肢麻震颤。
舌脉：舌红苔黄，脉弦或滑数。

2.中气亏虚，痰瘀阻络
主症：眩晕动则加剧，劳则即发，头重昏蒙，或伴视物旋转，胸闷脘痞，神疲懒言，倦怠乏力，唇甲不华，发色不泽，心悸少寐。
舌脉：舌淡暗，苔白腻，脉沉细弱。

3.寒湿痹阻，肝肾不足
主症：眩晕，头重昏蒙或头痛，耳鸣，眼花，颈项麻木、重着或痛，转侧不利，得温则减。
舌脉：舌淡，苔白润，脉弦。

【急救处理】

眩晕急性发作，病情危急，若伴见呕吐者应保持侧卧，并减少搬动，避免情绪紧张，维持生命体征平稳。

（一）基本处理

1.安静休息，选择合适体位，避免声光刺激。
2.间断吸氧，保持气道通畅。
3.适量控制水和盐的摄入，以减免内耳迷路和前庭核的水肿。
4.监测患者意识状态、血压、血糖、脉搏、呼吸变化、瞳孔、肢体功能等。
5.迅速建立静脉通道，在保证重要脏器灌注压的基础上，血压维持在适当水平。

（二）综合救治

1.针刺治疗 痰蒙清窍者，多选用中脘、内关、丰隆、阴陵泉等；肝阳上亢者，多选用风池、风府、太冲、合谷、肝俞、行间等。外感寒湿痹阻，多选用颈夹脊穴、风池、肩井等。
2.对症止呕 呕吐者，可根据病情选用香砂养胃丸、藿香清胃胶囊等药物治疗。
3.控制血压 若血压过高者予紧急适度降压处理。
4.控制血糖 调整血糖至正常水平。
5.其他治疗 合并焦虑和抑郁等症状的患者，宜行心理治疗；病情严重者，给予抗抑郁治疗。

【分证论治】

1. 肝阳上亢，肾精不足

治法：滋补肝肾，平肝潜阳。

方药：天麻钩藤饮加减，常用天麻、石决明、钩藤、牛膝、杜仲、桑寄生、黄芩、山栀、菊花、白芍等。

加减：肝火上炎，口苦目赤，烦躁易怒者，酌加龙胆草、牡丹皮、夏枯草；肝肾阴虚较甚，目涩耳鸣，腰膝酸软者，酌加枸杞子、首乌、生地、丹皮；眩晕剧烈，兼见于足麻木或震颤者，酌加羚羊角、石决明、生龙骨、生牡蛎等镇肝息风，清热止痉。

2. 中气亏虚，痰瘀阻络

治法：补气升阳，化痰通络。

方药：益气聪明汤加减，常用党参、黄芪、白术、芍药、炙甘草、蔓荆子、黄柏、葛根、升麻等。

加减：中气不足，痰湿中阻者，半夏白术天麻汤合温胆汤加减，药用法半夏、陈皮、白术、茯苓、天麻、竹茹、枳壳。若眩晕较甚，呕吐频作，视物旋转，酌加代赭石、生姜、旋覆花降逆止呕。

3. 寒湿痹阻，肝肾不足

治法：散寒除湿，补益肝肾。

方法：羌活胜湿汤加减，常用羌活、独活、川芎、藁本、防风、蔓荆子等。

加减：肝肾不足甚，耳鸣目涩，腰膝酸软者，加杜仲、桑寄生、怀牛膝；颈项强痛者，加葛根、麻黄、姜黄。

【临证备要】

1. 应根据病史初步鉴别诊断

（1）与中风相鉴别：中风病以猝然昏仆，不省人事，伴有口眼㖞斜，半身不遂，失语，或不经昏仆，仅以㖞斜不遂为特征。中风昏仆与眩晕之仆倒相似，且眩晕可为中风病先兆，但眩晕患者无半身不遂、口眼㖞斜及舌强语謇等表现。

（2）与厥证相鉴别：厥证以四肢厥冷为特点，伴有面色苍白、皮肤湿冷、脉搏细弱，严重者也可一厥不醒而死亡。眩晕发作严重者虽也有面色苍白，但无四肢逆冷、脉搏细弱等表现。

（3）与痫病相鉴别：痫病昏仆与眩晕甚者之仆倒相似，且其发作前多有眩晕、乏力、胸闷等先兆，故应与眩晕鉴别，其鉴别要点为痫病以口吐涎沫，两目上视，四肢抽搐，或口中如作猪羊叫声为特点，但眩晕无此类表现。

2. 多学科协作

经对症处理，眩晕仍未得到有效控制，应进一步明确体位、血压、血糖等与眩晕发作的关系，这时往往需要多学科协作。

【预后转归】

一般来讲，与病情轻重有关。若病情较轻，治疗护理得当，预后多属良好；反之，若病久不愈，发作频繁，持续时间较长，症状重笃，严重影响工作和生活者，则难以根治。

心悸是指自觉心中悸动，惊惕不安，甚则不能自主为主要临床表现的一种病证。一般多呈发作性，每因情志波动或劳累过度而发作，常伴有胸闷、气短、失眠、眩晕、耳鸣等症，甚则会出现喘促、晕厥。脉或数或迟，或节律不齐。

【病因病机】

（一）病因

禀赋不足，素质虚弱，或久病伤正，耗损心之气阴；或素有喘证、哮病、胸痹、心痛之病，是心悸的内伤基础。

1.体虚劳倦 劳倦太过伤脾，生化之源不足，气血阴阳亏乏，脏腑功能失调，致心神失养，发为心悸。

2.五志过极 平素心虚胆怯，突遇惊恐，忤犯心神，心神动摇，不能自主而心悸。长期忧思不解，心气郁结，阴血暗耗，不能养心而心悸；或化火生痰，痰火扰心，心神失宁而心悸。此外，大怒伤肝，怒则气逆，大恐伤肾，恐则精却，阴虚于下，火逆于上，动撼心神，亦可发为惊悸。

3.感受外邪 风、寒、湿三气杂至，合而为痹。痹证日久，复感外邪，内舍于心，痹阻心脉，心血运行受阻，发为心悸。或风寒湿热之邪，由血脉内侵于心，耗伤心气心阴，亦可引起心悸。温病、疫毒均可灼伤营阴，心失所养，或邪毒内扰心神，如春温、风温、暑温、白喉、梅毒等病，往往见心悸。

4.药食不当 嗜食醇酒厚味、煎炸炙煿，蕴热化火生痰，痰火上扰心神则为悸。药物过量或毒性较剧，耗伤心气，可引起心悸，如附子、乌头、洋地黄类、奎尼丁、阿托品、肾上腺素等应用过量或中毒。

（二）病机

心悸病位在心，与肺、脾密切相关。肺朝百脉，助心行血，若心肺气虚，无力输布气血，可见心悸胸闷。外邪袭肺，肺失通调，可致水饮内停，凌心犯肺，而生心悸气喘。心为脾之母脏，母病及子，脾土受损，脾胃虚弱，无以化生气血，脾不养心，心气不足而生心悸。

心悸的病性有虚实之分。实者多由痰火扰心、水饮上凌或心血瘀阻，气血运行不畅所致。虚证多为气、血、阴、阳亏损，使心失滋养，而致心悸。但总体上表现为本虚标实、虚实夹杂。实证日久，病邪伤正，可分别兼见气、血、阴、阳之亏损，而虚证也可因虚致实，兼见实证表现。临床上阴虚者常兼火盛或痰热；阳虚者易夹水饮、痰湿；气血不足者，易兼气血瘀滞。

【诊查思路】

1. 望诊 神情紧张，心慌不安，不能自主；重者喘促，汗出肢冷，甚或晕厥。

2. 切诊 脉象多变，如数脉、疾脉、缓脉、迟脉、损脉、夺精脉、涩脉、促脉、代脉、结脉，或脉象乍疏乍数、忽强忽弱等。

3. 问诊 惊恐、紧张、劳倦、饮酒、饱食等可诱发。

夜间阵发咳嗽，尿少，多为心衰；伴见心前区或胸骨后刺痛，牵及肩胛两背，多为胸痹心痛。

4. 病情危重程度判断 心悸突发，喘促，不得卧，咯吐泡沫痰，或为粉红色痰涎，属病危。心悸突见，面色苍白，大汗淋漓，喘促欲脱，神志淡漠，属病危。心悸，面色苍白，口唇发绀，突发意识丧失，肢体抽搐，或一厥不醒，属危症。凡久病体虚而脉弦滑搏指者为逆，病情重笃而脉象散乱模糊者为危。

【诊断】

（一）疾病诊断

1. 起病急发急止，亦可迁延反复。

2. 自觉心慌不安，心跳剧烈，神情紧张，不能自主，心搏异常，或快速，或缓慢，或心跳过重，或忽跳忽止，呈阵发性或持续不止。

3. 伴有胸闷不适，易激动，心烦，少寐多汗，颤动，乏力，头晕等。

（二）证候诊断

临床上心悸病证候复杂多变，常见证型有心虚胆怯、心血不足、心气不足、阴虚火旺、心阳不振、水饮凌心、瘀阻心脉、痰火扰心等，本章结合中医急症特点，重点介绍中医急诊临床常见心悸证型与分证论治。

1. 心虚胆怯证

主症：心悸不宁，善惊易恐，坐卧不安，不寐多梦而易惊醒，恶闻声响，食少纳呆。

舌脉：苔薄白，脉细略数或细弦。

2. 气阴两虚证

主症：胸闷心悸，心胸隐痛，五心烦热，盗汗口干，声息低微，面色㿠白，易汗出。

舌脉：舌红少津，苔少或无，脉细数或结代或促。

3. 心阳不振证

主症：心悸不安，胸闷气短，动则尤甚，面色苍白，形寒肢冷。

舌脉：舌淡苔白，脉虚弱或沉细无力。

4. 水饮凌心证

主症：心悸眩晕，胸闷痞满，渴不欲饮，小便短少，或下肢浮肿，形寒肢冷，伴恶心，欲吐，流涎。

舌脉：舌淡胖，苔白滑，脉弦滑或沉细而滑。

5. 瘀阻心脉证

主症：心悸不安，胸闷不舒，心痛时作，痛如针刺，唇甲青紫。

舌脉：舌质紫暗或有瘀斑，脉涩或结或代。

6. 痰火扰心证

主症：心悸时发时止，受惊易作，胸闷烦躁，失眠多梦，口干苦，大便秘结，小便短赤。

舌脉：舌红，苔黄腻，脉弦滑。

【急救处理】

（一）一般处理

1. 密切监测病情变化，给予休息、吸氧等一般处理。重症心悸时应予心电监护，中西药物综合抢救治疗。

2. 去除诱因，如设法消除紧张、恐惧、忧虑、烦恼、愤怒等不良情绪刺激，保持正常心态。

（二）急救药物

1. 脉率快速型心悸 属虚证者可选用生脉注射液静脉缓慢注射，或静脉滴注，也可用强心灵、万年青苷缓慢静注。

2. 脉率缓慢型心悸 属虚证者可选用参附注射液或人参注射液缓慢静注或静脉滴注。

3. 抗心律失常西药 见本章"临证备要"部分。

（三）针对病因治疗

1. 停止使用可能引起心悸的药物。

2. 很多疾病会导致心悸，在处理心悸的同时应针对原发病治疗，如真心痛导致的心悸，应尽快开通心脉。

【分证论治】

1. 心虚胆怯证

治法：镇惊定志，养心安神。

方药：安神定志丸加减，常用龙齿、琥珀、酸枣仁、远志、茯神、人参、茯苓、山药、天冬、生地黄、熟地黄、肉桂、五味子。

2. 气阴两虚证

治法：益气养阴，活血通脉。

方药：炙甘草汤加减，常用炙甘草、生地黄、玄参、麦冬、天冬、当归、丹参、人参、炙甘草、茯苓、远志、酸枣仁、柏子仁、五味子、桔梗等。

3. 心阳不振证

治法：温补心阳，安神定悸。

方药：桂枝甘草龙骨牡蛎汤合参附汤加减，常用桂枝、附子、人参、黄芪、麦冬、枸杞子、炙甘草、龙骨、牡蛎。

形寒肢冷者，重用人参、黄芪、附子、肉桂温阳散寒；大汗出者重用人参、黄芪、煅龙骨、煅牡蛎、山萸肉益气敛汗，或用独参汤煎服；若心阳不振，以致心动过缓者，酌加炙麻黄、补骨脂，重用桂枝以温通心阳。

4. 水饮凌心证

治法：振奋心阳，化气行水，宁心安神。

方药：苓桂术甘汤加减，常用泽泻、猪苓、车前子、茯苓、桂枝、炙甘草、人参、白术、黄芪、远志、茯神、酸枣仁。

兼见恶心呕吐，加半夏、陈皮、生姜以和胃降逆；兼见肺气不宣，肺有水湿者，咳喘、胸闷，加杏仁、前胡、桔梗以宣肺，葶苈子、五加皮、防己以泻肺利水；若见因心功能不全而致浮肿、尿少、阵发性夜间咳喘或端坐呼吸者，当重用温阳利水之品，可以真武汤加减。

5. 瘀阻心脉证

治法：活血化瘀，理气通络。

方药：桃仁红花煎合桂枝甘草龙骨牡蛎汤，常用桃仁、红花、丹参、赤芍、川芎、延胡索、香附、青皮、生地黄、当归、桂枝、甘草、龙骨、牡蛎。

气滞明显，加用柴胡、枳壳；兼气虚加黄芪、党参、黄精；兼血虚加何首乌、枸杞子、熟地黄。

6. 痰火扰心证

治法：清热化痰，宁心安神。

方药：黄连温胆汤加减，常用黄连、山栀、竹茹、半夏、胆南星、全瓜蒌、陈皮、生姜、枳实、远志、菖蒲、酸枣仁、生龙骨、生牡蛎。

痰热互结，大便秘结者，加生大黄；心悸重者，加珍珠母、石决明、磁石重镇安神；火郁伤阴，加麦冬、玉竹、天冬、生地黄养阴清热；兼见脾虚者加党参、白术、谷麦芽、砂仁益气醒脾。

【临证备要】

1. 明确病因 心悸可见于西医学的各种原因引起的心律失常，如心动过速、心动过缓、过早搏动、心房颤动或扑动、房室传导阻滞、病态窦房结综合征、预激综合征、心功能不全及神经官能症等，应常规检查心电图、心脏超声心动图和心功能测定，以明确性质。

2. 药物治疗 临床应用的抗心律失常药物已有 50 余种，至今还没有统一的分类标准。大多数学者同意根据药物对心脏的不同作用原理将抗心律失常药物分以下四类，以指导临床合理用药，其中Ⅰ类药又分为 A、B、C 三个亚类。

（1）Ⅰ类：即钠通道阻滞药。①I_A 类适度阻滞钠通道，属此类的有奎尼丁等药。②I_B 类轻度阻滞钠通道，属此类的有利多卡因等药。③I_C 类明显阻滞钠通道，属此类的有普罗帕酮等药。

（2）Ⅱ类：为 β 受体阻断药，因阻断 β 受体而生效，代表性药物为普萘洛尔。

（3）Ⅲ类：为选择地延长复极过程的药物，属此类的有胺碘酮。

（4）Ⅳ类：即钙通道阻滞剂。它们阻滞钙通道而抑制 Ca^{2+} 内流，代表性药有维拉帕米。

长期服用抗心律失常药均有不同程度的副作用，严重的可引起室性心律失常或心脏传导阻滞而致命。因此，临床应用时应严格掌握适应证，注意不良反应，以便随时应急。

3. 非药物治疗 包括电复律、射频消融、起搏器置入及外科手术等。

4. 其他疗法 反射性兴奋迷走神经方法可用于终止多数阵发性室上性心动过速，可在药物治疗前或同时采用，如压迫眼球、按摩颈动脉窦、捏鼻用力呼气和屏气等。

【预后转归】

喘促、水肿、胸痹心痛、厥证、脱证等诱发的心悸预后差。

扫一扫,查阅本章数字资源,含PPT、音视频、图片等

暴喘是以痰鸣如吼、气息喘促、汗出淋漓、不能平卧、胸闷胁胀、面色发暗为主要表现的危急重症,若治疗不及时,甚者出现痉厥和脱证,病势凶险。

【病因病机】

(一)病因

暴喘多见脏腑劳损,脏真损伤,或素有伏饮,或孕妇、小儿突感疫疠之邪。

1. 饮食不当 过食生冷肥甘,或嗜酒伤中,脾失健运,聚湿生痰,痰浊上干,壅阻肺气,升降不利,发为本病。

2. 情志失调 情志不遂,忧思气结,肺气痹阻,气机不利。或郁怒伤肝,肝气上逆于肺,肺气不得肃降,气逆而喘。

3. 劳欲久病 喘证、肺胀日久,迁延未愈,久病肺虚,气失所主,或肾元亏虚,肾不纳气,而发为本病。

4. 六淫疫毒 外邪壅肺,或热毒酿痰,热郁血瘀,肺气闭阻所致。如风温上受犯肺,春温、暑温、疫痢等热毒壅迫肺气,或热蒸液聚成痰,痰热壅阻肺气,升降失常,发为暴喘。

5. 其他 如突遇外伤,血瘀气闭,或产后败血冲肺,溺水窒息等,亦可导致暴喘。

(二)病机

暴喘的核心病机为气机升降失司。

实证暴喘,痰、热、饮、瘀壅塞于肺,肺气郁闭,升降失司。

邪气郁闭,痰、饮、瘀、毒耗气伤阴,进一步可损伤脏真,而致虚实互存之变。

【诊查思路】

1. 望诊 喘急气促,胸高气满,张口抬肩,鼻翼扇动,不能平卧,伴有面唇青紫。凡见烦躁、谵妄、恍惚、嗜睡、表情迟钝、昏迷、震颤、抽搐等症者,为浊邪害清、神机失用的危重状态。

2. 闻诊 说话有力,提示正气未衰,病情较轻;少气懒言,声音微弱,多见于病情较重,正气不足,邪气较甚。

3. 切诊 四肢厥冷伴冷汗出,提示属虚证,为厥脱征象,应严密观察,积极抢救。四肢温暖,干湿适中,提示病情尚轻,预后良好。

胸腹灼热，按之坚韧，提示为实热证；腹软，无抵抗感，无肌肤灼热，提示为虚证。

脉浮滑数，多为肺实喘证，多夹瘀夹湿；脉微细欲绝或微弱细数，多为肺心肾气虚，为危及生命之重症。

4. 问诊 因感受外邪疫毒所致者，则发病急而进展快。悬饮、气胸、胸廓外伤、胸部手术后，也可引起急性发病。若原本患有慢性肺系疾病，复感外邪而致急性发作者，则其病情较重，如久病咳喘、哮证、肺痨、肺痿、肺胀等。

【诊断】

（一）疾病诊断

1. 突然发病，有明显诱因，如外感、外伤、手术等。
2. 主要症状为喘急气促，胸高气满，张口抬肩，鼻翼扇动，不能平卧，伴面青唇紫或发热。

（二）证候诊断

1. 热毒闭肺
主症：喘急息促，喉中痰鸣，胸胁胀满，烦躁不宁，身热，有汗或少汗，口渴，面红唇紫。
舌脉：舌苔黄腻，舌质红，脉浮滑数。

2. 肺热腑实
主症：呼吸窘迫，喘促气粗，痰涎壅盛，胸满腹胀，大便秘结，烦躁不安，发热或高热，甚则神昏谵语。
舌脉：舌苔黄燥，舌质红，脉滑数。

3. 肺气郁闭
主症：神昏气促，息粗憋气，胸闷胸痛，咽中如窒。
舌脉：舌红苔薄，脉弦。

4. 正虚喘脱
主症：喘逆息促，呼吸微弱浅短，时停时续，喉中痰声如鼾，心慌动悸，烦躁不安，或神志淡漠，甚则昏沉模糊不清，大汗淋漓，肢冷，唇甲青紫，面色青晦。
舌脉：舌淡紫暗或舌红少津，脉微细欲绝或微弱细数，脉律不调或浮大无根。

【急救处理】

（一）基本处理

1. 心电监护及血氧饱和度监测等。
2. 通畅气道，必要时行机械通气辅助呼吸。

（二）综合救治

1. 针刺天突、肺俞、膻中、定喘、丰隆、气海等穴。
2. 出现神昏、厥脱时可参考本书相关章节救治。

【分证论治】

1. 热毒闭肺

治法：清热宣肺。

方药：麻杏石甘汤加减，常用麻黄、杏仁、甘草、石膏、浙贝母、黄芩等。

2. 肺热腑实

治法：泻肺通腑。

方药：宣白承气汤或陷胸承气汤或牛黄承气汤加减，常用大黄、芒硝、石膏、桑白皮、全瓜蒌、杏仁等。

3. 肺气郁闭

治法：开郁降气，平喘。

方药：五磨饮子加减，常用乌药、沉香、槟榔、枳实、木香、苏子、代赭石等。

4. 正虚喘脱证

治法：补肺纳肾，益气固脱。

方药：参附龙牡汤、参蛤散、黑锡丹加减，常用人参、黄芪、炙甘草、山萸肉、冬虫夏草、五味子、蛤蚧、龙骨、牡蛎等。

【临证备要】

1. 机械通气具有救命的作用，是救治过程的重要环节。

2. 补元气，使宗气充盛，是救治本病的重要原则，要贯穿治疗的始终。

3. 中西医结合是防止再次感染和机械通气并发症的关键。

4. 保持腑气通畅是救治过程的重要手段之一。

【预后转归】

本病预后与原发病和疾病的严重程度明显相关。继发于感染中毒或免疫功能低下患者并发条件致病菌引起的肺炎患者预后极差。另外，老年患者（年龄超过 60 岁）预后不佳。晚期可诱发多器官功能障碍综合征（MODS）。有效的治疗策略和措施是降低病死率、改善预后的关键因素。

第八章

急性咳嗽

扫一扫，查阅本章数字资源，含PPT、音视频、图片等

咳嗽是因邪犯肺脏，肺失宣肃，肺气上逆所致的以咳嗽为主要症状的一组病证。它既是一个症状，又可是独立的一种疾病。有声无痰为咳，有痰无声为嗽，有痰有声称为咳嗽。临床上多痰、声并见，故以咳嗽并称。咳嗽按时间分为急性咳嗽、亚急性咳嗽和慢性咳嗽。急性咳嗽病程3周以内，亚急性咳嗽为3～8周，慢性咳嗽超过8周。本章重点介绍急性咳嗽。

【病因病机】

（一）病因

急性咳嗽的病因主要包括两个方面，一是外感六淫之邪，二是脏腑之病气，二者引起肺气不清失于宣肃，迫气上逆而作咳。

1. 外邪袭肺 由于四时主气不同，因而人体所感受的致病外邪亦有区别。风为六淫之首，其他外邪多随风邪侵袭人体，所以外感咳嗽常以风为先导，或夹寒，或夹热，或夹燥，其中尤以风邪夹寒者居多。

2. 内邪干肺 可分其他脏腑病变涉肺和肺脏自病两个方面。他脏涉肺的咳嗽，可因情志刺激，肝失条达，气郁化火，气火循经上逆犯肺，或由饮食不当，嗜食烟酒、辛辣助火之品，熏灼肺胃，灼津生痰，或过食肥甘厚味，致使脾失健运，痰浊内生，上干于肺，阻塞气道，均可使肺气上逆而作咳。因肺脏自病者，常由肺系多种疾病迁延不愈，肺脏虚弱，阴伤气耗，肺主气的功能失常，以致肃降无权，而上逆作咳。

（二）病机

咳嗽病变主脏在肺，与肝脾有关，久则及肾，主要病机为邪犯于肺，肺气上逆。

1. 外感咳嗽 属于邪实，为外邪犯肺，肺气壅遏不畅所致，若不能及时使邪外达，可进一步发生演变转化，表现风寒化热、风热化燥，或肺热蒸液成痰等情况。

2. 内伤咳嗽 多邪实与正虚并见。病理因素主要为痰与火。痰有寒热之别，火有虚实之分。外感咳嗽与内伤咳嗽还可相互影响为病，病久则邪实转为正虚。

【诊查思路】

咳嗽是肺系多种疾病常见的主要症状，常伴有咯痰。深入分析咳嗽与咯痰的症状特点，可以作为辨别虚、实、寒、热的重要依据，并有助于联系有关疾病，达到辨证与辨病相结合的目的。

1. 望诊 面色无华，提示虚证；面赤，提示实证。

痰白稀薄属风、属寒；痰黄而稠属热；痰白质黏为阴虚、燥热；痰白清稀，呈泡沫状，属虚、属寒；咯吐血痰属肺热、阴虚；脓血相间属痰热郁结成痈；咳嗽，咯吐粉红色泡沫样痰，咳而气喘，为心肺阳虚。舌苔白者，多属寒；苔黄者，属热；苔腻者，属痰湿；舌质红干而少津，苔薄白或薄黄，提示风燥伤肺；舌红或舌边红，苔薄黄少津者，属肝火犯肺。

2. 闻诊　咳声洪亮有力者多属实证；咳而声低气怯为虚证；咳声嘶哑多为燥咳；咳声重浊痰多者多为风寒、痰湿咳嗽；咳声粗浊者多为风热、痰热咳嗽；咳声短促者多为肺燥阴虚。

3. 切诊　脉浮或浮紧，多为风寒外袭；脉浮数或脉滑，多为风热袭肺；脉浮数或小数，多为风燥犯肺；脉滑数，多为痰热。身热者，多为外感风寒或风热，或热郁于肺。

4. 问诊

（1）时间、节律：咳嗽白天多于夜间，咳而急剧，声重，或咽痒而咳，多为外感咳嗽；早晨咳嗽，阵发加剧，痰出咳减，多为痰湿、痰热咳嗽；午后、黄昏加重，或夜间有单声咳嗽，咳声轻微短促，多属于肺燥阴虚。

（2）加重与缓解因素：饮食肥甘生冷加重者多为痰湿；遇情志郁怒加重者多因于气火；劳累、受凉加重者多为痰湿、虚寒。

（3）伴随症状：伴唇鼻干燥者，多为燥；伴口干苦者，多为肝火；伴大便溏者，多为湿。

【诊断】

（一）疾病诊断

临床以咳嗽有声，或咳吐痰液为主要表现。外感咳嗽起病急，可伴有寒热等表证；内伤咳嗽每因外感反复发作，病程较长，咳而伴喘。

（二）证候诊断

1. 外邪闭肺，饮邪内停

主症：咳嗽声重，气急，咽痒，咳痰稀薄色白，伴鼻塞，流清涕，头痛，肢体酸楚，恶寒，发热，无汗等。

舌脉：舌苔薄白，脉浮或浮紧。

2. 邪热壅肺，肺失宣降

主症：咳嗽频剧，气粗或咳声嘶哑，喉燥咽痛，咯痰不爽，痰黏稠或黄，咳时汗出，常伴鼻流黄涕，口渴，头痛，身楚，或见恶风、身热等表证。

舌脉：舌苔薄黄，脉浮数或浮滑。

3. 寒水射肺，肾不纳气

主症：咳嗽气短，动则咳喘加剧，痰白而咸，小便频数。

舌脉：舌胖质暗，苔白滑，脉沉细，重取无力。

【急救处理】

1. 针灸疗法　主穴取肺俞、合谷。痰多配丰隆；咽痒而咳配天突；胸膺憋闷配内关、膻中；久咳体弱者，温灸肺俞、肾俞、脾俞。外感咳嗽宜浅刺，用泻法；内伤咳嗽用平补平泻，并可配合灸法。

2. 贴敷疗法　附片、肉桂、干姜各 20g，山柰 10g，共研细末，装瓶备用。先用拇指在双侧肺俞穴用力按摩半分钟左右，使局部潮红，再将药粉一小撮放在穴位上，用 3cm×3cm 医用胶布固定。此法尤适用于小儿咳嗽。

【 分证论治 】

1. 外邪闭肺，饮邪内停

治法：宣散肺气，化饮止咳。

方药：射干麻黄汤加减，常用射干、麻黄、细辛、款冬花、紫菀、清半夏、五味子、生姜、大枣等。

加减：饮郁化热，加生石膏、柴胡、黄芩。

2. 邪热壅肺，肺失宣降

治法：清热宣肺，降气止咳。

方药：麻杏石甘汤加减，常用麻黄、杏仁、甘草、生石膏等。

加减：咽喉不利，加牛蒡子、桔梗；痰黏色黄，加黄芩、浙贝母。

3. 寒水射肺，肾不纳气

治法：温阳化饮，纳气止咳。

方药：都气丸加减，常用熟地黄、山药、山萸肉、茯苓、泽泻、丹皮、桂枝、制附片、五味子等。

加减：气短甚者，加鹅管石；汗出多者，加龙骨、牡蛎。

【 临证备要 】

1. 治病求本　咳嗽有外邪为患，也有内伤之因，或兼而有之。治随证出，法从候来，除止咳之外，尚有散寒、清热、润燥、疏风、缓急、宣肺、化痰、利咽、降逆、泻肝、养阴等法。

2. 肺系本脏受累　感染后咳嗽可根据血常规检查及胸部 X 线检查给予相应抗感染治疗；咳嗽变异性哮喘可予激素类药物抗炎平喘，若喘息明显者应卧床休息，吸氧监护，保持呼吸道通畅，必要时行机械通气；咳嗽伴咯血的患者应尽快明确病因，针对原发病治疗，大咯血患者应予支气管镜下止血治疗，必要时输血；若鼻后滴漏引起的咳嗽，应与耳鼻喉专科协作治疗。

3. 他脏及肺　心衰引起的咳嗽应积极抗心衰治疗；胃食管反流引起的咳嗽应动态监测食管 pH 值的变化进而行抗反流治疗；血管紧张素转化酶抑制剂药物引起的咳嗽应尽快停用相关药物。

4. 治禁　外感咳嗽忌敛涩留邪，当因势利导，邪去则正安；内伤咳嗽忌宣散伤正，耗气伤阴，当调护正气，以免久咳伤正成劳。注意审证求因，辨证结合辨病治疗，切勿见咳止咳。

【 预后转归 】

外感咳嗽，一般属实证，易于表散清肃，治疗较易，预后较好。但存在高热且难以退热，形衰神疲者，预后不好。内伤咳嗽，常迁延不愈，若能及早治疗多能痊愈。若失治误治，病久及肾，发为肺胀，治疗困难，预后较差。

扫一扫，查阅本章数字资源，含PPT、音视频、图片等

急黄又称"瘟黄"，以病势暴急凶险，面目、皮肤、小便骤然发黄，伴高热烦渴，甚则神昏、谵语为主要表现的危急重症。多由于感受湿热疫毒，或药物、毒物直伤肝脏，或肝体受损，疏泄不畅，胆汁逆入营血而致。

【病因病机】

1.外感时邪　湿热疫毒之邪多由口鼻而入，郁而不达，深入膜原，或湿热交蒸，疫毒内结，侵犯肝胆，肝体受损，肝失疏泄，或胆失通降，胆汁内淤，渗入营血，弥漫三焦，充斥表里，而致面目、肌肤、小便俱黄。

2.饮食所伤　饥饱失常，或嗜酒过度，损伤脾胃，以致运化功能失职，湿浊内生，随脾胃阴阳盛衰，或从热化，或从寒化，熏蒸或阻滞于脾胃肝胆，致肝失疏泄，胆液不循常道，随血泛溢，浸淫肌肤而发黄。

3.药物、毒物伤肝　肝体受损，失于疏泄，胆汁外溢，浸淫肌肤，发为急黄。

4.气血阴阳衰脱　久病羸弱，或暴发重疾，耗气伤阴，气血亏虚，或遇有创伤，气血衰脱，或邪毒过盛，邪闭正衰，气血逆乱，阴阳不相维系，肝失所养，疏泄失职，胆汁溢入营血，发为急黄。

【诊查思路】

1.望诊　肤色目睛黄染为本病的重要特征。急黄多为黄色鲜明，属阳黄。形体消瘦者多见久病和坏病。形体正常或肥胖者多见于新病和实证。注意有无撮空理线、循衣摸床以及扑翼样震颤等表现，一旦出现，则多为危重症阶段，需立即抢救。神乱患者表现为性格行为改变，或意识淡漠、模糊、嗜睡或谵妄、狂躁，提示病情危重。

2.闻诊　呼唤患者听其应答反应，言谈举止异常，或胡乱应答，提示意识不清，病情危重；应答语音低弱，提示为虚证；应答切题，语音洪亮，提示实证。

肝病患者可有肝臭味，闻到酒精气味提示患者可能为酒精中毒，口中臭秽提示胃肠积热。如有中毒可闻到毒物的相关味道。

3.切诊　四肢厥冷，伴冷汗出，为厥脱征象。腹软、无明显压痛为虚证，腹韧、疼痛拒按多实证。注意切触腹部有无压痛及包块，若有包块注意其质地、压痛、大小，边界是否清楚。

阳黄者脉多弦数；脉沉迟或细缓则多为阴黄，病程迁延。

4.问诊　若有酗酒及毒物接触史，应尽量明确时间、品种及用量。症状先有右上腹痛，后有黄疸，多为胆石梗阻；先有发热，继而出现黄疸，可能为传染性疾病，如病毒性肝炎；畏寒、发

热、腹痛、黄疸多为胆总管结石、梗阻伴感染。

5. 病情危重程度判断 天行疫病，以致发黄，起病急骤，病势凶险，黄疸迅速加深，伴高热烦渴，手足抽搐，神昏谵语，病情危重。

【诊断】

（一）疾病诊断

急黄指以身目俱黄、小便发黄为特征，伴有血清总胆红素增高。进展迅速者可出现神昏谵语、吐衄便血、肌肤斑疹、脘腹胀满等危重表现。过量进食某些食物如南瓜、胡萝卜等，皮肤、黏膜也可出现黄疸，但非由胆红素增高所致，称为假性黄疸。

（二）证候诊断

1. 毒热炽盛
主症：身目俱黄，迅速加深，尿黄且短少，烦渴或发热，烦躁，呕恶，大便溏或便秘。
舌脉：舌质红，苔黄而干或黄腻，脉滑数。

2. 邪在营血
主症：身目发黄，迅速加深，明显出血倾向，如衄血、皮肤发斑甚至呕血、便血等，烦躁，甚则神昏谵语。
舌脉：舌质红绛而干，舌苔黄燥，脉细数。

3. 阳虚湿阻
主症：皮肤、巩膜黄染，色泽不鲜明，面色无华，脘痞纳呆，腹胀便溏，倦怠神萎，肢冷浮肿，或见皮肤、巩膜黄染，晦暗不明，面色黧黑等。
舌脉：舌淡体胖或有瘀斑、瘀点，舌苔滑或白腻，脉沉濡缓或弦涩。

【急救处理】

1. 卧床，吸氧，监测生命体征。
2. 做好隔离工作，以防传染性疾病播散。
3. 监测患者神志、尿量，观察黄疸色泽变化。
4. 出现意识障碍者应限制蛋白质摄入，注意补充各种维生素及微量元素，肠道益生菌的补充十分重要。
5. 病情危重者，应迅速开放静脉通道，根据不同证型，分别予清热解毒退黄的茵栀黄注射液、醒脑开窍的醒脑静注射液、活血化瘀的丹参注射液及参麦、参附注射液静脉滴注。必要时可选择人工肝支持治疗。

【分证论治】

1. 毒热炽盛
治法：清热利湿，解毒退黄。
方药：茵陈蒿汤合黄连解毒汤加减，常用茵陈、大黄、栀子、黄连、黄芩、黄柏、虎杖、金钱草等。
加减：呕逆重者加竹茹；脘腹胀满者加枳实、厚朴。

2. 邪在营血

治法：清营凉血。

方药：清营汤合犀角地黄汤加减，常用水牛角、生地黄、赤芍、黄连、牡丹皮、丹参、玄参、金银花、连翘、仙鹤草等。

加减：神昏重者加石菖蒲；出血重者加血余炭、三七等。

3. 阳虚湿重

治法：温阳益气，利水渗湿。

方药：茵陈术附汤合真武汤加减，常用茵陈、苍术、白术、茯苓、泽泻、炮姜、肉桂、附片、陈皮、牛膝、大腹皮、金钱草等。

加减：如有瘀血之象可合用桃核承气汤。

【 临证备要 】

1. 正常人血清总胆红素超过 34.2μmol/L 时，巩膜、皮肤、黏膜和某些体液出现染黄现象。若血清胆红素已增高而临床未出现黄疸者称为隐性黄疸。

2. 黄疸可出现于多种疾病之中，临证时，除根据黄疸的色泽、病史、症状辨别其阴黄、阳黄外，尚应进行有关理化检查，区分肝细胞性、阻塞性或溶血性黄疸等不同性质，明确病因，并采取相应的治疗措施。

3. 需注意病程的阶段性及病证的动态变化。在黄疸的治疗过程中，应区别病证偏表与偏里、湿重于热或热重于湿、阴黄或阳黄。阳黄有短、明、热的特征，即病程短，黄色鲜明，有烦热、口干、舌红、苔黄等热象；阴黄有长、暗、寒、虚的特征，即病程较长，黄色晦暗，常有纳少、乏力、便溏、心悸、气短等虚象和肢冷、畏寒、苔白、舌淡等寒象。

【 预后转归 】

急黄起病急骤，病情凶险，若年高体弱者患病，则易致邪陷心营而病情危重，预后差；若素体壮盛，治疗及时者，可转危为安，亦可导致正气虚弱，形成正虚邪恋之阴黄证候。

第十章

暴 吐

呕吐指胃失和降,气逆于上,迫使胃中之物从口中吐出的一种病证。一般以有物有声谓之呕,有物无声谓之吐,无物有声谓之干呕,临床上呕与吐常同时发生,合称为呕吐。暴吐指邪气犯胃,扰动胃气,胃气暴逆上冲而引起的急性呕吐。

【病因病机】

(一)病因

暴吐多在脾胃虚弱基础,因外邪、饮食、七情所伤而发病。多有胃痛、吞酸等慢性病史。

1. 外邪侵袭 风、寒、暑、湿、燥、火六淫之邪或秽浊之气,侵袭中焦,致使气机逆乱,脾之清气不升,胃之浊气不降,清浊相干,浊气逆乱上冲而发病。

2. 饮食内伤 暴饮暴食,寒凉失宜,过食肥甘醇酒辛辣,误食不洁,损伤脾胃升降之机枢,胃失和降,气机上逆,发为暴吐。

3. 情志失调 肝为刚脏,性喜条达,若情志不舒,木郁不达,肝木失于条达,肝气横逆,胃气失和,发为暴吐。

(二)病机

本病多由邪气犯胃,聚结阳明,造成中焦不治,脾气不升,胃气不降,阴阳痞隔,引起胃气暴逆,上冲而成。

暴吐的核心病机为胃失和降,胃气上逆。与肝、脾密切相关。

因外邪、食滞、痰饮、肝气等邪气犯胃,以致胃气痞塞,升降失调,气逆而吐,初起邪气亢盛,多为实证。

暴吐则邪气随吐而衰,脾胃之气随吐而损,出现虚实夹杂之证。

暴吐津伤,气随津脱,则成转化为虚证。

【诊查思路】

1. 望诊 面赤气急,多见于实证、热证;面色苍白无华,多见于虚证;若两颧高突,脸颊红赤,多见于肺肾阴虚证。

呕吐物清稀,多为寒呕;呕吐物秽浊酸臭,多属热呕;吐不消化食物,多属伤食;呕吐黄绿苦水,多属肝胆郁热或湿热。

凡舌质红润有津苔滑者,病情轻;若舌质青黯,提示阳气受损;若舌中间光剥或舌红碎裂如刀割，提示阴液受损；若舌苔黄厚腻，须注意有无外邪内陷或食积化燥；若舌四边白厚苔，中间光剥，为胃阴受损，治宜芳香轻透，忌单用寒凉药。

2.闻诊 呼唤患者听其应答反应，如应答语音低弱，提示虚证；应答切题，语音洪亮，提示实证；胃脘有振水声音，为痰饮。

呕吐物无酸臭味，多为寒呕；呕吐物有酸臭味，多属热呕；呕吐物味酸腐，多属伤食。

3.切诊 腹软无压痛，喜用热手按摩，为虚寒之证；压痛明显，或按之不舒，提示有实邪。手足厥冷，提示伤及阳气。

脉象沉细或迟弱为虚证，脉象洪大或弦滑为实证。

4.问诊 对呕吐患者，要问诱因，问内伤积损。

5.病情危重程度判断 呕吐伴面色㿠白，肢厥不回，脉微细欲绝，为阴损及阳，脾胃之气衰败，真阳欲脱之危证。

【诊断】

（一）疾病诊断

暴吐指胃失和降，暴逆于上，迫使胃中之物从口中吐出的一种病证。

（二）证候诊断

1.外邪犯胃
主症：突然剧烈呕吐，腹中雷鸣，呕吐物多为食物，甚或夹有胆汁，气味酸腐臭秽，兼有恶寒发热，或脘腹胀满疼痛等症状。
舌脉：舌淡红，苔白腻，脉浮紧。

2.饮食伤胃
主症：呕吐酸腐，脘腹胀满，嗳气厌食，吐后觉舒，大便或溏或结。
舌脉：舌苔厚腻，脉滑实。

3.肝郁乘脾
主症：呕吐频作不止，水入或多食即吐，反胃吞酸，胸胁胀满，大便不调，小便正常。
舌脉：舌淡暗，苔白腻，脉沉细弦。

【急救处理】

（一）基本处理

1.神志不清患者，头侧向一边，使呕吐物容易呕出，防止误吸，引发肺炎甚至窒息。
2.禁食、禁饮，减少胃肠刺激，等病情缓解呕吐停止后，逐渐开放饮食。

（二）病情监测

监测患者生命体征，尽快确定原发疾病的诊断，进行对症处理、病因治疗。

（三）静脉通路

迅速开放静脉通路，补液，保护胃肠道，必要时止吐、抗炎，慎用镇痛药。

（四）综合救治

1.针灸治疗，实证暴吐常用中脘、足三里、内关、合谷、公孙等，用泻法，和胃降逆；虚证常用脾俞、胃俞、中脘、内关、足三里，补法加灸，健脾和胃，降逆止呕。

2.食入即吐，可予大黄甘草汤，少量频服，对症止呕；湿热重者，可予苏叶、黄连，沸水浸泡，少量频服以止呕。

【分证论治】

1.外邪犯胃

治法：解表化浊，和胃降逆。

方药：藿香正气散加减，常用藿香、茯苓、白芷、厚朴、苍术、大腹皮、炙甘草、陈皮、制半夏等。

加减：兼有湿热者，加黄连、黄芩等清利湿热；兼有疫疠秽浊之邪者，加草蔻仁、石菖蒲等辟秽止呕。

2.饮食伤胃

治法：消食导滞，降逆止呕。

方药：保和丸加减，常用神曲、山楂、茯苓、连翘、法半夏、莱菔子、陈皮等。

加减：兼有大便不通者，可加用枳实导滞丸。

3.肝郁乘脾

治法：疏肝和胃，降逆止呕。

方药：半夏厚朴汤合左金丸加减，常用苏叶、半夏、厚朴、茯苓、吴茱萸、黄连等。

加减：兼有隐痛者，加桂枝、白芍、甘草等；脾气虚者，加枳术丸。

【临证备要】

1.暴吐不止者，可予止吐药肌注，如安定镇静、胃复安止吐。

2.暴吐患者应确定原发病。胃肠疾病多见于急慢性胃肠炎、消化性溃疡、胃肠道梗阻、胃肠道过敏性紫癜、急性阑尾炎等；胃肠外因素常见有反射性、中枢性、代谢性、药物性、精神性等，反射性呕吐有咽部疾病、肝胆胰疾病、腹膜肠系膜疾病，中枢性呕吐有颅内占位、脑血管病、颅内感染等，代谢性疾病有糖尿病并发症、肝昏迷、尿毒症等，药物性疾病有药物中毒、药物胃肠反应等。

【预后转归】

暴吐是急诊常见的临床症状，原发病得到控制则暴吐可以缓解。要避免风、寒、暑、湿、燥、火或秽浊之气的侵袭，避免精神刺激，避免不洁食物、暴饮暴食，忌食生冷、辛辣之品，适当休息。

第十一章
暴 泻

扫一扫，查阅本章数字资源，含PPT、音视频、图片等

暴泻是由多种病因而致的脾胃受损，升降失调，传导失职，清浊不分，混杂而下的病证。临床以发病突然，排便次数剧增，泻下急迫，粪便量多而稀薄，排便时常伴肠鸣、肠绞痛或里急后重为特征。

【病因病机】

暴泻发病，多由外邪侵袭，或饮食不节（洁），损伤脾胃，终致脾胃运化失职，清浊不分，发生暴泻。

1. 外邪侵袭 外感寒湿、湿热之邪，或误食腐败不洁之物，损伤脾胃，致传导失职，升降失调，清浊不分，混杂而下。

2. 饮食不节 暴饮暴食，损伤脾胃，脾失健运，清浊不分，水谷相随而下。

3. 重病伤脾 患者重病久病，伤正体虚，中阳不健，运化无权，清气下陷，甚则脾虚及肾，肾阳不足，水湿失于温煦气化，水谷不化，发为暴泻。

总之，本病发生，与邪实正虚有关，但以邪实为主。

【诊查思路】

1. 望诊 大便清稀，或完谷不化者，多属寒证；大便色黄褐，泻下急迫，多属热证；大便时溏时泻，夹有不化水谷，则为脾胃虚弱之泄泻。

苔白腻或薄白多见于外感寒湿之邪；苔黄腻多见于外感湿热之邪；食滞肠胃之泄泻则舌苔厚腻、垢浊；舌质淡多为虚证。

2. 闻诊 应答语音低弱，多虚证；应答切题，语音洪亮，多实证。食滞肠胃之泄泻，可闻及腹中雷鸣。大便较臭，多属热证、实证，而粪便臭如败卵为食滞肠胃之泄泻。

3. 切诊 形寒肢冷多虚证。四肢肤温高，多急性发病，夹热邪、暑邪，亦可见于寒湿泄泻郁而化热之证。

切诊腹部包括诊察腹部的软硬及是否存在压痛，腹软、喜温喜按多提示虚证，腹韧、疼痛拒按多提示实证。

脉搏和缓有力，脉象濡、数、滑、弦等，均提示实证；脉象细、沉、弱，均提示虚证。

4. 问诊 问暴泻的起病是否有不洁食物、旅行、聚餐史，是否与肥甘厚味饮食摄入有关，是否与紧张、焦虑情绪有关。

泄泻次数及便量有助于判断泄泻的类型及病变部位。粪色黄褐而臭多属湿热泄泻，粪便臭如败卵多为食滞肠胃。

询问发热、腹痛、里急后重、肛门灼热、泻后痛减、面色少华、肢倦乏力、纳差等对判断病因有帮助。

问同食者群集发病的历史对暴泻重者病例有助于诊断及病因判断。

5. 病情危重程度判断 神志不清，面色苍白，泄泻不止，肢端湿冷，脉细数或浮大，尿少或无尿者，病情危重。

【诊断】

（一）疾病诊断

以发病突然，排便次数剧增，泻下急迫，粪便量多而稀薄，排便时常伴肠鸣、肠绞痛或里急后重为诊断要点。

（二）证候诊断

1. 寒湿泄泻

主症：泻下清稀，严重时如水样，腹痛肠鸣，痞满，脘腹胀闷，食少，或者兼有外感症状，如恶寒发热，鼻塞头痛，肢体酸痛等症。

舌脉：舌薄白或白腻，脉濡缓。

2. 湿热泄泻

主症：腹痛即泻，泻下急迫，势如水注，或泻而不爽，粪色黄褐而臭，烦热口渴，小便短赤，肛门灼热。

舌脉：舌质红，苔黄腻，脉濡数或滑数。

3. 食滞肠胃

主症：腹痛肠鸣，泻后痛减，泻下粪便臭如败卵，夹有不消化之物，伴见脘腹痞满，嗳腐酸臭，不思饮食。

舌脉：舌苔垢浊或厚腻，脉滑。

4. 阳虚失摄

主症：泄泻如倾，次频量多，皮肤干燥，目眶凹陷，小便短少，神疲倦怠，四肢欠温。

舌脉：舌淡胖水滑，无苔或少量剥苔，脉沉细无力。

【急救处理】

（一）基本处理

患者应安静休息，暂时禁食，腹部保暖。多饮淡盐水，防止脱水或电解质紊乱。

（二）病情监测

观察患者神志、皮肤黏膜、脉搏变化及尿量、泄泻情况。

（三）静脉通路

需迅速开放静脉通道，补充液体，出现脱证予益气固脱类中药制剂。同时完善血常规、大便常规、病原学检查等实验室检查。

（四）综合救治

1.针灸治疗 对出现津伤气脱患者，先灸关元、气海、天枢、足三里、神阙数十壮。

2.输液治疗 暴泻不止，耗伤气阴者，先静脉推注参附注射液和生脉注射液，待血压回升并稳定后，改为静脉滴注。对脱水及电解质紊乱者，予液体支持治疗。

【分证论治】

1.寒湿泄泻

治法：芳香化湿，疏表散寒。

方药：藿香正气散加减，常用藿香、白术、茯苓、陈皮、半夏、厚朴、大腹皮、紫苏、白芷等。

加减：表邪较重者，可加荆芥、防风以增疏风散寒之功；湿邪偏重者，可用胃苓汤以健脾燥湿，淡渗分利。

2.湿热泄泻

治法：清热利湿。

方药：葛根芩连汤加减，常用黄芩、黄连、葛根、炙甘草等。

加减：湿邪偏重者，可合平胃散燥湿宽中；夹食滞者，可加焦神曲、炒麦芽、焦山楂以消食化滞。

3.食滞肠胃

治法：消食导滞。

方药：保和丸加减，常用焦山楂、焦神曲、莱菔子、陈皮、半夏、茯苓、连翘等。

加减：食滞较重者，可加大黄、枳实、槟榔或枳实导滞丸以消导积滞，清利湿热；积滞化热者，可加黄连、山栀；呕吐甚者，可加生姜、刀豆子、竹茹和胃降逆止呕。

4.阳虚失摄

治法：温肾健脾，升清止泻。

方药：四神丸合补中益气汤加减，常用人参、生姜、白术、甘草、生黄芪、陈皮、升麻、柴胡、当归、吴茱萸、肉豆蔻、补骨脂、五味子等。

加减：四肢逆冷，可加制附片、干姜。

【临证备要】

1.暴泻一病，分寒、热、虚、实。外邪侵袭，或饮食所伤，多属实证，治以祛邪为主。若风寒外束宜疏解，湿热宜清化，伤食宜消导，湿盛则应分利。

2.在治疗的过程中，宜进食清淡流质或半流质饮食，忌辛辣厚腻食物。

3.本病需与痢疾及霍乱鉴别。痢疾以腹痛、里急后重、便下赤白黏液为表现，其痛便后不减；霍乱以呕吐与泄泻同时并作为表现，起病急，变化快，病情凶险，所吐之物为未消化之物，气味酸腐热臭，所泻之物多为夹有大便的黄色粪水，或如米泔而不甚臭秽，常伴恶寒、发热，易致阴竭阳亡之危象。

【预后转归】

暴泻病情较轻者，多能治愈，部分患者不经治疗，仅予以饮食调养，亦可自愈；若病情较重，大便清稀如水而直下无度者，极易出现亡阴亡阳之危证，甚至导致死亡；少数急性暴泻患者，治疗不及时，迁延日久，易由实转虚，变为慢性久泻。

附　小儿泄泻

小儿脾常不足，易受外邪，或伤于乳食，或脾肾气阳亏虚，均可导致脾困湿盛而发生泄泻。

【病因病机】

小儿泄泻发生的原因，以感受外邪、伤于饮食、脾胃虚弱为多见。小儿稚阳未充、稚阴未长，患泄泻后比成人更易于损阴伤阳发生变证。重症泄泻患儿泻下过度，易于伤阴耗气，甚则阴伤及阳，导致阴竭阳脱之危重变证。若久泻不止，脾气虚弱，肝旺而生风，可成慢惊风；脾虚失运，生化乏源，气血不足以荣养脏腑肌肤，久则形成疳证。

【诊查思路】

1. 望诊　面色萎黄，形体消瘦等，多见于脾胃虚弱之泄泻；面色无华，寐时露睛，则多见于脾肾阳虚之泄泻；唇红而干者，多为气阴两伤；表情淡漠，面色青灰或苍白，为阴竭阳脱。

大便呈水样，如蛋花汤样，量多，或有黏液，多属湿热。其中便少于水，则湿重于热；便多于水，呈深褐色，则热重于湿。大便清稀，多泡沫，则多为风寒泄泻。大便粗糙，夹有乳凝块或食物残渣，多为伤食泻。大便稀溏，色淡黄，多为脾虚泻。大便澄澈清冷，完谷不化，多五更泻，为脾肾阳虚。

舌质淡，苔薄白，多见于风寒泻；舌质红，苔黄腻，多见于湿热泻；苔厚腻，多见于伤食泻；舌淡苔白，则见于脾虚泻或脾肾阳虚泻；舌红少津，苔少或无，为气阴两伤；舌淡无津，为阴竭阳脱。

前囟及眼窝凹陷，皮肤干燥，可见于小儿泄泻阴竭阳脱之际。

2. 闻诊　呼唤患儿听其应答反应，如应答语音低弱，哭泣声低，提示虚证；应答切题，语音洪亮，多哭闹，提示实证。

大便气味秽臭，多属湿热；臭气较轻者，多属风寒。气味酸臭者属伤食多见，而虚证泄泻多无气味。

3. 切诊　形寒肢冷多提示虚证。四肢温暖，干湿适中，提示病情尚轻。四肢肤温升高，提示急性发病，多为夹热邪。

腹部喜温喜按多提示虚证，腹韧、疼痛拒按多提示实证。

脉浮紧属风寒泻，脉滑实属伤食泻，脉缓弱属脾虚泻，脉细弱属脾肾阳虚泻，脉细数属气阴两伤，脉沉细欲绝属阴竭阳脱。

4. 病情危重程度判断　泻下不止，精神萎靡，皮肤干燥，尿少或无，四肢厥冷，脉细欲绝，属危重症。

【诊断】

（一）疾病诊断

患儿有乳食不节、饮食不洁，或冒风受寒、感受时邪等病史。大便次数较平时明显增多。粪呈淡黄色或清水样，或夹奶块、不消化物，如同蛋花汤，或黄绿稀溏，或色褐而臭，夹少量黏液。可伴有恶心、呕吐、腹痛、纳差、发热、口渴等症。

（二）证候诊断

1. 常证

（1）湿热泻

主症：大便水样，或如蛋花汤样，泻下急迫，量多次频，气味秽臭，或见少许黏液，腹痛时作，食欲不振，或伴呕恶，或发热烦闹，口渴，小便短黄。

舌脉指纹：舌红，苔黄腻，脉滑数，指纹紫。

（2）风寒泻

主症：大便清稀，中多泡沫，臭气不甚，肠鸣腹痛，或伴恶寒发热，鼻流清涕，咳嗽。

舌脉指纹：舌淡，苔薄白，脉浮紧，指纹淡红。

（3）伤食泻

主症：大便稀溏，夹有乳凝块或食物残渣，气味酸臭，或如败卵，脘腹胀满，便前腹痛，泻后痛减，腹痛拒按，嗳气酸馊，或有呕吐，不思乳食，夜卧不安。

舌脉指纹：舌苔厚腻，或微黄，脉滑实，指纹滞。

（4）脾虚泻

主症：大便稀溏，色淡不臭，多于食后作泻，时轻时重，面色萎黄，形体消瘦，神疲倦怠。

舌脉指纹：舌淡苔白，脉缓弱，指纹淡。

2. 变证

（1）气阴两伤

主症：泻下无度，质稀如水，精神萎靡或心烦不安，目眶及前囟凹陷，皮肤干燥或枯瘪，啼哭无泪，口渴引饮，小便短少，甚至无尿，唇红而干。

舌脉指纹：舌红少津，苔少或无苔，脉细数，指纹滞。

（2）阴竭阳脱

主症：泻下不止，次频量多，精神萎靡，表情淡漠，面色青灰或苍白，哭声微弱，啼哭无泪，尿少或无，四肢厥冷。

舌脉指纹：舌淡无津，脉沉细欲绝，指纹滞。

【急救处理】

（一）基本处理

患儿应安静休息，轻型患儿暂不禁食，减少脂肪和不易消化食物的摄入即可，轻中度脱水及中度脱水无呕吐患儿可用口服补液盐（ORS）少量频服。母乳喂养者，可缩短每次喂养时间；人工喂养者，可由米汤或稀奶开始逐渐加量并加大浓度；呕吐严重者可禁食，一般不超过 8 小时。

（二）病情监测

观察患儿神志、体温、脉搏变化、尿量、泄泻情况。

（三）静脉通路

水、电解质紊乱及酸碱失衡患儿，若中度以上脱水或吐泻严重者应迅速开放静脉通道，采用液体疗法。同时完善血常规检查，血清电解质及血气分析检测，大便常规、大便病原学等检查。

（四）综合救治

1. 针灸治疗

针法：取足三里、中脘、天枢、脾俞。实证用泻法，虚证用补法，每日 1 ～ 2 次。

灸法：取足三里、中脘、神阙。隔姜灸或艾条灸，每日 1 ～ 2 次。用于脾虚泻和脾肾阳虚泻。

2. 输液治疗

补液原则要求"定性""定量""定速"，补液先快后慢，见尿补钾。

3. 其他疗法

丁香 2g，吴茱萸 30g，胡椒 30 粒，共研细末。每次 1 ～ 3g，醋调成糊状，敷贴脐部，每日 1 次。用于风寒泻、脾虚泻、脾肾阳虚泻。

【分证论治】

1. 常证

（1）湿热泻

治法：清肠解热，化湿止泻。

方药：葛根黄芩黄连汤加减，常用葛根、黄芩、黄连、甘草等。

加减：热重者可加鸡苏散、滑石、知母清热化湿；湿重者加苍术、豆卷燥湿止泻；呕吐者加竹茹、半夏降逆止呕。

（2）风寒泻

治法：疏风散寒，化湿和中。

方药：藿香正气散加减，常用藿香、苏叶、白芷、生姜、大腹皮、厚朴、陈皮、半夏、苍术、茯苓、甘草、大枣。

加减：大便泡沫较多者可加防风、羌活祛风止泻；腹痛者加木香、干姜温中理气止痛；夹有食滞者加焦神曲、焦山楂、砂仁运脾消食。

（3）伤食泻

治法：运脾和胃，消食导滞。

方药：保和丸加减，常用焦山楂、焦神曲、莱菔子、陈皮、半夏、茯苓、连翘。

加减：腹胀腹痛加木香、厚朴、槟榔理气消胀止痛；呕吐加藿香、生姜和胃止呕。

（4）脾虚泻

治法：健脾益气，助运止泻。

方药：参苓白术散加减，常用党参、白术、茯苓、甘草、山药、莲肉、扁豆、薏苡仁、砂仁、桔梗等。

加减：腹胀明显者加木香、乌药理气消胀；久泻不止者可加煨益智仁、肉豆蔻、石榴皮等固涩止泻。

2. 变证

（1）气阴两伤

治法：益气养阴，酸甘敛阴。

方药：人参乌梅汤加减，常用人参、炙甘草、乌梅、木瓜、莲子、山药。

加减：口渴引饮者加石斛、玉竹、天花粉、芦根养阴生津止渴；大便热臭者加黄连清解内热。

（2）阴竭阳脱

治法：挽阴回阳，救逆固脱。

方药：生脉散合参附龙牡救逆汤加减，常用人参、麦冬、五味子、白芍、炙甘草、附子、龙骨、牡蛎。

加减：久泻不止者可酌加干姜、白术温里止泻。

【临证备要】

本病按病情可分为轻型、中型、重型。按病程分为：急性腹泻，病程短于 2 周；迁延性腹泻，病程 2 周 ~ 2 个月；慢性腹泻，病程超过 2 个月。以八纲辨证为纲，常证重在辨寒、热、虚、实；变证重在辨伤阴、伤阳。常证按起病缓急、病程长短分为暴泻、久泻，暴泻多属实证，久泻多属虚证或虚中夹实。变证属重症、危症。

治疗上以运脾化湿为基本法则，实证以祛邪为主，分别治以清肠化湿、祛风散寒、消食导滞；虚证以扶正为主，分别治以健脾益气、温补脾肾。变证治疗以益气养阴、酸甘敛阴、护阴回阳、救逆固脱。

【预后转归】

轻者治疗得当，预后良好；重者泻下过度，易见气阴两亏，甚至阴竭阳脱；久泻迁延不愈，则易转为慢惊风或疳证。

第十二章
水　肿

　　水肿是各种原因导致的水液气化失司，泛滥肌肤，表现为头面、眼睑、四肢肿胀甚至出现胸水、腹水等病证。临床上水肿可单独出现，也常作为心衰、关格、中毒、丹毒等疾病的重要伴随症状出现。

【病因病机】

（一）病因

　　水肿患者，多在内伤积损的基础上，因感受外邪、饮食失调或劳倦过度等而导致。

　　水肿多存在内脏损伤，发病与肺、脾、肾三脏受损关系密切。肺脏受损，宣降失司；脾脏受损，失于健运；肾脏受损，肾失开合、气化不利等，为水肿的内伤基础。

　　1. 风邪外袭　外邪袭肺，肺失宣降通调，上不能宣发津液外达肌肤，下不能通调水道而将代谢产物变化为尿，以致风遏水阻，风水相搏，泛滥肌肤，水液潴留，发为水肿。

　　2. 湿毒浸淫　痈疡疮毒生于肌肤，未能清解而内归肺脾，脾伤不能升津，肺伤失于宣降，以致水液潴留体内，泛滥肌肤，发为水肿。

　　3. 湿热内侵　湿热内侵，中焦脾胃失其升清降浊之能，三焦为之壅滞，水道不通，以致水液潴留体内，泛滥肌肤，发为水肿。

（二）病机

　　无论因于外感，还是因于内伤，水肿与肺、脾、肾三脏关系密切：肺气不降，水道失调，水气上犯头面、肌表；脾失运化，水湿内停，泛滥肌肤；肾阳不足，命门火衰，膀胱气化不利，导致水液泛滥。

　　水肿的形成常牵涉多个脏器，它们相互联系，相互影响。如肾虚水溢上逆于肺，使肺气不降；若脾虚不能制水，水湿壅盛，必损及阳，致肾阳不能温养脾土，脾肾俱虚则水肿加重。

【诊查思路】

　　1. 望诊　目窠微肿，状如卧蚕，面有水气色泽，为水肿初起；上下眼睑肿见于脾虚或脾热，脾热的肿势急而色红，脾虚的肿势缓而无力。

　　上半身肿甚，其病属阳；腰以下肿甚，其病属阴。肿胀见缺盆平、足心平、背平、脐突者，多属难治。

　　2. 闻诊　水肿伴语声低弱，提示虚证；水肿伴语声洪亮，提示实证。水肿伴口中有秽浊之气，多提示湿热上扰。

3.问诊 急性起病，多由外邪所致；慢性起病，多为内伤所致。

水肿始于头面、眼睑，由上至下，延及全身，其病位在肺，多为表、实、热证；水肿始于下肢、足胫，由下而上，渐及全身，其病位在脾肾，多为里、虚、寒证。

水肿伴恶风或疮痍，烦热口渴，兼见小便赤涩，大便秘结者，多为表、实、热证；水肿伴面白，身倦畏寒，神疲气怯，兼见小便少但不赤涩，大便溏薄者，多为里、虚、寒证。

4.切诊 肿处皮肤绷紧光亮，按之凹陷即起，多为表、实、热证；肿处皮肤松弛，按之凹陷不易恢复，甚则按之如泥，多为里、虚、寒证。

脉实而有力，提示病情较轻，表证、实证为主；脉虚而无力，提示病情较重，里证、虚证为主。

5.病情危重程度判断 肿势严重，出现脐突、背平等表现或伴有胸水、腹水而见胸闷心悸、气喘不能平卧或腹部膨胀等症，属水肿重症。

【诊断】

1.外邪浸淫，肺气不降

主症：感受外邪，小便不利，肿起于眼睑，迅及全身，有恶风发热之象。

舌脉：舌红，苔薄黄，脉浮数或滑数。

2.疫毒内陷，湿热蕴脾

主症：遍身浮肿而皮肤绷急光亮，或伴有身黄、目黄，胸脘痞闷，不欲进饮食，口干口苦，小便短赤，大便干结。

舌脉：舌质红，苔白腻或黄腻，脉沉细或濡数。

3.心肾阳虚，水凌心肺

主症：身肿，腰以下尤甚，按之凹陷不起，脘闷纳减，胸闷喘憋，咳吐痰涎，神疲肢冷，小便短少。

舌脉：舌淡，苔白腻或白滑，脉沉缓或沉弱。

【急救处理】

1.监测生命体征、血氧饱和度、尿量，缺氧者则吸氧。

2.尽快完善相关理化检查，明确水肿病因。

3.水肿出现凌心射肺危证，表现为水肿伴喘促不能平卧，可让患者床头抬高15°～30°或坐于床沿，双下肢垂下。

【分证论治】

1.外邪浸淫，肺气不降

治法：宣肺解毒，利尿消肿。

方药：麻黄连翘赤小豆汤合五味消毒汤加减，药用麻黄、杏仁、桑白皮、赤小豆、连翘、金银花、蒲公英、紫花地丁、紫背天葵等。

加减：大便不通，加大黄、芒硝。

2.疫毒内陷，湿热蕴脾

治法：分利湿热。

方药：疏凿饮子加减，药用羌活、秦艽、大腹皮、茯苓皮、生姜皮、泽泻、赤小豆、商陆、槟榔、葶苈子、大蓟、小蓟、白茅根、大枣、杏仁、黑白丑、猪苓、桑白皮、冬瓜皮、抽葫芦等。

加减：若腹满不减，大便不通，可合用己椒苈黄丸。

3. 心肾阳虚，水凌心肺

治法：温阳健脾，化气利水。

方药：葶苈大枣泻肺汤合五苓散加减，药用葶苈子、红枣、白术、桂枝、茯苓、猪苓、泽泻等。

【 临证备要 】

1. 肺系疾病导致右心功能不全引起的水肿，需氧疗，改善通气，保证充分氧合，并在控制感染的基础上，应用利尿剂利水消肿。

2. 心血管疾病导致心功能不全引起的水肿，应首先判断冠脉供血及瓣膜情况，纠正心律失常，控制心室率；其次改善心肌供血，寻找并纠正导致心衰的诱发因素。可采用扩血管、强心、利尿等减轻心脏的前后负荷等方法。

3. 急性肾炎者，控制血压，控制感染，结合中医药治疗。肾功能不全引起的水肿，利尿无效可考虑持续床旁血液滤过或透析治疗。肾病综合征者，在利尿同时，结合具体病情，或应用糖皮质激素，或应用人血白蛋白等综合治疗。

4. 低蛋白血症引起水肿，要治疗原发病，补充营养及白蛋白。

【 预后转归 】

起于外感，因于肺者，如及时治疗，预后良好。因于脾者，若病情反复发作，迁延不愈，预后不良。肾若受损，多属正虚邪实，预后不良。

扫一扫，查阅本章数字资源，含PPT、音视频、图片等

斑疹多是因邪热波及营血而致。斑多点大成片，色红或紫，抚之不碍手，压之不褪色；疹形如粟米，高出于皮肤之上，抚之碍手。

【病因病机】

1. 正气不足　斑疹患者，多由正气不足，感受温邪疫毒所致。与先天禀赋不足有相关性。

当人体正气不足，或正气相对虚弱，卫外功能低下，往往抗邪无力，则邪气可能乘虚而入，波及营血而致斑疹。此外，先天禀赋不足，如过敏性紫癜患者多因先天阴虚质燥，营血中已有伏火，受湿热、药毒等外邪影响而发。

2. 感受温邪　疫毒温邪疫毒多从口鼻或皮肤而入。不同的疫毒有自己的传变特点，但大致遵循卫气营血的传变规律。疹多因外感时邪或过敏，热入营血所致。由于气分邪热，内窜营分，损伤血络，发于皮肤。其邪热仍在气分，但波及营血。斑可由外感温热毒邪，热毒窜络，内迫营血，损伤血脉，迫血妄行，血从肌肉外溃。

本病病机有以下特点：①传变迅速，或跳跃，或重叠，可由卫气分证迅速转为营血分证。②里热内迫特性显著，易出现高热、神昏、躁狂、斑疹密集等。③伤津耗液严重，可出现汗出、肢冷、脉伏等厥脱之证。

【诊查思路】

1. 望诊　面色灰青，疹出不畅，色紫暗，或斑疹突然隐退，此为逆证，病情危重；面色潮红，斑疹密集，色紫暗，为热入营血，谨防败证。面色红润，斑疹减少，色泽红，分布均匀，无其他并发症，提示病情平稳。

不同的斑疹多有不同的发疹顺序。如麻疹的出疹顺序一般为先从耳后发际开始，渐及额、面、颈，自上而下，至胸、腹、背部、四肢，最后到达手掌和足底，出疹后按出疹顺序依次消退。水痘呈向心性分布，先出现于躯干及四肢近端，次为头面部，四肢远端较少。蛇串疮多沿周围神经分布，多限于身体一侧。临证时需仔细观察。

不同的疾病斑疹可有不同的形态。如水痘初为红斑疹，数小时后变成红色丘疹，再经数小时发展为疱疹，位置表浅，形似露珠水滴，壁薄易破，周围有红晕。蛇串疮皮肤出现成簇皮疹，先为红斑，数小时发展为丘疹、水疱，数个或更多，呈簇连成片，水疱成批发生，簇间皮肤正常。麻疹初起为淡红色斑丘疹，压之褪色，疹间皮肤正常，皮疹大小不等，稀疏分明，疹退后有浅棕色色素沉着斑，伴糠麸样细小脱屑。

失神患者表现为循衣摸床，淡漠，意识模糊，提示斑疹并发了脱证，病情危重。

2.闻诊 呼唤患者观察其应答反应，如无应答提示意识丧失，病情危重；应答语音低弱，提示为虚证；应答切题，语音洪亮，提示为实证。

3.切诊 斑平铺于皮肤，抚之不碍手，压之不褪色；疹为皮肤出现红色或紫红色、粟粒状疹点，高出皮肤，抚之碍手，压之褪色。

四肢厥冷，伴冷汗出，提示为脱证。

4.问诊 详细询问有无接触过类似症状之人，有无不洁饮食史，有无疫区接触史。

详细询问斑疹的出疹顺序及消退顺序及持续时间。

5.病情危重程度判断 失神，疹色紫暗或突然隐退，大片出血，面色灰青，肢端湿冷，脉细数或浮大，尿少或无尿者，病情危重。

【诊断】

（一）疾病诊断

斑是指皮肤黏膜出现深红色或青紫色片状斑块，平铺于皮肤，抚之不碍手，压之不褪色；疹是指皮肤出现红色或紫红色、粟粒状疹点，高出皮肤，抚之碍手，压之褪色。

（二）证候诊断

1.邪毒郁表
主症：发热，微恶风寒，咳嗽，目赤，斑疹发出量较少，颜色鲜红，形态松浮，稀疏，均匀洒于肌表。
舌脉：舌尖红，苔薄白或微黄，脉浮数。

2.毒壅肺胃
主症：身热如焚，气粗而促，烦躁口渴，斑疹密集，颜色鲜红或紫暗，大便秘结，小便短赤而少。
舌脉：舌赤苔黄，脉数。

3.热盛迫血
主症：心烦躁扰，时有谵语，甚至昏狂谵妄，斑疹显露或斑色紫黑，或吐血尿血。
舌脉：舌质红绛而干，苔薄或无苔，脉细数。

【急救处理】

（一）基本处理

1.监测生命体征，高热者注意降温治疗，若病情重者，迅速建立有效静脉通道。
2.根据临床表现，完善相关检查，明确导致斑疹的原发疾病。
3.对于属于传染性疾病的疑似和确诊患者应及时隔离。
4.斑疹患者均应卧床休息，注意水分和营养的补充，避免因抓伤导致二次感邪。

（二）综合救治

1.针刺太阳、风池、百会、风府穴，用泻法，留针 15～20 分钟。
2.大椎、十宣点刺放血。

3.生石膏、知母、丹皮水煎，擦洗患处。

【分证论治】

1. 邪毒郁表

治法：辛凉透疹，疏风解毒。

方药：清解透表汤加减，常用葛根、紫草、桑叶、菊花、甘草、牛蒡子、金银花、连翘、蝉衣等。

加减：如高热无汗，加浮萍；如恶寒咳喘者，加麻黄、紫苏、细辛；咽痛，加马勃、射干。

2. 毒壅肺胃

治法：清透热毒，攻下泻热。

方药：通圣消毒散加减，常用川芎、银花、牛蒡子、滑石、芒硝、生大黄、水牛角、芦根、大青叶、防风、白芷、栀子等。

加减：若热结肠腑较重，可后下大黄，芒硝冲服，加厚朴、枳实；如热邪明显，加用石膏、知母。

3. 热盛迫血

治法：清热解毒，凉血散瘀。

方药：清营汤加减，常用水牛角、生地黄、玄参、淡竹叶、麦冬、丹参、黄连、金银花、连翘等。

加减：若营热动风，症见心烦、谵语、惊厥，加用钩藤、丹皮、羚羊角；如吐血，加侧柏叶、白茅根、三七；若热毒较甚，加水蛭、大黄、神犀丹；若气血两燔，症见壮热，大渴，头痛如劈，骨节烦痛，烦躁不安，可予清瘟败毒饮。

【临证备要】

1.斑疹不宜外发过多，叶天士云"宜见而不宜见多"。斑疹外发，标志着营血分之邪有外达之象，所以说"宜见"；反之，斑疹外发过多，又提示营血分热盛毒重，故又"不宜见多"。

2.斑疹症状是邪气波及营血分的一个标志，针对斑疹治疗，很有必要。但治斑透疹不是最终目的，临床不能见斑治斑、见疹透疹。

3.斑宜清胃泻热，凉血化斑；疹宜宣肺透邪，清营透疹。若斑疹并见，治以化斑为主，兼以透疹。斑疹的治疗，一忌用辛温发表升提药，恐助热动血；二忌壅补，以免恋邪；三忌在斑疹初透之际，过用寒凉，以使邪热遏伏，发生变证。

【预后转归】

斑疹的色泽若红活荣润为气血流畅、邪热外达之征象，预后良好。若红如胭脂为血热炽盛。若色紫赤如鸡冠花为热毒深重。若斑疹骤没，或晦暗枯槁，为邪气深入，正气衰退的危象，预后不良。

第三篇
疾　病

第一章

厥 证

扫一扫，查阅本章数字资源，含PPT、音视频、图片等

厥证是以突然昏倒、不省人事为主要表现的疾病的统称，是由多种病因导致的气机突然逆乱，升降乖戾，气血阴阳不相顺接的危急病证。病情轻者一般在短时间内苏醒，醒后如常人；病情重者，则昏厥时间较长，严重者甚至一厥不复而死亡。

【病因病机】

（一）病因

1. 痰浊蒙蔽 饮食不节等，致脾胃损伤，运化失常，聚湿生痰，痰浊阻滞，气机不畅，痰浊上壅，清阳被阻，则发为厥证。

2. 情志失常 肝气郁滞，气机乖戾，升降出入失常，神机为之化灭，亦可发生厥证。

3. 气血逆乱 形盛气弱，脾运失健之人，易痰阻气机；肝阳素旺之人，常肝气郁结，肝阳暴亢，五志过极，均致气血逆乱，气血上壅，清窍不利，发为厥证。

4. 正气虚脱 阴阳互根，相抱不脱。大汗、大下、大吐、亡血之后，津液不足，阳气无以依附而外泄，气血阴阳欲脱则神气乱，皆可致神明失守，而发为厥证。

（二）病机

本病病机较为复杂，外感疫疠、内伤杂病均可出现，但主要是因心和脑受扰而发病。温热病邪热内陷心营、湿热痰蒙、腑实燥结、痰热交阻，均可上扰清阳，闭阻清窍，或因神失所养，导致厥证。

【诊查思路】

1. 望诊 失神患者表现为面色苍白，口唇无华，病情急重，应防止气脱，进入抢救程序；若患者发病之前有大怒或大惊等情志刺激，表现为不省人事，牙关紧闭，面赤唇紫，提示病情危重。气逆者，多牙关紧闭；气脱者，多口张。

厥证患者呼吸气粗，多是实证。呼吸微弱甚至欲绝，多为虚证。病性属实者，面色多晦浊红赤。形体肥胖者多见于实证，形体消瘦者多见于虚证。

2. 闻诊 闻到酒味提示患者酗酒，应与酒精中毒相鉴别。如闻到口中臭秽提示胃肠积热。中毒患者可有毒物的相关味道，如有机磷农药中毒患者可有大蒜味等。肝病患者可有肝臭味。烂苹果味提示糖尿病酮症酸中毒。

呼吸音粗大者，多为实证。呼吸音低微者，多为虚证。

3. 切诊　四肢厥冷，伴冷汗出，提示虚证，须严密观察，积极抢救。

脉洪、大、数多提示为实证，脉弦多提示气机逆乱，脉弱、细多提示虚证。

4. 问诊　若患者昏迷，应询问家属及患者发病的目击者，若患者已苏醒，则询问患者，问诊应包括是否有外伤史、酗酒及中毒史，对于酗酒和毒物接触史，要尽量明确时间、品种以及用量。是否有发热、肢体不利，发病时是否有抽搐，以与痫证相鉴别。

问内伤积损，包括既往是否有外伤史、高血压史、糖尿病史、肾脏病史、心脏病史、肝脏病史、肺部疾病史、癌症病史、耳鼻喉部病史、内分泌病史。尽量明确病史长短、病情控制情况及诊疗经过。

应询问患者发病伴随症状，若患者清醒，应询问患者醒后仍有何不适。

5. 病情危重程度判断　短时间内苏醒，醒后如常人者，病情相对较轻；若昏厥时间较长，严重者甚至一厥不复，病情危重。

【诊断】

（一）疾病诊断

临床上以突然昏倒、不省人事、四肢逆冷为主要临床表现者，可诊断为厥证。

（二）证候诊断

1. 痰浊蒙蔽

症状：神志呆滞，时昏时醒，语言错乱或意识模糊，甚则昏不识人，呼之不应，面色晦暗，胸腹闷胀，恶心呕吐，痰涎壅盛，喉中痰鸣。

舌脉：舌体胖大而有齿痕，舌质淡，苔白腻或灰腻，脉沉滑。

2. 肝气郁闭

症状：情志刺激后突然昏倒，不省人事，口噤握拳，呼吸气粗，四肢厥冷。

舌脉：舌苔薄白，脉弦或浮。

3. 暑邪闭窍

症状：暑季外出劳作，突发神志不清，面红发热，眩晕头痛，昏厥，谵语频频，气息极微。

舌脉：舌干红少津，脉洪大而数。

4. 血郁气逆

症状：大怒或大惊后突然昏倒，不省人事，牙关紧闭，面赤唇紫。

舌脉：舌质暗，苔白，脉沉弦。

【急救处理】

1. 基本处理

（1）摆放体位：减少与医疗无关的体位变动。

（2）开放气道：痰涎壅盛，喉中痰鸣者，应进行吸痰。

2. 病情监测　监测患者神志、脉搏变化、尿量、出血情况。

3. 静脉通路　迅速开放静脉通道，出现脱证予益气固脱类中药制剂。

4. 综合救治　针刺人中、内关、百会、素髎、十宣、十井等，实证者，可针刺十宣穴少量放血。虚证可灸百会、神阙、关元、气海、足三里等。

【分证论治】

1. 痰浊蒙蔽

治法：涤痰开窍。

方药：涤痰汤合菖蒲郁金汤加减，药用茯苓、人参、甘草、橘红、胆南星、半夏、竹茹、枳实、菖蒲、牡丹皮、郁金、灯心、淡竹叶、鲜竹沥等。

加减：病情深重者可加用苏合香丸或至宝丹灌服或鼻饲；恶心呕吐者可加用生姜、竹茹。

中成药：苏合香丸。

2. 肝气郁闭

治法：顺气开郁。

方药：五磨饮子加减，药用沉香、乌药、木香、枳实、槟榔等。

加减：肝阳偏亢者，可加钩藤、石决明。

3. 暑邪闭窍

治法：清暑益气，开窍醒神。

方药：清暑益气汤加减，药用西洋参、石斛、麦冬、黄连、竹叶、荷梗、知母、甘草、粳米、西瓜翠衣等。

中成药：如暑厥重症可先予安宫牛黄丸或紫雪丹口服。亦可用清开灵注射液稀释后静脉滴注。

4. 血郁气逆

治法：理气开郁，活血化瘀。

方药：丹参饮加减，药用丹参、檀香、砂仁等。

中成药：丹红注射液加等渗液稀释后静脉滴注。

【临证备要】

对于厥证患者，除内服药治疗外，尚可采用外治、涌吐等治法。

1. 外治法 气机郁闭者可用皂荚末，取少许吹入鼻中，使之喷嚏不已；或以石菖蒲末吹鼻中，或用桂末纳舌下以通窍醒神。

2. 涌吐法 对于痰湿壅盛所致厥证，可用烧盐一两，煎水一碗灌之，促痰食涌出。

【预后转归】

情志所致厥证，预后良好；器质性疾病所致厥证，预后较差。

脱证以神志淡漠，甚者昏迷，气息微弱，面色苍白，四肢厥冷，大汗淋漓，口开手撒，脉微欲绝为主要表现的危重病证，是由多种病因导致的气血阴阳受损，脏气受伤，阴阳互不维系，欲脱欲离，络脉俱竭。

【病因病机】

（一）病因

脱证的病因复杂，概而论之，邪毒内侵，内陷营血，邪闭正衰，气血逆乱，或久病不愈，耗气伤精，损及五脏，气血衰败，或大汗、暴吐、暴泻、大失血之后，气随津脱，元气耗竭，终致阴损及阳，阳损及阴，阴阳不相维系，导致阴阳离决。

脱证多存在心脏内伤，如真心痛、心悸、胸痹等；也可存在大量失血失液，如脏腑出血、严重呕吐腹泻、严重烧伤等；还可存在于热毒证或毒血证。

另外，过敏性疾病、剧烈疼痛以及麻醉意外也易发生脱证。

常因感受疫疠邪毒、暴吐暴泻、亡津失血、骤发剧痛等急重症诱发，或继发于久病虚衰。

（二）病机

1. 邪毒过盛，正气衰亡 外感六淫或疫疠毒邪，由表及里，蕴结化火成毒，毒热过盛，气血逆乱，正气衰亡，终致阴阳之气不相维系，发为脱证。

2. 失血失液，气随津脱 呕血便血，或创伤伤及脉络，大量失血，以致气随血脱，阳随阴亡；或饮食不洁之物，或攻下过猛，损伤脾胃，升降失常，清浊不分，暴吐暴泻，阴液大伤，气随津脱，阳随阴亡。

3. 气血阴阳俱虚 久病羸弱或暴发重疾，耗气伤阴，气血亏虚，阴阳之气不相维系，而发脱证。

【诊查思路】

1. 望诊 患者表现神情淡漠，烦渴躁妄，提示热毒内陷；患者神情淡漠，面色晦暗无华，提示伤津失血亡阳；气虚阴脱患者面唇苍白，烦躁；阴竭阳脱患者神情淡漠，目呆口张，瞳仁散大，面色晦暗无华，或低热烦躁，提示病情危重，需立即进入抢救程序。

邪盛正衰患者面色和肤色多呈现晦暗而红；面色和体色苍白，应警惕阳脱；面唇苍白，伴有低热烦躁者，多提示气虚阴脱；阴竭阳脱的患者，面色晦暗无华，病情危重。

2. 闻诊 呼唤患者听其应答反应，如无应答提示意识丧失，病情危重。应答语音低弱，提示为虚证；应答语音洪亮，气粗息促，提示为实证。

3. 切诊 四肢厥冷，伴冷汗出，提示气虚阳脱，须严密观察，积极抢救。汗出如油，肢厥不温，提示气虚阴脱。

胸腹灼热，汗出如油，四肢厥冷，提示邪气内盛，正气不足。身冷如冰，常提示阳气不足或阴竭阳脱。另外还需诊察腹部的软硬及是否存在压痛，腹软、无明显压痛多提示为虚证，腹韧、疼痛拒按多提示为实证。

脉数、促提示邪气内盛；脉微欲绝提示阳气虚脱；脉细数多气阴虚衰。

4. 问诊 脱证的病因较为复杂，常由一些基础疾病而导致脱证的发生。尽量明确病史长短、病情控制情况及诊疗经过。

5. 病情危重程度判断 失神，面色苍白，全身湿冷，脉细数或脉微欲绝者，病情危重。

【诊断】

（一）疾病诊断

1. 发病特点 起病急骤，常因感受疫疠邪毒、暴吐暴泻、亡津失血、骤发剧痛等急重症诱发，或继发于久病虚衰。

2. 证候特点 神情淡漠或烦躁，甚至不省人事，面色苍白或紫暗，息微气促，四肢厥逆，汗出淋漓，目合口开，二便自遗，少尿无尿，脉微欲绝。

3. 辅助检查 心电图检查，血、尿、便常规检查，生化检查，凝血检查及D-二聚体检查等。

（二）证候诊断

1. 邪盛正衰
主症：神情淡漠，发热，烦渴躁妄，胸腹灼热，溺赤便秘，便下腐臭，喉中痰鸣，气粗息促，汗出如油，周身皮肤花斑，四肢厥冷。
舌脉：舌质绛，苔黄燥，脉数、促。

2. 气虚阳脱
主症：手足逆冷，无热畏寒，或身冷如冰，神情淡漠，尿少或遗溺，下利清谷，面色晦暗无华。
舌脉：舌淡苔白，脉微欲绝。

3. 气虚阴脱
主症：面唇苍白，低热烦躁，心悸多汗，汗出如油，口渴喜饮，尿少色黄，肢厥不温，皮肤花斑。
舌脉：舌体偏小，质绛，舌面少津，脉细数或沉微欲绝。

4. 阴竭阳脱
主症：神情淡漠，目呆口张，瞳仁散大，面色晦暗无华，舌卷囊缩，手足逆冷，或身冷如冰，尿少或遗溺，自利清谷，或低热烦躁，心悸多汗，口渴喜饮，尿少色黄，肢厥不温。
舌脉：舌淡或绛，舌面少津，苔厚或少苔，脉细数微欲绝。

【急救处理】

（一）一般处理

1. 快速开通液体通路，吸氧，畅通气道。
2. 监护生命体征、血氧饱和度、尿量，判断疾病危重度。
3. 非心源性疾病导致的脱证，首先快速补充晶体液及胶体液扩容，尽快液体复苏。再治疗相关疾病。

（二）综合救治

1. 益气固脱　益气养阴固脱，可选用生脉注射液或参麦注射液，或独参汤、生脉散煎汤鼻饲。益气回阳固脱，可选用参附注射液，或参附汤、四逆汤煎汤鼻饲。

2. 血管活性药物　如多巴胺、去甲肾上腺素、肾上腺素等药物可以结合临床病情应用。

3. 针灸治疗　热毒内陷者，针刺人中、百会、大椎、曲池、涌泉穴，或用三棱针点刺十宣、曲泽、委中出血。气虚阳脱者，艾灸神阙、气海、关元穴。

【分证论治】

1. 邪盛正衰
治法：泄热解毒开窍，益气养阴固脱。
方药：人参白虎汤或黄连解毒汤合生脉散加减，常用生石膏、知母、人参、甘草、粳米、黄芩、黄连、栀子、黄柏、麦冬、五味子等。
加减：若见唇面指端发绀，可加丹参、赤芍、红花、川芎等活血通络之品。若痰壅气滞，宜豁痰行气，加用二陈汤，或用导痰汤加竹沥、姜汁、菖蒲、郁金等。

2. 气虚阳脱
治法：益气回阳固脱。
方药：参附汤或四逆汤等加减，常用人参、制附片、干姜等。
加减：病轻浅者当早用大剂独参汤浓煎频服，气固阳自回；冷汗者，加重制附片、山萸肉剂量，回阳救阴固脱。

3. 气虚阴脱
治法：益气养阴固脱。
方药：生脉散或固阴煎加减，常用人参、熟地黄、黄精、山萸肉、黄芪、山药、麦冬、五味子、甘草等。
加减：可用大剂独参汤浓煎频服，使元气急固，防止气随阴脱；汗多者，加大山萸肉剂量，以救阴固脱。

4. 阴竭阳脱
治法：敛阴益气，回阳救逆。
方药：生脉散合四逆汤加减，常用人参、麦冬、五味子、制附片、干姜、山萸肉、生龙骨、生牡蛎等。
加减：病轻浅者当早用大剂独参汤浓煎频服，气固阳自回；阳随阴脱者，加大山萸肉剂量，回阳固脱。

【临证备要】

（一）鉴别诊断

脱证应与中风、痫病、厥证相鉴别。

经对症处理，病情、症状仍未得到控制的，这时往往需要在液体复苏和常规处理的基础上，针对不同类型脱证，施以不同的治疗。

（二）调护

1.对脱证患者要加强护理，记录出入量、生命体征，监测血氧饱和度等，详细观察其病情变化。

2.保持适当体位，保持呼吸道通畅，防止患者误吸。

3.定时翻身、拍背，辅助排痰，防止压疮。

4.脱证救治过程中，输入液体极易伤及阳气，导致气虚阳微。温阳化气之法可以提高临床疗效。

【预后转归】

脱证一旦得到控制，患者生命体征稳定，往往需要转到专科治疗，最终预后取决于引起脱证的原发疾病。

第三章
风温肺热

扫一扫，查阅本章数字资源，含PPT、音视频、图片等

风温肺热四时皆有，以冬春两季多发，是感受风热毒邪所引起的急性外感热病，临床主要表现为发热、咳嗽、咳痰，属于外感热病范畴。病性多属实、属热，具有起病急、病情重、传变快的特点。

【病因病机】

（一）病因

本病多因风热之邪乘体虚侵袭，肺卫受邪，宣降失常而致。可由肺卫顺传气分、营分甚至血分，也可由肺卫逆传心包所致。

风温肺热男女老幼均可发病，尤其存在肺脏内伤者，如肺络痈、肺痨、肺胀等，更易罹患。

春季风气当令，阳气升发，风热合邪而发本病。风热之邪乘体虚侵袭，多从口鼻而入，先犯上焦肺卫，外则卫气与邪抗争，卫气郁阻，皮毛开阖不利，内则肺气清肃宣降失职。肺卫邪热不解，可成阳明腑实之证，亦可内陷营血，热陷心包。

（二）病机

风温肺热病初期以实证为主，此时主要表现为发热，恶寒，咳嗽，咳痰，后可出现痰多痰鸣，胸闷气粗，热势不减，大便不通。

有内伤基础病者，可因邪入营分或热陷心包，而见热灼营阴，耗气动血，而见神昏、谵语、痰鸣肢厥、舌红绛、脉滑数。

进一步阴竭阳脱则以虚证为主，此时患者生命体征不平稳，出现大汗肢冷，颜面苍白，呼吸急促，唇甲青紫，神志恍惚等。

【诊查思路】

1. 望诊 患者神清，对答切题，呼吸平稳，提示病情较轻；出现神昏谵语，提示热扰心神，病情危重。

呼吸急促伴神志改变者，病情较重，易发脱证。

痰白提示热邪较轻，痰黄提示有热，痰黄绿色或痰中带血往往提示存在肺脏基础疾病。

2. 闻诊 呼唤患者听其应答反应，如无应答提示意识丧失，病情危重。应答语音低弱，提示为虚证；应答切题，语音洪亮，提示为实证。

3. 切诊 四肢逆冷伴有舌红绛，提示闭证；大汗肢冷，提示存在厥脱征象。

腹部硬满，按之累累硬块者，多为肠中燥屎，需及早通下。

脉浮数提示病位较浅，病情较轻；脉数滑，提示病情进展，病情较重；脉微细欲绝，提示存在厥脱可能，需密切观察，积极抢救。

4.问诊　问内伤积损，尽量明确病史长短、病情控制情况及诊疗经过。

5.病情危重程度判断　出现神昏，谵语，高温骤降，大汗肢冷，颜面苍白，呼吸急促，唇甲青紫，脉微细欲绝等，病情危重。

【诊断】

（一）疾病诊断

风温肺热病是感受风热病邪引起的急性外感热病，临床主要表现为发热、咳嗽等。

（二）证候诊断

1.痰热壅肺

主症：发热，痰多痰鸣，痰黏或黄或白，咳嗽，胸闷气粗。

舌脉：舌红，苔黄或白腻，脉弦滑而数。

2.热陷心包

主症：神昏，谵语，发热夜甚，咳喘气促，痰鸣肢厥。

舌脉：舌红绛，苔干黄，脉数滑。

3.阴竭阳脱

主症：高热骤降，大汗肢冷，颜面苍白，呼吸急促，痰涎壅盛，唇甲青紫，神志恍惚。

舌脉：舌红少津，脉微欲绝。

【急救处理】

风温肺热病患者出现高热，予物理降温。热邪耗伤气阴，可嘱患者多饮水，必要时补充晶体液，维持生命体征平稳。一旦出现厥脱积极抢救。

（一）基本处理

1.高热者予物理降温。

2.开放气道，呼吸困难者，给予鼻导管或面罩吸氧，必要时予呼吸机辅助通气。

3.监测患者体温、呼吸、痰、出入量情况。

4.迅速开放静脉通道，补充晶体液。痰热重者，可予清热解毒化痰类针剂静滴；出现正气耗伤时，可予益气固脱类中药制剂。

（二）综合救治

1.针刺　热在肺卫，针刺大椎、曲池、合谷，也可取十宣穴点刺放血；痰热壅肺，针刺曲池、肺俞、丰隆穴，痰黏难咯者，加天突穴；热陷心包，针刺人中、内关、涌泉穴；气阴两伤，针刺关元、气海，或灸关元、百会等穴。

2.中药制剂　可根据病情需要辨证使用清热解毒、化痰、凉血、开窍类中药针剂。

3.刮痧　常用背部沿督脉和膀胱经部位、腋窝及肘窝等处，自上而下，先轻后重，刮至局部皮肤出现红紫色瘀点即可。

【分证论治】

1. 痰热壅肺

治法：清热化痰。

方药：麻杏石甘汤合千金苇茎汤加减，药用炙麻黄、杏仁、生石膏、黄芩、冬瓜仁、贝母、桔梗、甘草、芦根等。

加减：腑实便秘者，加大黄、全瓜蒌；痰黄稠者，加胆南星、天竺黄；痰红者，加桑白皮、栀子；痰鸣者，加射干；胸闷甚者，加郁金、金沸草；热甚者，加栀子、金银花。

2. 热陷心包

治法：清热豁痰开窍。

方药：清营汤合菖蒲郁金汤加减，药用羚羊角粉（冲）、生地黄、连翘、石菖蒲、郁金、牛蒡子、天竺黄等。

加减：舌绛者，加丹皮；舌干，加石斛；苔黄者，加黄连；尿赤者，加白茅根、芦根。

中成药：安宫牛黄丸，口服或鼻饲。

3. 阴竭阳脱

治法：益气养阴，回阳固脱。

方药：四逆汤合生脉散，药用人参、制附片、麦冬、五味子、干姜、山萸肉等。

病轻浅者当早用大剂独参汤浓煎频服，气固阳自回；阳随阴脱者，加大山萸肉剂量，回阳固脱。

【临证备要】

风温肺热病对于明确或考虑细菌性感染者，可以考虑使用抗菌药物。初期可经验性使用，注意区分社区获得性肺炎和医院获得性肺炎病原菌的不同。在使用抗菌药物前注意留取痰液进行痰培养进行病原学检查。当有阳性结果后可根据药敏试验结果调整抗菌药物的种类。咳嗽明显者可用镇咳药及祛痰药等。

【预后转归】

风温肺热病感染控制及时，患者痊愈较快，若存在多种基础病或病原菌致病力强等情况，则感染不易控制，而出现重症肺炎，进一步会出现因感染导致器官功能障碍，危及生命。

第四章

气　胸

扫一扫，查阅本章数字资源，含PPT、音视频、图片等

胸膜腔内积气称为气胸。气胸可以是自发的，也可以继发于外伤、诊断性或治疗性操作。多由于肺组织、支气管、食管破裂，空气逸入胸膜腔，或因胸壁伤口穿破胸膜，外界空气进入胸膜腔所致。胸膜腔内游离积气在不同体位时都位于胸腔上部，当胸膜腔因炎症、手术等原因发生粘连，胸腔积气则会局限于某些区域，出现局限性气胸。

【病因病机】

素体肺气虚弱、肝木亢盛者易出现自发性气胸。老年肺系久病，如肺胀、肺痈等，可因外感导致咳嗽加剧，而出现气胸。其他如外伤、针刺事故等亦可导致气胸。

气胸的核心病机为宗气不足，大气下陷，气滞于胸。

【诊查思路】

胸廓畸形者病情危重。气短不足以息者为虚证。疼痛呻吟，喘促憋闷者为实证。

【诊断】

（一）疾病诊断

1. 临床表现　早期积气量少时可无症状，或突发呼吸困难，或突发胸痛，重则发绀、循环障碍、烦躁、意识障碍甚至休克。哮喘或慢性阻塞性肺疾病患者可表现为病情突然加重，机械通气的患者可表现为持续低氧血症或气道压力改变。

2. 体格检查　颈静脉怒张，皮下气肿，气管向健侧移位，患侧胸部饱满，肋间隙增宽，叩诊呈鼓音，听诊呼吸音减弱或消失。开放性气胸可闻及随呼吸有气体进出伤口的声音，可触及纵隔扑动。

3. X线检查　见气胸征象，患侧肺野外带为缺少肺纹理的透光增强区，肺萎陷，纵隔向健侧移位。

（二）鉴别诊断

1. 大量血胸　张力性气胸与大量血胸两者均可有极度呼吸困难、发绀、循环障碍而发生休克，气管均可向健侧移，但叩诊鼓音提示张力性气胸，而大量血胸呈实音，X线检查可以鉴别。如患者情况不允许时，应紧急试穿刺，张力性气胸可抽出高压气体，血胸可抽出血液。穿刺时应注意选择合适的穿刺部位。

如果胸部损伤早期发现有血胸，需进一步判断出血是否已停止或还在进行，下列征象提示进行性出血：①脉搏逐渐增快，血压持续下降；②经输血补液后血压不回升或升高后又迅速下降；③血红蛋白、红细胞计数和血细胞比容等持续降低；④胸膜腔穿刺因血液凝固抽不出血液，但连续胸部 X 线检查示胸膜腔阴影继续增大；⑤胸腔闭式引流后引流血量连续 3 小时超过 200mL/h。

2. 肺大泡　肺大泡是脏层胸膜与肺实质之间的含气空腔。肺泡壁破裂，肺内空气进入胸膜腔，则形成气胸。鉴别气胸和肺大泡是临床常见难题，如果把肺大泡误诊为气胸则可导致不适当的胸腔插管。若 CT 扫描显示在透光增强区域有肺大泡间隔存在，则可排除气胸。

（三）临床分型

1. 闭合性气胸　胸膜腔内积气量决定肺萎陷的程度，随着胸膜腔内积气与肺萎陷程度的增加，肺表面裂口缩小，至吸气时也不开放，气胸可趋于稳定。患侧胸内压增加可使纵隔向健侧移位。

2. 开放性气胸　破裂口开放，外界空气经胸壁伤口或脏层胸膜、肺裂口处，随呼吸自由进出胸腔。随患者呼吸，可闻及胸壁伤口有气体进出的声音，空气出入量与胸壁伤口大小密切相关。患侧胸腔负压消失，纵隔向健侧移位。

呼吸时两侧胸膜腔压力不均衡，出现周期性变化，使纵隔在吸气时移向健侧，呼气时移向患侧，称为纵隔扑动。纵隔扑动影响静脉血流回心脏，引起循环功能障碍。

吸气时健侧肺扩张，吸入的气体不仅来自从气管进入的外界空气，也来自患侧肺排出的含氧量低的气体，呼气时健侧肺呼出气体不仅从上呼吸道排出体外，同时也有部分进入患侧肺，含氧低的气体在两侧肺内重复交换，造成严重缺氧。

3. 张力性气胸　又称高压性气胸。气管、支气管或肺损伤处形成单向活瓣，吸气时胸廓扩大，胸膜腔内压变小，活瓣开放，空气进入胸膜腔，呼气时活瓣关闭，胸膜腔内气体不能出来，致胸膜腔内气体越积越多，胸膜腔内压迅速升高，压迫伤侧肺使严重萎陷，纵隔显著向健侧移位，产生呼吸、循环功能障碍。胸腔内气体在高压下被挤入纵隔和皮下组织，可形成纵隔气肿或皮下气肿。

【急救处理】

气体量较多，肺萎陷 20% 以上者，应先行排气，待气急减轻后可中西医结合治疗。肺萎陷 20% 以下者，应卧床休息，密切观察病情变化，同时按辨证治疗可治愈，若病情发展，可予排气。

1. 闭合性气胸　少量气胸不需治疗，密切观察病情变化，可于 1～2 周内自行吸收。大量气胸需进行胸膜腔穿刺抽出积气，或行胸膜腔闭式引流术，促使肺尽快膨胀。

2. 开放性气胸　开放性气胸需迅速包扎胸壁伤口，将开放性气胸变为闭合性气胸，或进一步判断有无张力性气胸，并做相应处理。

3. 张力性气胸　立即闭式引流排气，降低胸腔内压力。如张力性气胸征象出现迅猛，或放置胸腔闭式引流管后长时期漏气，患者呼吸困难未见好转，往往提示肺、支气管裂伤较大或断裂，应迅速抢救，及早开胸探查，手术治疗。

4. 其他　给氧，补液，纠正休克，清创、缝合胸壁伤口，合理选用抗菌药物预防感染，鼓励患者咳嗽排痰和早期活动。

【分证论治】

宗气不足，大气下陷

主症：气短不足以息，或努力呼吸，有似乎喘，或气息将停，危在顷刻。兼见寒热往来，或咽干作渴，或满闷怔忡，或神昏健忘。

舌脉：舌质淡，或淡紫，苔薄或腻，脉虚数，或脉沉迟微弱。

治法：补肺升陷。

方药：升陷汤加减，药用生黄芪、知母、桔梗、升麻、柴胡、人参、山萸肉等。

加减：有血瘀证者加丹参、当归；停饮者合葶苈大枣泻肺汤。

【临证备要】

1. 观察患者胸痛、咳嗽、呼吸困难的程度。

2. 根据病情准备胸腔穿刺术、胸腔闭式引流术的物品及药物，并及时配合医生进行有关处理。

3. 观察患者呼吸、脉搏、血压及面色变化。

4. 胸腔闭式引流术后应观察创口有无出血、漏气、皮下气肿及胸痛情况。

【预后转归】

气胸及时治疗，预后良好。若张力性气胸，不能及时救治，可危及生命。

第五章
猝　死

扫一扫，查阅本章数字资源，含PPT、音视频、图片等

猝死是由于诸多因素导致邪气内盛，真元耗散，引起心、肺、脑等气血耗竭，气机厥逆，五脏猝然气散而气息不用，神机化灭的危急病证。临床特点为不可预料的、急骤的、快速的自然死亡或非暴力死亡。

【病因病机】

（一）病因

猝死多有各种内伤病证，如卒心痛、胸痹、哮病、喘证、胸痛、眩晕等内伤杂病，平素尚无明显不适。

1.七情之变　忧思过度、大怒气逆、大喜而狂等七情过极均可诱发。

2.饮食不节　饮食过饥或饱，脾胃升降失常，气机逆乱。

猝死的病因复杂，概而论之，由各种因素引发邪气内盛，真元耗散，脏腑气血耗竭，气机厥逆，阴阳隔离，五脏猝然气绝，心神气散而气息不用，神机化灭。

（二）病机

1.邪实内闭　邪气壅盛，闭塞气机，或瘀阻内闭心脉脑络，致使气机阻隔，气血逆乱，心神耗损或伏遏不行，开合之枢机骤停，而使心气耗散，肺气耗损，脏腑气血耗竭，气息不用，神机化灭，发生猝死。

2.真气耗散　久病重病之体，正虚于内，精气虚竭，突遇外邪，两虚相搏，阴竭于内，阳隔于外，阴阳离决，五脏猝然气绝，心神气散，而发猝死。

【诊查思路】

复苏前应先需望其胸廓有无起伏、闻其气息有无、问诊是否可应答、切其脉有无进行判断是否为猝死。若确为猝死，须即刻给予有效急救手段，待气息脉搏稳定后再行四诊合参。

辨证当首分虚实，实证多属痰瘀毒夹杂，虚证则分为气阴两脱和元阳暴脱，需注意患者虚实夹杂或虚实转化。

1.望诊　烦躁不安，四肢躁动不宁者，多为实证；神情淡漠，意识模糊者，则为虚证。面色晦暗或红赤，口唇色绛者，多为实证；面色苍白，口唇色淡者，多为虚证。呼吸急促气粗或不均，喉中痰鸣有声者，多为实证；气息微弱者，多为虚证。舌质绛红或紫青，苔厚浊或黄腻者，多为实证；舌质深红或淡，苔少者，多为气阴两脱证；舌质淡润者，多为元阳暴脱证。

2.闻诊　言语错乱，妄言谵妄者，多为实证；声音低微者，多为虚证；无言语反应者为重症。口中臭秽者多为实证；毒邪炽盛者可闻到毒物的气味，如有机磷农药中毒患者可有大蒜味，糖尿病酮症酸中毒患者可闻到烂苹果味，乙醇中毒患者可闻到酒味等。

3.问诊　对于问答有反应者多为轻症。无反应者，可询问目击者发病过程以明病因。

4.切诊　脉沉实或沉伏者多为实证，脉微虚数或微者多为气阴两脱证，脉微细欲绝或伏而难寻者多为元阳暴脱证。四肢皮肤炽热热者多为实证，四肢湿冷有汗者多为气阴两脱证，四肢厥冷者多为元阳暴脱证。

【诊断】

1.起病急骤，可在内伤疾病的基础上骤发。

2.突然神志丧失，或短暂抽搐后神志丧失，呼之不应，不闻气息，或气息微弱将停，虚里及六脉搏动消失，面色苍白或紫暗，四肢厥逆，二便自遗。

3.猝死的指征：①突发意识丧失；②颈动脉或股动脉脉搏动消失；③心音消失；④呼吸断续，呈叹息样，随即停止。

【复苏后证候诊断】

1.气脱阴竭
主症：神萎倦怠，面㿠气短，四肢厥冷，心烦胸闷，尿少。
舌脉：舌质深红或淡，少苔，脉虚数，或微，或伏。

2.元阳暴脱
主症：神志恍惚，或昏愦不语，面色苍白，四肢厥冷。
舌脉：舌质淡润，脉微细欲绝或伏而难寻。

3.瘀毒蒙窍
症状：神志恍惚，气粗息涌，喉间痰鸣，或息微不调，面晦或赤，口唇、爪甲暗红。
舌脉：舌质隐青，苔厚浊，或白或黄，脉沉实或伏。

【急救治疗】

一旦诊断猝死或心脏骤停，应立即进行心肺复苏（cardiopulmonary resuscitation，CPR），目前心肺复苏分为院内心脏骤停与院外心脏骤停生存链，院内急救主要适用于专业急救人员，院外急救适用于非专业施救者，两者均包含通用成人基础生命支持流程及成人高级心血管生命支持。

院内心脏骤停生存链首先强调院内猝死的监测和预防，同时应尽早识别猝死并启动应急反应系统，随即开始高质量的心肺复苏术，并进行心电图判断和快速除颤，然后给予高级生命维持。院外心脏骤停生存链首先识别周围环境和猝死情况，并同时启动应急反应系统寻求专业救助，随即开始高质量的心肺复苏术，并尽早使用自动体外除颤仪（AED）进行快速除颤，直到专业救助者到位以提供基础和高级急救医疗服务，抵达医院后给予高级生命维持。

复苏后若自主循环恢复稳定，针对其后发生的多脏器功能衰竭则可进行复苏后集束性治疗，此期可以根据临床症状辨证，应用中医药手段救治，可取得显著疗效。

【复苏后分证论治】

1. 气脱阴竭

治法：益气救阴。

方药：生脉散加减，常用人参、麦冬、五味子、山萸肉、黄精等。

加减：气滞者，加枳实、当归以行气通脉；瘀血者，加丹参、当归以养血活血。

中成药：参麦注射液或生脉注射液静脉输注。

2. 元阳暴脱

治法：回阳固脱。

方药：通脉四逆汤加减，常用制附片、干姜、炙甘草、人参、当归、山萸肉等。

加减：寒凝血阻者，加桂枝、当归，以加强散寒通脉之力。

中成药：参附注射液静脉输注。

3. 瘀毒蒙窍

治法：豁痰化瘀解毒，开窍醒神。

方药：菖蒲郁金汤加减，常用石菖蒲、郁金、栀子、连翘、菊花、滑石、竹叶、牡丹皮、牛蒡子、竹沥、姜汁、玉枢丹等。

中成药：醒脑静注射液静脉输注。

【临证备要】

1. 应积极明确病因，针对原发病进行救治，稳定患者水、电解质及酸碱平衡。

2. 猝死患者自主循环恢复后，早期可给予亚低温治疗。

3. 可应用机械通气、持续性肾脏替代治疗等现代医学救治手段以改善后期多脏器功能衰竭。

4. 猝死患者早期治疗反应对于判断预后极为重要，要加强医护记录，仔细观察中枢神经反射、生命体征、尿量及血氧饱和度等变化。

【预后转归】

若心肺复苏后自主循环建立提示心肺复苏成功，其预后与患者基础状态、发病原因、救治时机、救治措施等均密切相关，脑损伤程度是判断预后的关键指标。若进行有效复苏30分钟后自主循环未建立，则预后不良。

扫一扫，查阅本章数字资源，含PPT、音视频、图片等

卒心痛是由于正气亏虚，痰、瘀、寒等邪乘虚致病，可单因为病，亦可多因综合致病，或寒凝气滞，或气滞血瘀，或痰瘀交阻，致心脉痹阻，心失煦濡，突然出现胸骨后或左胸前区发作性憋闷、压迫性钝痛，可向左肩背或向左前臂内侧放射的心脏急症。疼痛剧烈，多伴汗出、焦虑、濒死感，持续时间较长，病情重者，称真心痛；疼痛程度较轻，持续时间较短，可在 3 ～ 5 分钟内缓解者，称厥心痛。可见卒心痛包括厥心痛和真心痛，厥心痛为卒心痛轻证，是真心痛之渐，真心痛为卒心痛之重症，为厥心痛之甚者。

【病因病机】

（一）病因

平素多有心脏之疾，或阳气虚衰，阴寒内生，寒凝血瘀，或痰湿内蕴，痰浊内阻，痰瘀互阻，或气滞血瘀，气虚血瘀等。

在内伤基础上，复因寒冷，喜怒无常，饮酒过度，而生气血逆乱之疾，造成心体受伤，脉络不畅，营气不从，而血瘀于内，热结不散，痰水互结，痰阻脉络。病之轻者为厥心痛，病之重者，血脉不通，为真心痛。

（二）病机

1. 寒凝心脉　素禀阳虚，或药用过于苦寒，伤及阳气，或年老阳衰，寒自内生，或感受寒冷邪气，导致阴寒内盛。大寒犯心，寒为阴邪，易伤经络、血脉阳气，造成心脉绌急，津血凝滞，清气不入，浊气不出，心脉痹阻，而成卒心痛。

2. 痰浊闭阻　饮食不节，恣食膏粱厚味，或烟酒成癖，致脾胃运化失健，聚湿生痰，痰浊内阻，造成心脉营卫不行，痰瘀闭阻，而为卒心痛。

3. 情志内伤　忧思气结，津液敷布不畅，聚而生痰；郁怒伤肝，肝失疏泄，"肝气滞则气乏"，心气乏则血脉不畅，津血内瘀，外渗而生痰，痰瘀闭阻心脉，而发卒心痛；大喜伤阳心气内虚，鼓动血脉无力，瘀阻生痰，闭阻心脉，而发卒心痛。

4. 脏气虚衰　年老气虚，久病脏损，脏腑功能气化不足，津液亏损，血失气煦，气失血濡，从而引起心气不足，心阴亏虚，尤以心肾失调多见。若肾阴亏损，水火不济，心阴不足，心脉失养，脉络绌急；肾阳虚衰，命火不足，相火不生，君火失充，心气心阳必不足，心脉失于温煦，亦可造成心脉绌急，而生卒心痛。

总之，卒心痛病机与寒凝、气滞、血瘀有关。其病性虚实夹杂，虚为气血阴阳亏虚，实为寒

凝气滞，心血瘀阻，痰浊闭塞。其病位在心，与五脏相关。

I 厥心痛

【诊察思路】

1.望诊 烦躁不安，提示病情进展，需诊察是否并发真心痛；出现精神萎靡，表情淡漠，四肢厥冷，大汗淋漓，提示出现厥脱，需立即抢救。

呼吸平稳，提示病情稳定；出现呼吸急促，甚则喘息，提示病情进展，并发心衰。

面色㿠白、苍白多为寒证、虚证；面色晦暗、紫暗多为血瘀。

舌质紫暗，或有瘀点、瘀斑，多为血瘀；舌质淡暗，苔厚腻或黄腻，多为痰浊；舌质淡，苔白，多为寒凝。

2.闻诊 患者言语低弱，提示为虚证；应答切题，语音洪亮，提示为实证。患者谵语，语无伦次，提示病情进展。

3.问诊 问胸痛的部位、范围、性质以及胸痛的诱因及加重原因以利于诊断和鉴别诊断，动态问胸痛的发作、缓解（胸痛的持续时间、用药后疼痛是否改变），了解病情的缓解与进展。

4.切诊 脉沉滑见于痰浊内阻，脉沉细见于虚寒，脉微欲绝者见于阳脱，提示病情凶险。

【疾病诊断】

（一）疾病诊断

1.多见于中老年人，常由体力劳动或情绪激动（如愤怒、焦虑、过度兴奋等）等诱发，饱餐、寒冷、吸烟等亦可诱发。

2.疼痛部位多位于胸骨后、左胸前区，范围约拳头大小，也可遍及前胸，可放射至左臂内侧直至无名指、小指。

3.疼痛性质多为钝痛，或为压迫、憋闷、紧缩、烧灼等不适感。疼痛剧者常伴出汗、焦虑，偶伴濒死的恐惧感觉。

4.疼痛出现后常逐步加重，在 3 ~ 5 分钟内渐消失，一般不超过 15 分钟。在停止活动后即缓解。含服速效救心丸后在几分钟内缓解。

5.舌质淡或紫青，苔白，脉弦有力、结代，或脉虚无力、结代。

（二）证候诊断

厥心痛属虚实夹杂之证，临证时当明确虚实之别。

1.实证 以胸骨后或左心前区憋闷，压迫性剧烈疼痛，胸痛彻背为主症。阴寒偏盛者兼见心痛遇寒加重，面色苍白，手足厥冷，舌苔白，脉沉紧；血瘀偏盛者，兼见心痛入夜更甚，舌质紫暗有瘀点，脉弦有力；痰浊偏盛者，兼见胸闷如窒而痛，肢体沉重，肥胖痰多，苔浊腻，脉滑。

2.虚证 以胸骨后或左心前区憋闷，压迫性剧烈疼痛，向背部放射为主症。阳气虚衰偏重，兼见心悸，汗出，畏寒肢冷，舌淡紫暗，脉微欲绝；气阴两虚偏重，兼见心悸气短，倦怠懒言，舌红苔白，边有齿痕，脉细无力；心肾阴虚偏重，兼见心烦不寐，心悸盗汗，腰酸头晕，舌红少苔，脉细涩。

【急救处理】

1. 安静休息，平卧位，避免情绪激动，发病后尽早到医院救治。

2. 吸氧，建立静脉通路，予心电监护监测生命体征。动态监测心电图、心肌损伤血清标志物、心肌酶谱等。

【分证论治】

治疗上应先辨其虚实，掌握标本，区分阴寒、痰浊、气滞、血瘀的不同。阴寒治以温阳散寒，痰浊治以泄浊豁痰，气滞治以理气散郁，血瘀治以活血化瘀。本病在发生发展过程中，会出现心阳暴脱之危证，此时则当以益气固脱、回阳救逆为主。

1. 实证

治法：散寒祛邪，化瘀通脉。

方药：瓜蒌薤白白酒汤合丹参饮加减，药用紫丹参、檀香、全瓜蒌、薤白等。

加减：寒凝甚加桂枝、细辛；瘀血较重加桃仁、三七；痰浊甚者加半夏。

中成药：①冠心苏合丸：芳香温通，主要用于寒凝气滞，心脉不通而致的卒心痛。②复方丹参滴丸：活血化瘀，理气止痛，主要用于瘀血阻脉引起的卒心痛。③速效救心丸：行气活血，祛瘀止痛，主要用于气滞血瘀引起的卒心痛。④麝香保心丸：芳香温通，益气强心，主要用于气滞寒凝血瘀引起的卒心痛。

2. 虚证

治法：阳气虚衰证，治宜益气温阳，活血通络；气阴两虚证，治宜益气养阴，活血通络；心肾阴虚证，治宜滋阴益肾，养心安神。

方药：阴虚用生脉散加减，药用人参、麦冬、五味子、丹参、桃仁、檀香、葶苈子、三七等。阳虚用参附汤加减，药用人参、制附片、桃仁、丹参、薤白、瓜蒌、三七等。

中药针剂：生脉注射液或参附注射液，益气养阴或益气温阳。

中成药：可选用麝香保心丸、滋心阴口服液、生脉散冲剂等。生脉注射液或参附注射液静脉输注。

【临证备要】

厥心痛相当于现代医学的不稳定心绞痛，病情较重，如患者胸痛发作频繁，持续时间较长，一般需中西医结合治疗。在密切监护下，快速完善检查，进行诊断与鉴别诊断，尽快控制症状和防止心肌梗死的发生。

1. 快速完善检查

（1）心电图：厥心痛的心电图检查可出现心肌缺血性改变，如 ST 段下移，T 波低平或倒置。

（2）心肌损伤血清标志物：血清磷酸肌酸激酶同工酶、肌红蛋白、肌钙蛋白等正常或虽有增高但在正常高限指标的 2 倍以下。

（3）超声心动图：可了解心室壁的活动情况及心功能。

2. 动态观察病情　应动态观察心电图变化除外急性心肌梗死，并注意胸痛发作时心电图 ST 段的改变。根据患者的病情，酌情复查心肌损伤血清标志物，除外急性心肌梗死的发生。

3. 尽早控制症状

（1）抗血小板治疗，可用阿司匹林、氯吡格雷等。抗凝治疗用普通肝素、低分子肝素等。

（2）抗心肌缺血治疗，可酌情舌下含服或静脉注射硝酸甘油或硝酸异山梨酯等药物，如无急性心力衰竭可加用 β 受体阻滞剂和（或）钙通道阻滞剂。

4. 其他措施 病情稳定后进行选择性冠状动脉造影，考虑施行冠状动脉腔内血管成形术或主动脉－冠状动脉旁路手术等。

Ⅱ 真心痛

【诊察思路】

1. 望诊 烦躁不安，大汗淋漓，或神志昏蒙，表情淡漠，皮肤湿冷，四肢厥冷，提示病情危重，出现厥脱，需立即抢救。

呼吸急促加重，甚则喘息气短，提示病情进展，发生心衰等并发症。

2. 问诊 问胸痛的部位、范围、性质以及胸痛的诱因和加重原因以利于诊断和鉴别诊断，动态问胸痛的程度（胸痛的持续时间、用药后疼痛的变化），判断病情的发展。

3. 切诊 脉细数疾无力，应警惕心衰；脉结代，提示出现心律失常；脉微欲绝易出现厥脱，应立即抢救。

【诊断】

（一）疾病诊断

1. 多见于中老年人，多数患者有先兆症状，表现为既往无胸痛者在发病前数日有乏力，胸部不适，活动时有心悸、气急、烦躁、胸痛等前驱症状，或原有胸痹心痛史者近日胸痛发作频繁，程度加重，持续较久，含服药物不能缓解。

2. 疼痛是最先出现的症状，疼痛部位和性质与厥心痛相同，但多无明显诱因，且常发生于安静时，程度较重，持续时间较长，可达数小时或数天，休息和含服药物多不能缓解。伴有烦躁不安、汗出、恐惧，或有濒死感。少数患者无疼痛，一开始即表现为大汗淋漓，烦躁不安。部分患者疼痛位于上腹部，也有患者疼痛放射至下颌、颈部、后背上方，易被误诊，须注意鉴别。

3. 疼痛时可伴有恶心、呕吐和上腹胀痛；病情危重者，可伴有心悸，头晕，晕厥，或烦躁不安，面色苍白，皮肤湿冷，脉微细数，或喘息气短，咳嗽，颜面发绀等。

4. 舌质淡或青紫，苔白，脉细数、结代，或脉微欲绝。

（二）证候诊断

1. 寒凝心脉
主症：胸痛剧烈，痛无休止，形寒肢冷，汗出，心悸气短。
舌脉：舌质紫暗，苔薄白，脉沉紧或结代。

2. 阳气暴脱
主症：胸痛彻背，心悸，大汗淋漓，四肢厥冷，面色苍白，唇甲淡白或青紫。
舌脉：舌淡白或紫暗，脉微细。

【急救处理】

1.绝对卧床休息，持续吸氧，保持环境安静，减少探视，防止不良刺激，解除焦虑，保持大便通畅，避免费力排便。

2.24小时心电监护以及生命体征监护。

3.开辟静脉通路。

4.动态观察心电图的变化。

【分证论治】

1.实证

治法：祛寒活血，宣痹通阳。

方药：当归四逆汤加减，药用桂枝、当归、川芎、细辛、干姜、甘草等。

加减：阴寒甚者加附子；瘀血较重者加三七。

2.虚证

治法：回阳救逆，敛阳固脱。

方药：四逆汤合生脉饮加减，药用熟附子、干姜、炙甘草、人参、麦冬、五味子、丹参等。

中成药：参附注射液静脉输注。

【临证备要】

真心痛相当于现代医学的急性心肌梗死，本病临床病情危重，变化快，并发症多，应十分重视。临床需中西医结合诊治，应在密切监护下，迅速完善检查，进行诊断与鉴别诊断，尽早地进行再灌注治疗，及时处理及控制并发症。

1.快速完善检查

（1）心电图：可出现心肌损伤、坏死的特征性改变。其动态性改变为：数小时之内超早期ST段斜形上抬，T波高尖但不对称。数小时之后，ST段呈弓背向上抬高，与直立T波融合成单相曲线。再后，出现宽而深的病理性Q波，ST段渐回基线，T波倒置。

（2）心肌损伤血清标志物：血清磷酸肌酸激酶同工酶、肌红蛋白、肌钙蛋白等增高。

（3）血象变化：发病24～48小时后白细胞总数可增加至$20×10^9/L$，中性粒细胞增多，嗜酸性粒细胞减少或消失；血沉增快，可持续1～3周。

（4）超声心动图：可了解心室壁的活动情况及心功能。

（5）冠状动脉造影：可显示出不同的血管情况。

2.一般治疗 包括吸氧、心电监护、卧床休息。保持大便通畅。镇痛治疗可选用哌替啶或吗啡，应用吗啡时应注意呼吸功能抑制。

3.再灌注治疗

（1）溶栓：对于符合适应证的患者，可用阿替普酶、替奈普酶、尿激酶或重组人尿激酶原，进行溶栓治疗。血管再通的间接判定指标包括：① 60～90分钟内心电图抬高的ST段至少回落50%。② cTn峰值提前至发病12小时内，CK-MB酶峰提前到14小时内。③ 2小时内胸痛症状明显缓解。④ 2～3小时内出现再灌注心律失常。

（2）经皮穿刺腔内冠状动脉成形术：对于有条件的医院本法可直接用于再灌注治疗，并作为溶栓治疗后的常规治疗与溶栓治疗失败的补救性治疗。

（3）主动脉－冠状动脉旁路手术（CABG）：当患者出现持续或反复缺血、心源性休克、严重心力衰竭，而冠状动脉解剖特点不适合行经皮冠状动脉介入治疗（PCI）或出现心肌梗死机械并发症需外科手术修复时可选择急诊CABG。

4. 抗凝及抗心肌缺血　抗血小板治疗，可选用阿司匹林、氯吡格雷、替格瑞洛等；抗凝治疗，可酌情选用普通肝素、低分子肝素等；抗心肌缺血，可酌情选用β受体阻滞剂、硝酸酯类、钙离子阻滞剂等。

5. 处理与治疗并发症

（1）治疗心力衰竭：主要治疗急性左心衰竭。①镇静。静脉使用吗啡，镇静同时舒张小血管，可减轻心脏负荷。②可酌情选择利尿剂呋塞米等，用于有液体潴留证据的急性心衰患者。③正性肌力药物，如多巴酚丁胺、米力农、左西孟旦等。发病24小时内不主张使用洋地黄制剂，以免增加室性心律失常危险。④血管活性药物，如硝普纳、硝酸甘油、重组人利钠肽等，使用时注意密切监测血压变化。

（2）稳定血流动力学：对于前负荷不足者，可用晶体或胶体液补充血容量；对于心源性休克者，可选用多巴酚丁胺、多巴胺、去甲肾上腺素等血管活性药物。或采用主动脉球囊反搏术（IABP）

（3）控制心律失常：对于室颤、单形或多形性室速，应立即电复律治疗。在有效的再灌注治疗、早期应用β受体阻滞剂、纠正电解质紊乱的基础上，可选用胺碘酮联合β受体阻滞剂治疗。对于新发房颤，应尽快控制心室率或恢复窦性心律，但禁用I$_C$类抗心律失常药物转复房颤。存在影响血流动力学的房室传导阻滞时，应行临时起搏术。

【预后转归】

卒心痛患者注意规律服药，合理作息，病情维持稳定则预后尚可。并发真心痛后如能在时间窗内顺利冠脉再通，预后尚可，否则预后不良。

扫一扫，查阅本章数字资源，含PPT、音视频、图片等

心衰是指因心病日久或诸病久于心，致气阳虚衰，运行无力，或血脉不畅，血瘀水停，以喘促、心悸、水肿、尿少等为主要表现的一种临床急危重症。若不及时处理可进展为脱证。

【病因病机】

（一）病因

心衰的发生主要在于内外二因交互作用于心体，造成心体受损，心之气力衰竭，血脉失用而成。

既往多有心痹、卒心痛、痰饮、肺胀、头痛、眩晕、消渴等疾患，致心阳失养，加之年老体衰，或素体心阳亏损。

1. 外邪侵袭 风湿热毒，乘虚内侵，塞滞于心脉之中，直犯心体。

2. 内伤七情 内伤七情，内生五邪，壅遏血脉，心用负重不堪，心脉气郁，血液运行失常。

3. 饮食不节 饮食不节，水饮痰湿内生，水饮内盛，上凌于心，均可导致心体受损，心之气力衰竭，而成心衰。

4. 药物损伤 药毒入血，直伤心体，或用药攻伐等损伤正气，造成心之阳气日渐耗损，心之运血行脉之功受累，发生心衰。

（二）病机

本病以心之气血阴阳亏虚加之瘀血、水饮及痰浊而为病。

虚可致实，实可化虚，有些症状虽为实象，如气喘肢肿，但实为心之气阳亏虚所致。

心衰如不及时正确诊治，进一步恶化则以虚证为主，此时患者生命体征常不平稳，出现肢冷、面色苍白、语低气微等表现。急性发作期病势紧急，病情危笃，虚实夹杂转化为脱证等坏证可在数小时内完成。

【诊查思路】

1. 望诊 意识模糊，冷汗淋漓，四末冰冷者，多合并脱证，病情危重；神疲气弱，高枕卧位，病情重，要随时观察病情变化；对答切题，呼吸平稳，病情相对较轻。

呼吸急促，喘息不止，不能平卧，病情较重。

面色㿠白无华者，阳气虚衰；腹部膨隆，青筋暴露，见于鼓胀、癥瘕；口唇发绀，见于心脉运行不利，心血瘀阻。

2. 切诊　身凉肢厥，冷汗出，心阳欲脱，应积极救治。四肢温暖，干湿适中，病情尚轻。

虚里的跳动（即心尖搏动），在胸部左乳下第四、五肋间，内藏心脏，为诸脉之本。其动微而不显的，为宗气内虚。若动而应衣，为宗气外泄之象。

脉细数、虚而无力或微细欲绝，伴循环不稳定，提示病情重；脉数有力，则提示为实证。

3. 问诊　注意问诱因，尤其重视有无发热、纳差及腹泻等症状。

注意问内伤积损，尽量明确病史长短、平素所服用药物及服药的依从性，病情控制情况及诊疗经过，如既往有心电图、超声心动图及冠脉造影等检查结果也应详细了解，以便于判断此次病情轻重。

4. 病情危重程度判断　失神，张口抬肩，肢端湿冷，鼻翼扇动，咳泡沫血痰，脉微欲绝，出现癃闭等他脏损害者，病情危重，预后不良。

【诊断】

（一）疾病诊断

心衰诊断应根据患者病史、四诊资料、结合相关辅助检查等综合得出。心衰患者既往多有心痹、卒心痛、痰饮、肺胀、头痛、眩晕、消渴等病史。

据病情可分为急性期和慢性缓解期，慢性缓解期症状可不十分突出，可仅在劳累后出现短气不足以息、肢肿等表现。急性期可有以下表现：

1. 喘促，心悸，烦躁，下肢水肿，咯粉红色泡沫痰，多汗，胁胀痛，倚息不得卧。

2. 少尿，面唇青灰或发绀，四末不温，皮肤湿冷，爪甲紫暗，颈静脉怒张，心音低弱或闻及舒张早期奔马律，双下肺可闻及湿啰音或哮鸣音，舌质暗淡或青紫，舌下脉络迂曲，粗大色紫，脉促或结代。

3. 影像学、生化检查等支持本病证。

（二）证候诊断

1. 水凌心肺
主症：心悸气短，咳吐痰涎，胸脘痞满，口干渴，不欲饮，尿少浮肿，颜面虚浮。
舌脉：舌质暗淡，舌体大，有齿痕，苔白滑或厚，脉滑数。

2. 阳虚水泛
主症：心悸喘促，不能平卧，全身浮肿，尿少，脘腹胀满，股冷畏寒，腰膝酸软，食少恶心。
舌脉：舌质淡，有齿痕，苔白润，脉沉无力，或结、促。

3. 阳气虚脱
主症：心悸喘促甚，张口抬肩，烦躁不安，面色青灰，四肢厥冷，大汗淋漓，甚则昏厥谵妄。
舌脉：舌质紫暗，苔少，脉微细欲绝，或沉迟不续。

【急救处理】

心衰急性期病情危急，易出现脱证，一旦发现应立即救治。应减少搬动，保持适当体位，以维持生命体征平稳为先，为进一步治疗争取时间。

（一）基本处理

1. 判断气道、呼吸、循环状况，必要时予脏器支持治疗。

2. 抬高床头，应取坐位或半卧位。保持病房安静。

3. 氧疗。

4. 监测患者神志、脉搏、血氧饱和度及尿量，监测体温，评估有无感染诱因所致心衰。如脉搏短促或结、代，需及时行心电图检查或心电监测。

5. 迅速开放静脉通道，加强液体管理，记录出入量。出现脱证者，要益气固脱，选用生脉注射液、参附注射液治疗。

（二）综合救治

心悸不止，喘促，烦躁不安，大汗出，四肢厥冷，尿少浮肿，脉沉微疾者，为气脱阳微，急予大剂量参附注射液静脉滴注；灌服参附龙牡汤加山萸肉。神昏不语，可予醒脑静注射液静脉滴注。

【分证论治】

1. 水凌心肺

治法：利水逐饮。

方药：葶苈大枣泻肺汤合皂荚丸加减，常用葶苈子、大枣、皂角等。

加减：心烦痰黄，加黄连、瓜蒌以泻热除烦；心悸气短，浮肿尿少，加五加皮、六神丸以强心利水；阳虚明显，可合用真武汤；伴瘀血见证，加丹参、川芎等。

2. 阳虚水泛

治法：温阳利水。

方药：真武汤加减，常用制附子、炒枳实、白术、白芍、生姜、大枣、葶苈子、黄芪等。

加减：伴阴虚者，加人参、麦冬、五味子等；兼瘀血证，加苏木、川芎、丹参等。

中成药：参附注射液、参麦注射液。

针灸疗法：大艾炷灸神阙、关元等穴。

3. 阳气虚脱

治法：回阳救逆。

方药：参附汤加减，常用制附片、人参、五味子等。

加减：脉微欲绝，大汗不止者，加龙骨、牡蛎；阴竭者，加麦冬、五味子以敛阴固脱；喘甚，加五味子、山萸肉、蛤蚧以纳气定喘。

【临证备要】

心衰患者临床处理应争分夺秒，以稳定生命体征为第一位，病情危急之时应以西医抢救为主，治疗与诊断性检查同时进行，然后再进一步寻找潜在诱因。

首先注意基础处理措施，如应采取双腿下垂，半卧位或坐位。保持气道通畅及合适血氧饱和度。限制体力活动，心力衰竭较重的患者以卧床休息为主，心功能改善后，应适当下床活动，以免下肢血栓形成和肺部感染。耐心向患者解释病情，消除患者紧张情绪，保证充足的睡眠。治疗强调中西医结合，辨清标本缓急及祛邪扶正的分寸。结合心电图、酶学、超声心动图及冠脉造影等检查评估病情。急性心衰或心衰后期，患者多表现为气血阴阳俱虚，或出现脱证危候，急当回阳救逆，益气固脱。静脉制剂给药方便快捷，起效相对较快，可予以首先选用。

若经常规处理，心衰仍未得到控制，应进一步寻找潜在干扰临床疗效的因素，常见有以下因素：①感染未得到有效控制，尤其是合并糖尿病等基础病者，应予以强效抗生素抗感染及胰岛素强化控制血糖。②患者依从性差，给予抗心衰药物未能遵医嘱服药。③液体管理不到位，抗心衰药物给药的时机、剂量等未能很好掌握。

经积极内科药物治疗（利尿剂、血管紧张素转化酶抑制剂和洋地黄类药物等）仍效果差者，可考虑使用血液净化替代治疗、呼吸机辅助通气或应用新型抗心衰药物如新活素、左西孟旦等。

中药静脉制剂如参附注射液、参麦注射液治疗急性左心衰确有疗效，使用时剂量宜大，要辨证使用，阳气虚脱者用参附注射液，气阴两虚者用生脉注射液或参麦注射液。中西药合用之疗效明显优于单纯西药。

【预后转归】

救治及时有效，阳气得以固摄，预后良好。如出现冷汗淋漓、口唇发绀、脉微欲绝等厥脱、神昏等变证，预后较差。

扫一扫，查阅本章数字资源，含PPT、音视频、图片等

关格是指小便不通与呕吐不止并见的危重病证。小便不通曰关，呕吐不止曰格，两者并见曰关格。本病多见于水肿、癃闭、淋证等病证的晚期。大便不通兼有呕吐者，古时亦称为关格，此属反胃、噎膈后期的变证，与本章所述关格不同，不属本节讨论范围。

【病因病机】

（一）病因

关格常发于水肿、淋证、癃闭等病证之后，因脏腑功能失常，阴阳气血失和，脾肾阴阳虚衰，气化失司，湿热毒瘀内蕴，三焦不利，阳不化气，气不化水。

1. 外邪侵袭　风寒、风热、风湿之邪，均可闭其上而塞其下，使气机升降失司，使原有病证恶化，发为本病。

2. 疫毒犯肾　外感疫毒时邪，侵犯肺卫，由表及里，脏腑传变，伤及肾脏。疫毒火热，耗伤肾阴，阴损及阳，终至阴阳虚衰，或邪毒与气血搏结，气血不畅，肾不化气，发为本病。

3. 劳倦内伤、饮食不节　饮酒过度，过食辛辣厚腻，劳倦过度，易伤脾耗气，使原有病证转化为关格之证。

4. 药物损伤　因慢性疾病，长期服用伤肾药物，伤及肾阴肾阳，可致原有病证加重，发为关格。

5. 其他　跌伤、失治、误治等，或伤血，或致瘀，或助邪，或伤正，均可为关格之证的促发因素。

（二）病机

1. 湿热毒瘀内蕴　湿热毒瘀内阻中焦，损伤脾胃，脾胃升降失司，可见食欲不振、恶心、呕吐、腹泻或便秘；浊毒外溢肌肤，可见皮肤瘙痒，甚或有霜样析出；毒入营血，瘀毒互结，侵犯于肾，导致肾体受损，致气化无权，脉络失约，开阖不利；湿热浊毒熏蒸于上，可见口中秽臭，或有尿味，舌苔厚腻；湿浊毒邪上蒙清窍，则有神昏之变。

2. 脾肾阴阳虚衰　水肿、淋证、癃闭等病证，失治误治，迁延不愈，反复发作，久病伤肾，耗损肾气，进而伤及五脏；湿浊毒邪留恋，内阻中焦，脾气亏损，运化失司，升降失常，清阳不升，精微不布；肾病及肝，肝肾同源，肝肾阴虚，虚风内动；肾病及心，心肾阳衰，邪陷心包，甚至神志昏迷，发生喘脱之变；肾病及肺，肺气不降，上逆为喘。

综上所述，关格为虚实夹杂之证，脾肾虚衰，湿热毒瘀内蕴。病变涉及脾肾，常累及他脏，

五脏同病。湿热毒瘀内蕴为主，随着病情的不断恶化，最终因正不胜邪，发生内闭外脱、阴竭阳亡的变化。

【诊查思路】

1. 望诊　神疲气弱，神识昏蒙，或神昏谵语，循衣摸床，甚则昏愦，病情较重。

喘息气促，不得平卧，伴神志改变者，病情较重，易并发脱证。

面色无华，爪甲色淡，提示气血亏虚；面色苍白或晦滞，提示阳虚；面色和体色苍白，唯面颊泛红者，应警惕戴阳现象。

全身浮肿，为脾肾阳虚，水湿内盛；手足抽搐，为虚风内动。形体消瘦，多见久病和坏病。

呕吐物秽浊，有酸臭味，多因湿浊侵犯脾胃；呕吐物清稀，无酸臭味，多属脾胃阳虚。

2. 闻诊　呼唤患者如无反应提示神昏，病情危重；应答语音低弱，提示为虚证；应答切题，语音洪亮，提示为实证。若口中尿臭，提示心肾虚衰，病情危重。

3. 切诊　四肢逆冷，冷汗淋漓，提示为阳虚。脉沉细欲绝，提示心肾阳微，欲发脱证，病情危笃；脉滑数，提示湿浊内蕴；脉搏和缓有力，提示病情较轻；脉细沉，提示气血阴阳亏虚。

4. 问诊　注意问药物使用史和毒物接触史，要尽量明确品种、时间以及用量。询问是否有水肿、淋证、癃闭病史，尽量明确病史长短、病情进展情况及诊疗经过。详细询问患者症状、尿量等情况。

5. 病情危重程度判断　小便短少，甚或无尿，呕吐频作，喘促不得平卧，手足抽搐，神识昏蒙，面白唇暗，四肢厥冷者，病情危重。

【诊断】

（一）疾病诊断

有小便不通，并见恶心呕吐典型临床表现，可伴有浮肿、纳呆、呕恶等多种症状，有水肿、淋证、癃闭等肾系疾病病史，可有外感、饮食、劳倦等诱发因素。

（二）证候诊断

1. 湿热毒瘀内蕴
主症：小便短赤不爽，或无尿，恶心呕吐，口干口苦，头胀昏沉，胸脘痞闷，便秘，皮肤瘙痒，或有溺臭，或烦躁谵语，甚或动血，肌肤斑疹隐隐，或见出血。
舌脉：舌质红绛，苔黄厚，脉滑数。

2. 脾肾阴阳虚衰
主症：二便闭塞不通，或恶心呕吐，汗出黏冷，咳喘或气微欲绝，面色灰滞，唇甲青紫，口开目合，神志蒙眬，面身浮肿，按之如泥，脘腹胀满。
舌脉：舌绛暗干燥起刺，或舌胖大苔白腻，脉沉伏难触或沉迟无力。

【急救处理】

关格病若出现无尿或少尿，恶心呕吐，抽搐，甚至嗜睡、昏迷，属病情危重，进展迅速，常危及生命，应立即抢救治疗。

（一）基本处理

1. 卧床休息，积极吸氧。

2. 对于感染、严重外伤、心力衰竭等各种病因应积极干预治疗。

3. 维持体液平衡。

4. 维持内环境稳定，包括维持酸碱平衡、水及电解质平衡等，必要时可行透析治疗。

（二）病情监测

监测患者出入量、神志、生命体征情况。

（三）综合救治

1. 针刺治疗　神志昏蒙、昏迷者，可针刺十二井、水沟、丰隆、太冲穴，以醒脑开窍；肝风内动，抽搐者，可针刺风池、百会、行间，以平肝息风；肝肾阴虚者，可取风池、侠溪、行间等穴，用泻法，取肝俞、肾俞，用补法。

2. 湿热毒瘀内蕴　①湿浊内阻中焦，出现频繁呕吐，小便量少者，可用旋覆代赭汤加苏子、莱菔子、竹茹、柿蒂等煎汤频服。②湿浊上蒙清窍，昏迷不醒者，可用苏合香丸灌服，或用醒脑静静脉输注，醒脑开窍。如湿浊化热，热入血分，见高热神昏、出血者，可用至宝丹或紫雪丹或安宫牛黄丸，或用清开灵注射液。

3. 脾肾阴阳虚衰　见汗出肢冷，面色苍白，手足逆冷，气急不续，为阳虚欲脱，急宜回阳固脱，用参附汤加龙骨、牡蛎，或用参附注射液回阳救逆；若汗多，面色潮红，口干，舌红少苔，脉细数，为阴液耗竭，应重用生脉散或生脉注射液益气敛阴固脱。

4. 其他疗法　关格患者，可用直肠滴入或结肠透析疗法，用保肾排毒汤（大黄、芒硝、蒲公英、制附子、茯苓、煅龙骨、地榆炭、川芎）以清热化湿，活血解毒，温补脾肾。

【分证论治】

1. 湿热毒瘀内蕴

治法：清热利湿，化瘀解毒。

方药：甘露消毒丹加减，常用滑石、茵陈、黄芩、石菖蒲、木通、贝母、射干、连翘、薄荷、白蔻仁、藿香等。

加减：瘀毒重者，加丹皮、生地、青皮、红花、川芎、水牛角；便秘者，加枳实、芒硝；烦渴较甚者，加知母、玉竹、石斛；神识昏迷，可加菖蒲、远志、郁金；若狂躁痉厥，可服紫雪丹；浊毒伤血、动血，出现呕血、便血、鼻衄或皮肤紫斑者，可用大黄黄连泻心汤、犀角地黄汤加三七粉（冲服）、仙鹤草、槐花、地榆、白及等；胸脘痞闷者，加小陷胸汤；湿盛于外者，予三仁汤；恶心呕吐甚者，加半夏、竹茹。

2. 脾肾阴阳虚衰

治法：益气养阴，温补脾肾。

方药：生脉散合参附汤加减，常用人参、附子、麦冬、五味子等。

加减：若脾肾阳衰，水肿甚者，可用济生肾气丸加土鳖虫、紫河车；热毒闭阻心窍者，加用安宫牛黄丸；咳喘较甚者，加用参蛤散；恶心呕吐甚者，加半夏、生姜、陈皮；若心阳欲脱，可用参附龙牡汤。

【临证备要】

1. 关格病的临床辨证主要应分清本虚标实的主次，本虚主要是脾肾阴阳虚衰，标实主要是湿热毒瘀。同时，可以结合三焦辨证用药，如浊邪侵犯上焦，可予麻黄连翘赤小豆汤；浊邪侵犯中焦，可予温脾汤；浊邪侵犯下焦，可予引火汤；肾衰邪陷，可予真武汤。

2. 关格的治疗应遵循《证治准绳·关格》提出的"治主当缓，治客当急"的原则。所谓主，是指关格之本，即脾肾阴阳虚衰，应坚持长期调理，缓缓调补。所谓客，是指关格之标，即湿热毒瘀，也就是对于关格的湿热毒瘀，用药宜急，应尽快祛除。病情危急阶段，应重视祛邪治标，应清热、利湿、解毒、化瘀，出现脱证者，当急予益气固脱，回阳救逆。

3. 内生肌酐清除率检查、尿常规检查、血常规检查、24 小时尿蛋白测定、生化检查、肾脏B 超有助于诊断和鉴别诊断。

4. 关格病病情危重，往往需要综合性治疗：

（1）维持电解质平衡：如出现高钾血症，血钾超过 6.5mmol/L，心电图有异常表现时，应紧急处理：① 10% 葡萄糖酸钙稀释后缓慢静推；② 5% 碳酸氢钠静滴，促进钾离子向细胞内转移；③ 50% 葡萄糖注射液加普通胰岛素静滴；④ 口服离子交换树脂。

（2）维持酸碱平衡：如出现代谢性酸中毒，应及时处理，如 HCO_3^- 低于 15mmol/L，可选用5% 碳酸氢钠静滴。

（3）血液透析：心包炎、严重脑病、高钾血症、严重代谢性酸中毒、容量负荷过重对利尿剂无效者应及早进行透析治疗。

（4）营养治疗：补充营养以维持机体的营养代谢，低蛋白饮食，尽量摄入优质蛋白，减少钾、钠、氯的摄入。

【预后转归】

关格病的预后转归，与病程的长短、病邪的性质、轻重及正气的强弱、治疗是否得当等有密切的关系，妥当的治疗对本病的转归起关键作用。早期恰当的治疗可使症状减轻，带病延年；晚期见小便短少，甚或无尿，呕吐频作，或水饮上凌心肺，喘促不得平卧，或见神识昏蒙，则预后极差。

中风又名卒中，是由于元气不足，瘀毒内生，气血逆乱，上犯于脑所引起的以突然昏仆、不省人事、半身不遂、口眼㖞斜、言语謇涩或不语，或不经昏仆，仅以半身不遂、口眼㖞斜为主要表现的常见内科急症。本病发生突然，起病急骤，症见多端，变化快，多见于中老年人，四季均可发病，但以冬春季最为常见。本节主要讨论中风急性期的诊断及治疗。

【病因病机】

（一）病因

中风病是在元气亏虚的基础上，因劳倦内伤、情志不遂、嗜食厚味及外邪侵袭等诱因引起脏腑阴阳失调，气血逆乱，产生风、火、痰、瘀，导致脑脉痹阻或脑脉血溢。

女子七七，男子八八，天癸竭，肾气衰，元气亏虚，为中风的发病基础。年老体弱，或久病气血亏损，气虚则运血无力，血流不畅，则致脑脉失养，瘀滞不通；阴血亏虚，阴不制阳，阳亢化风，风阳内动，夹痰浊、瘀血等上扰清窍，而发为中风。

1. 劳倦内伤 《素问·生气通天论》曰："阳气者，烦劳则张。"劳倦过度，耗伤肝肾之阴，以致阴虚火旺，或阴不制阳，亢阳不潜，阳气鸱张，引动风阳上旋，气血上逆，壅阻清窍；或纵欲过度，房事不节，引动心火，耗伤肾阴，水不制火，则阳亢风动，发为本病。

2. 情志不遂 五志过极，七情失调，肝失条达，气机郁滞，血行不畅，瘀结脑脉；或肝郁日久，气郁化火，则肝阳暴甚，引动心火，血随气逆，上冲于脑，而致神窍闭阻，发为本病。

3. 嗜食厚味 嗜食肥甘厚腻、辛香炙煿之品，或饮酒过度，致使脾胃受损，脾失运化，聚湿生痰，痰浊内生，郁久化热，痰热互结，热极生风，而致风火痰热内伤，壅滞经络，上蒙清窍，发为本病。

4. 外邪侵袭 元气不足，脉络空虚，在气候突变之际，风邪乘虚而入，外风引动内风，而致气血闭阻。

（二）病机

中风病发病之初，风阳痰火炽盛，气血上菀，以实证为主。中风病病情剧变，邪正交争可致正虚，进一步变化可出现正气虚脱。病至后期，正气未复，而邪气独留，可表现为虚实互存。

中风之病，总因元气亏虚为本，气虚生瘀，瘀血生痰，痰郁化火，火极生风，致使脏腑阴阳失调，气血逆乱，上犯于脑，而致脑脉闭阻或脑脉血溢。其病理性质多属本虚标实，其中元气亏虚是本，瘀、痰、火、风是标，痰、瘀是中间病理产物，风、火是最终致病因素。其病位在脑，与心、肝、脾、肾密切相关。

【诊查思路】

1. 望诊　两目晦暗，目无光彩，面色无华，精神萎靡，意识模糊，反应迟钝，手撒尿遗，或猝倒神昏，两手握固，牙关紧闭，提示病情危重，需立即进行抢救治疗。患者表现为神志清晰，表情自然，反应灵敏，目光灵活，提示病情较轻。

患者满面通红者，多提示实热证。形体肥胖者，多痰湿；形体消瘦者，多虚火。患者发病时多猝然跌倒，不省人事，口眼㖞斜，半身不遂。患者气粗鼻鼾，痰声如拽锯，多属闭证；患者鼻息低微，多属脱证。患者伸舌时舌体多偏向一侧，或左或右；或可见舌失柔和，屈伸不利，或不能转动。

2. 闻诊　呼唤患者听其应答反应，如无应答提示意识丧失，病情危重；病情稍重者，多言语謇涩；病情较轻者，多语言流利。火热之邪盛者，可闻及口臭。

3. 切诊　四肢松懈瘫软，肢冷汗出，提示脱证，病情危重，需积极抢救治疗；四肢温暖，干湿适中，提示病情尚轻。脉来有力者，多属实证；脉虚无力者，多属脱证。

4. 问诊　中风发病多与劳倦内伤、情志不遂、嗜食厚味及外邪侵袭等有关，可仔细询问。问发病情况、诊治经过及现状症状。问既往健康状况及既往患病情况。问生活经历、精神情志及饮食起居。问家庭成员患病情况。

5. 病情危重程度判断　不省人事，牙关紧闭，口噤不开，两手握固，大小便闭，或鼻鼾息微，手撒肢冷，汗多，大小便自遗，肢体软瘫者，属病情危重。

【诊断】

（一）疾病诊断

1. 发病年龄多在 40 岁以上。

2. 具有突然昏仆、不省人事、半身不遂、口眼㖞斜、言语謇涩或不语等症。病轻者可不经昏仆，仅有半身不遂、口眼㖞斜等症。

3. 头颅 CT 是最有效、最迅速的确诊方法，必要时可行颅脑 MRI 检查。

出血性中风急性期是指发病 4 周以内，缺血性中风急性期是指发病 2 周以内；出血性中风恢复期是指发病 4 周至半年以内，缺血性中风恢复期是指发病 2 周以上至半年以内；后遗症期是指发病半年以上者。

（二）证候诊断

1. 邪阻经络
主症：突然起病，半身不遂，偏身麻木，头晕目眩，口眼㖞斜，或见心烦易怒，口苦咽干，面红目赤，小便黄赤，神识清晰。
舌脉：舌质淡红或紫，舌苔薄白或黄厚，或上有瘀斑、瘀点。

2. 风阳内闭
主症：突然昏仆，不省人事，半身不遂，鼻鼾痰鸣，牙关紧闭，口噤不开，双手紧握，肢体强直，或痰多而黏，伴腹胀，便秘，或面赤身热，气粗口臭，躁扰不宁。
舌脉：舌质红绛，舌苔薄黄或黄腻，脉弦或滑数。

3. 痰蒙神窍

主症：突然昏仆，不省人事，牙关紧闭，口噤不开，双手紧握，面白唇暗，静卧不烦，四肢不温，痰涎壅盛。

舌脉：舌质黯淡，舌苔白腻，脉沉滑或沉缓。

4. 脱证

主症：突然昏仆，不省人事，目合口张，鼻鼾息微，手撒肢冷，大汗淋漓或冷汗如珠，大小便自遗，肢体软瘫。

舌脉：舌痿，脉细弱或脉微欲绝。

【急救处理】

（一）基本处理

1. 保持安静，卧床，避免不必要的搬动。

2. 保持呼吸道通畅，松解衣扣，摘除假牙，尽可能保持侧卧位，以利于口腔痰涎流出，并防止舌根后坠阻塞呼吸道。吸氧，保持呼吸道湿化，必要时行机械通气。

3. 严密观察体温、脉搏、呼吸和血压等生命体征，注意瞳孔和意识的变化。

4. 建立静脉通道，保持营养和水、电解质平衡。

（二）综合救治

1. 高热者可予冰毯、冰帽。

2. 最初24小时内应禁食；神志清醒患者，宜进软食。对轻度吞咽困难者，给予流质饮食；中度吞咽困难患者，予以半流质饮食；对严重吞咽困难或神昏患者，宜采用胃管进食。

3. 加强护理，保持肢体的功能位；注意翻身。

【分证论治】

1. 邪阻经络

治法：活血化瘀，化痰通络。

方药：化痰通络汤加减，常用法半夏、茯苓、天竺黄、胆南星、天麻、丹参、香附、大黄等。

加减：风火偏甚者，合用天麻钩藤饮；瘀血偏甚者，合用桃红四物汤；痰热腑实偏甚者，合用大承气汤。

（1）风阳内闭

治法：潜阳息风，醒神开窍。

方药：羚角钩藤汤加减，常用羚羊角、桑叶、钩藤、菊花、生地黄、白芍、川贝母、竹茹、茯神、甘草等。

加减：肝火旺盛，面红目赤，脉弦劲有力者，加龙胆草、山栀、夏枯草、代赭石等；腑实热结，腹胀便秘，苔黄厚者，加生大黄、芒硝、枳实；痰热伤津，舌质干红，苔黄糙者，加沙参、麦冬、石斛等。

亦可使用安宫牛黄丸、至宝丹或清开灵、醒脑静等中成药急救。

（2）痰蒙神窍

治法：化痰醒神开窍。

方药：涤痰汤加减，常用半夏、茯苓、橘红、竹茹、郁金、石菖蒲、胆南星等。

加减：兼有动风者，加天麻、钩藤；兼有热象者，加黄芩、黄连；兼有寒象者，加桂枝。

亦可使用苏合香丸、至宝丹等中成药急救。

2. 脱证

治法：益气固脱，回阳救逆。

方药：参附汤加减，常用人参、附子。

加减：汗出过多者，加龙骨、牡蛎。

亦可使用参附注射液中成药急救。

【临证备要】

1. 临床上中风常需与以下疾病进行鉴别：

（1）厥证：二者均可见突然昏仆、不省人事之症，但厥证神昏时间短暂，同时常伴有四肢厥冷，一般移时苏醒，醒后无半身不遂、口眼㖞斜、言语不利等症。

（2）痫病：二者均可见突然昏倒之症，但痫病为阵发性神志异常疾病，神昏多为短暂，发作时常伴有口中作声，如猪羊啼叫，四肢抽搐，口吐白沫，双目上视，小便失禁等，移时可自行苏醒，醒后如常人，可再发，以青少年居多。

（3）痉病：痉病多表现为四肢抽搐，项背强直，甚至角弓反张。二者发病时均可见神昏之症，但痉病之神昏多出现在抽搐之后，无半身不遂、口舌㖞斜等症。

2. 要正确使用中成药进行急救。

3. 我国著名中医急症专家陈绍宏教授提出"元气亏虚为本，气虚生瘀，瘀血生痰，痰郁化火，火极生风"的中医理论，并制定了"复元醒脑、逐瘀化痰、泄热息风"的治法，应用"中风醒脑方"中药复方制剂治疗中风急性期，取得了较好疗效。

4. 中风之病，起病急骤，临床症状变化迅速，必须密切观察病情变化，进行病情评估：

（1）院前评估：7个"d"处理原则，即发现（detection）、派遣（dispatch）、转运（delivery）、入急诊（door）、资料（data）、决策（decision）、药物治疗（drug）。

（2）院内评估：确定是出血性中风还是缺血性中风，尽快行CT或MRI检查，同时密切监护基本生命功能，如心脏监测及心脏疾病处理，血压及体温调控。

5. 根据患者的意识、头痛、恶心、呕吐以及瞳孔大小等症状，判断患者是否伴有颅内压升高，如有则可使用甘露醇。使用时应注意心肾功能，记出入量，严密观测患者心率变化情况。

6. 严密监测血压，以防引起脑灌注血量减少，加重脑水肿。当血压升高时，需平稳降压，以避免血压波动。血压过低（指血压显著低于病前状态或收缩压<120mmHg），需升高血压，增加脑灌注血量。

7. 加强血糖监测，血糖控制在7.8～10.0mmol/L，血糖超过10.0mmol/L，可给予胰岛素治疗，血糖低于3.3mmol/L，可给予10%～20%葡萄糖口服或注射治疗，目标是达到正常血糖水平。

8. 对于缺血性中风，在起病6小时内可采用溶栓治疗。其适应证为：①年龄18～80岁；②症状出现<6小时；③有缺血性卒中导致的神经功能缺损症状；④意识清楚或嗜睡；⑤头颅CT排除脑出血；⑥患者或家属签署知情同意书。药物可选用重组组织型纤溶酶原激活剂（rtPA）、尿激酶（UK）等。在起病6～24小时，建议通过CTP、MRI弥散或灌注成像筛选合适对象，进

行机械取栓。

9. 对于不适合溶栓的缺血性中风患者，需及时使用抗血小板聚集药物或抗凝药物，如阿司匹林、低分子肝素等。

10. 脑叶出血超过 30mL，且距皮质表面 1cm 以内，发病 72 小时以后血肿体积 20 ～ 40mL，GES ≥ 9 分的幕上高血压脑出血，出现神经功能恶化或脑干受压，小脑出血 40mL 以上重症脑出血，意识障碍恶化者，应行手术治疗。

11. 要注意中风急性期并发症的发生，如梗死后出血、癫痫、吞咽困难、肺炎、排尿困难、尿路感染、深静脉血栓形成及肺栓塞等。

【预后转归】

中经络者病情较轻，预后较好，经后期康复治疗后可仅有偏身麻木及口眼㖞斜表现；而中脏腑者病情危重，预后较差，虽经积极抢救治疗，但仍会留有神志不清、半身不遂、言语不利等后遗症，恢复较难。有并发症者，可导致死亡。

第十章
痉 病

痉病是以颈项强直、经脉拘急、四肢抽搐甚至角弓反张为主要临床表现的疾病。常起病急骤，变化迅速，患者发病前常有烦躁不宁、两目凝视、口角颤动等先兆征象，继而项背经脉拘急僵直，常发于高热、神昏等病证过程中。《黄帝内经》即有痉病记载，如《素问·至真要大论》说："诸痉项强，皆属于湿"；"诸暴强直，皆属于风"。《金匮要略》将痉病分为表实无汗之刚痉和表虚有汗之柔痉，还提出伤津致痉的理论。而温病学说则进一步提出热盛伤津、肝风内动而引发痉病的观点，如《温热经纬》云："木旺由于水亏，故得引火生风，反焚其木，以致痉厥。"

【病因病机】

痉病病因复杂，外感风寒湿邪，经脉不利，气血运行不畅，筋脉拘急，或里热炽盛，消灼津液，筋脉失于濡养，或久病不愈，气血亏虚，筋脉失于濡养，或为金创所伤，导致筋脉拘急，发为痉病。

1. 外邪侵袭 风寒湿邪侵袭，壅滞经络，气血运行不利，脉络失于精血濡养，筋脉拘挛，发为痉病。

2. 里热炽盛 里热炽盛，热邪内结阳明，消灼津液，阴液耗伤，不能濡养筋脉，经脉拘急而发痉；阴虚阳亢，引动肝风，风火相扇，经脉闭塞，脉络失养而发痉。

3. 气血亏虚 久病或素体气血亏虚，或误治汗、吐、下太过，或外伤、产后亡血，导致气血两伤，难以濡养经脉，发为痉病。《景岳全书·痉证》云："凡属阴虚血少之辈，不能养营筋脉，以致抽挛僵仆者，皆是此证。如中风之有此者，必以年力衰残，阴之败也；产妇之有此者，必以去血过多，冲任竭也……凡此之类，总属阴虚之证，盖精血不亏，虽有邪干，亦断无筋脉拘急之病。"

4. 金创痉 创伤肌肤受损，风邪由创口侵入，风盛则动，发为痉病。金创痉有明显创伤史，典型症状为咀嚼肌痉挛和"苦笑"的出现，说明痉病已进入晚期，可能出现角弓反张和呼吸困难。这些痉病性体征都能因任何微小的声、光刺激而加重。痉病开始时呈阵发性，痉期较短，间歇期较长，病情加重后，痉期逐渐延长，间歇期逐渐缩短，最后可形成强直痉挛。病人表情痛苦，因肌肉痉挛，满脸大汗，面色青紫，呼吸急促，体温高达40℃～42℃，脉搏与呼吸相应增速，尤以痉病发作时为明显，但神志始终清醒。

【诊查思路】

1. 望诊 面赤息高，双手难固，为实证。舌红，苔黄，为实热证。面色无华，唇舌色淡，为虚证。

2. 切诊 腹部硬满灼热，为阳热内结。脉弦有力为实，脉弱为虚。

【诊断】

（一）疾病诊断

1. 疾病特点 起病急骤，病情危重，变化迅速。

2. 证候特点 以颈项筋脉肌肉坚硬僵直、肢体手足拘急为主要临床表现。感受风寒湿邪患者一般先有恶寒发热、头痛、颈项强直、肢体酸痛等症状，随即四肢抽搐甚则角弓反张。感受热邪而发痉者，颈项强直，手足抽撞，角弓反张，并常伴有高热、神昏等症。气血亏虚致痉者，多伴有头晕目眩、手足麻木等症。由外邪而引发的金创痉，多先有恶寒发热、头痛不适等外感症状，几天后头痛加剧，随后出现颈项强急、四肢抽搐甚则角弓反张等表现。由血气亏虚而引发者，多有素体虚弱，或已有头晕、目眩病史。常起病较急，突然出现头痛，项背强急，四肢抽搐，甚至角弓反张，或伴有神昏、肢体瘫痪、二便失禁等症状。

（二）证候诊断

1. 外邪侵袭

主症：项背强直，甚至口噤不能语，四肢抽搐，伴有恶寒发热，头痛，肢体酸痛，无汗或有汗出。

舌脉：舌苔薄白，脉浮紧。

2. 里热炽盛

主症：项背强急，手足挛急，甚则角弓反张，伴有壮热口渴，喜冷饮，腹胀满，大便燥结。

舌脉：舌质红，苔黄燥，脉弦数。

3. 金创痉

（1）轻症

主症：头晕乏力，烦躁不安，咀嚼无力，项强拘急，苦笑面容，四肢活动不利，反射亢进。

舌脉：苔腻，脉弦紧。

（2）重症

主症：全身肌肉强直性痉挛，牙关紧闭，苦笑面容，头项强直，角弓反张，面色青紫，呼吸急迫，大汗淋漓。

舌脉：苔白腻，脉弦紧。

4. 气血亏虚

主症：项背强直，四肢抽撞，伴有头晕目眩，短气，神疲乏力，自汗出。

舌脉：舌质淡红，苔薄，脉弦细。

【急救处理】

1. 保持安静，开通静脉通路，吸氧，畅通气道。

2. 监护生命体征、血氧饱和度。

3. 针灸：痉病角弓反张，多循经选取督脉、膀胱经穴位。热盛致痉，可刺水沟、涌泉、十宣、大椎、合谷、阳陵泉等穴，强刺激。

【分证论治】

1. 外邪侵袭

治法：祛风散寒，燥湿止痉。

方药：羌活胜湿汤加减，常用羌活、独活、藁本、防风、川芎、甘草等。

加减：风邪盛者加用栝蒌桂枝汤，若湿热重可选用三仁汤加减。

2. 里热炽盛

治法：清泻胃热，存阴止痉。

方药：白虎汤合增液承气汤加减，常用石膏、知母、大黄、芒硝、生地黄、麦冬、玄参、羚羊角、钩藤、全蝎、蜈蚣等。

加减：神志昏迷可加用安宫牛黄丸或紫雪丹。

3. 金创痉

（1）轻症

治法：平肝息风。

方药：玉真散加减，常用天麻、钩藤、白芷、胆南星、防风、白附子、半夏等。

加减：抽搐频繁者加用羚羊角粉、蜈蚣、全蝎；瘀象明显加地龙、乌梢蛇。

（2）重症

治法：息风镇痉。

方药：五虎追风散合茱萸散加减，常用蝉蜕、全蝎、蜈蚣、僵蚕、白芷、胆南星、半夏、木瓜、吴茱萸、天麻、朱砂等。

加减：痰涎壅盛加鲜竹沥、天竺黄；便秘者可加大黄、芒硝。

4. 气血亏虚

治法：益气养血，柔筋缓急。

方药：四物汤合大定风珠加减，常用当归、川芎、白芍、阿胶、炙龟甲、炙鳖甲、生地黄、火麻仁、五味子、生牡蛎、麦冬、鸡子黄、炙甘草、生晒参等。

加减：阴虚者可加乌梅、木瓜、甘草以酸甘化阴。

【临证备要】

痉病是由多种病因所致之急症，对痉病之治疗，审明病因、辨明虚实至关重要。若外邪侵袭所致，应以祛风散寒化湿为重；若里热炽盛伤阴所致，当清泄胃热，存阴止痉；若久病不愈，气血俱虚，当益气养血柔筋。

抗惊厥，可选用苯巴比妥或地西泮；降低颅压可选用甘露醇静脉滴注；醒脑开窍可选用醒脑静注射液静脉滴注。金创痉患者需注射破伤风抗毒素。

【预后转归】

痉病经治疗能迅速缓解者，预后良好。若痉挛不能缓解，进行性加重，则易出现并发症和后遗症，预后不良。

扫一扫，查阅本章数字资源，含PPT、音视频、图片等

痫病是一种反复发作性神志异常的病证，亦名"癫痫"，俗称"羊痫风"。临床以突然意识丧失，甚则仆倒，不省人事，强直抽搐，口吐涎沫，两目上视或口中怪叫，移时苏醒，一如常人为特征。

【病因病机】

痫病病位在脑，以神机受损为本，心、肝、脾、肾脏腑功能失调，病因以风、痰、虚为主，尤以积痰为重，内风扰动顽痰，蒙蔽清窍而发病。

1. 脑部外伤或外邪干杵　多由出生时难产或跌仆损伤，脑窍受损，瘀血阻滞，络脉不和，导致神志逆乱，昏不知人。另外感时邪疫毒，毒邪内侵，凌心犯脑，亦发痫病。

2. 先天不足　痫病始于幼年者，多与先天因素密切相关，所谓"病从胎气而得之"。前人多责之于"在母腹中时，其母有所大惊，气上而不下，精气并居，故令子发为癫疾"。

3. 积痰内生　饮食不节，过食肥甘厚味，脾胃损伤，痰湿内生，痰湿阻塞心窍，发为痫病；痰湿郁而化热，或五志过极、房劳过度而成郁火，痰热互结，扰乱神明，导致发病。《丹溪心法·痫》曰："痫证有五，无非痰涎壅塞，迷闷孔窍。"

4. 情志因素　七情所伤，"恐则气下"，"惊则气乱"，造成人体气机逆乱，进而损伤脏腑，使心气不舒，肝气郁结。气郁久则化火生风，火则炼液成痰，痰随气逆，随火炎，随风动，风夹痰夹火蒙蔽心神清窍而发痫病。

【诊查思路】

1. 望诊　抽搐剧烈，失神，短时间不能自止，多为实证。抽搐轻微，可自止，面色无华，多为虚证。

2. 闻诊　可闻及喉间痰鸣者，提示痰浊蒙蔽，多属实证。

3. 切诊　脉弦、滑、数而有力为实证；沉、细、虚为虚证。

4. 问诊　劳累诱发者多为虚证，大怒诱发者多为肝气上逆。

【诊断】

（一）疾病诊断

反复发作性神志异常的病证，临床以突然意识丧失，甚则仆倒，不省人事，强直抽搐，口吐涎沫，两目上视或口中怪叫，移时苏醒，一如常人为特征。

（二）证候诊断

1. 阳痫

主症：猝然昏仆倒地，不省人事，两目上视，牙关紧闭，颈项强直，四肢抽掣，或喉中痰鸣，或口吐涎沫，或口中怪叫如羊啼，甚则二便自遗，移时苏醒，醒后几如常人。

舌脉：舌质红或暗红，苔白腻或黄腻，脉弦数或弦滑。

2. 阴痫

主症：神志昏愦，震颤、抽搐时发，口吐涎沫，一般口不啼叫，或啼叫声音微小，面色晦暗萎黄，手足厥冷，或两目凝视，可迅速恢复，或动作中断，持物落地，或呆木无知，不闻不见，不动不语，醒后几如常人。

舌脉：舌质淡，苔白腻，脉多沉细或沉迟。

【急救处理】

1. 保持气道通畅，吸氧。

2. 监护生命体征、血氧饱和度。

3. 建立静脉通道。

4. 尽快终止发作，可予地西泮静脉推注。

5. 发作期首先进行针刺治疗，阳痫针刺人中、十宣、印堂、合谷、内关，或点刺放血，阴痫针刺人中、十宣，或点刺放血。

【分证论治】

1. 阳痫

治法：泻热涤痰，息风定痫。

方药：定痫丸加减，常用天麻、全蝎、僵蚕、川贝母、胆南星、半夏、鲜竹沥、石菖蒲、琥珀、茯神、陈皮、丹参、麦冬、姜汁、甘草等。

2. 阴痫

治法：温阳除痰，顺气定痫。

方药：五生饮合二陈汤加减，常用南星、半夏、白附子、黑豆、陈皮、茯苓、生姜等。

中成药：参附注射液。

【临证备要】

对于本病的治疗，叶天士从虚实论治，龚商年在《临证指南医案·癫痫》按语中总结说："痫之实者，用五痫丸以攻风，控涎丸以劫痰，龙荟丸以泻火；虚者，当补助气血，调摄阴阳，养营汤、河车丸之类主之。"

王清任则认为痫病的发生与元气虚，"不能上转入脑髓"，和脑髓瘀血有关，并创龙马自来丹、黄芪赤风汤治之。

痫病治疗首先辨明发作期、休止期，其次辨明病情轻重、证候虚实。痫病发作期多见痰湿闭窍或痰热扰神，以虚中夹实为主，休止期多见心脾肝肾亏虚，多为虚证。

【预后转归】

痫病一般预后良好，急性发作控制后规律服用中药可使病情稳定或治愈。

第十二章

风痱

扫一扫，查阅本章数字资源，含PPT、音视频、图片等

风痱是以突发坐立行走不稳，伴眩晕、恶心、呕吐、目珠旋颤、双手笨拙、手足颤震，或伴见发音难辨，或高或低，或急或缓，为主要临床表现的病证。本病发病骤急，可迅速恶化，若不及时处理，则后果严重，甚至危及生命。本病多发生于中老年人，现代医学中脑干、小脑部位梗死、出血，短暂性脑缺血发作，多系统萎缩，多发性硬化，以及某些药物中毒见上述症状者，可参照本章诊疗。

【病因病机】

（一）病因

肾精不足，元气亏虚，为风痱的发病基础。先天不足，肾元虚弱，或年老肾衰，或久病劳损，或脾气不足，或肝血亏虚等，致髓海空虚，脑脉失养，发为风痱。

1. 外邪侵袭 风邪主动，寒主收引，风寒袭人，气血凝滞，筋脉拘急，发为风痱。

2. 七情之变 情志不舒，肝气郁结，气郁化火，灼津伤液，阴不制阳，阳亢化风，风盛则动，发为风痱。

3. 饮食不节 嗜食辛辣，或饮酒过度，损伤脾胃，脾失健运，水谷不化，四肢失养，发为风痱。

4. 其他 食物药物中毒患者亦可导致风痱。

（二）病机

风痱核心病机为元虚邪侵，络脉不畅，而元神不使。

外感风寒，气血凝滞，筋脉拘急，或情志不舒，肝气郁结，气郁化火，灼津伤液，或饮食不节，损伤脾胃，脾失健运，水谷不化，四肢失养，络脉不畅，而元神不使。

元气亏虚，或久病劳损，邪气耗伤正气，元气愈亏，络脉不充，运行不畅，元神不使，而发本病。

内虚邪犯，正不胜邪，可形成虚实夹杂之证。

【诊查思路】

1. 望诊 重者神识昏蒙，躁扰不宁，目珠旋颤，手足颤震等；轻者精神萎靡，表情漠视，默默不语，手足震颤等。发病时多行走不稳，躯体晃动，手足震颤。

2. 闻诊 语音或急或缓，或高或低，发音难辨，则为喑痱。声高息粗者为实证，声低气弱者

为虚证。

3.切诊　脉实而有力为实证，虚软无力为虚证。

4.问诊　风痱多由外邪侵袭、内伤七情、饮食不节、劳倦内伤及其他诱因诱发。对于反复发作者，要尽量明确每次发病的先兆、再发时长、神识言语变化、身热痰鸣等情况，警惕中风发生。

问内伤基础，明确病史长短、病情控制情况及诊疗经过，家族是否有相同病史。

5.病情危重程度判断　猝然发病，神识昏蒙，谵妄烦躁，四肢自主活动丧失，言语不能，吐词不清，脉虚大或细微弱而数者，病重。

【诊断】

（一）疾病诊断

1.发病前可有头晕、肢体麻木等前驱症状。

2.猝然发病，以双手笨拙、动作失灵、取物不准、站立不稳、步行不正、行走摇摆、手足震颤、动则加剧等运动失调症状为主要表现。

（二）证候诊断

1.风寒侵络证

主症：突发头昏目眩，恶心欲吐，站立不稳，行走摇摆，手足震颤，动则加剧，或肢体拘挛不收，不能随意运动，舌强不能语，或神情闷乱，口吐涎液，肌肤清冷不仁，恶寒无汗。

舌脉：舌淡，苔薄白，脉浮微紧。

2.风阳内闭证

主症：站立不能，言语不清，目珠旋颤或辘辘转关，头目胀痛，面赤胁痛，心烦易怒，失眠多梦，口苦口干，甚至神识昏愦，口眼㖞斜，偏身瘫痪，便干溺黄。

舌脉：舌红苔黄，脉弦或弦滑。

3.精元亏虚证

主症：头晕目眩，目珠旋颤，视物不清，肢体震颤，站立不稳，行走尤甚。

舌脉：舌红嫩少苔，脉虚细无力。

【急救处理】

风痱突然发病伴见神志障碍者，病情危急，若不积极处理会迅速危及生命。一旦出现此类症状，应以维持生命体征平稳为先，为继续治疗争取时间。

（一）基本处理

1.绝对卧床休息，减少搬动，保持适当体位。

2.鼻鼾痰鸣者为气道开放不良，须立即开放气道。松解衣领，清理口腔异物，如有假牙者，需卸除。尽可能保持侧卧位，利于口腔分泌物引流，并防止舌后坠。

3.常规低流量吸氧，保持气道湿化。无法维持气道通畅者需建立人工气道，必要时行机械通气。

4.监测患者体温、血压、脉搏、心率、呼吸变化、意识状态、瞳孔、肢体活动度等。

5.迅速开放静脉通道，维持循环稳定，补液宜选用生理盐水或平衡液，维持水、电解质及酸碱平衡。出现脱证予益气固脱类中成药。

（二）综合救治

1. 针刺治疗，神志昏蒙者，急需开关通窍、泄热化痰，用毫针强刺或三棱针刺出血。可先用三棱针点刺十二井穴出血，再强刺人中、涌泉、四神聪、曲池、手三里、合谷、劳宫、太冲等穴，平补平泻。

2. 伴有高热者应配合降温处理，口服紫雪丹。合并肺部感染者，针对致病菌选用敏感抗生素治疗；病毒感染者，予以抗病毒治疗，包括鼻饲中药汤剂，如银翘白虎汤、清瘟败毒饮、甘露消毒丹等。

3. 若神昏，肢体拘急，项强身热，甚至手足抽搐，四肢厥冷，兼见鼻鼾痰鸣，躁扰不宁者，偏阴闭者急用温胆汤送服苏合香丸，阳闭重者可用安宫牛黄丸，或用清开灵、醒脑静注射液静脉滴注。

4. 若烦躁不安者，可酌情予以镇静药物，如苯二氮䓬类，禁用阿片类药物。

5. 伴急性尿潴留的患者应留置尿管。对于昏迷患者应定时翻身，防止压疮。维持良好肢体功能位，预防肢体痉挛畸形。长时间卧床者须应用药物或物理方法预防血栓形成。

【分证论治】

（一）治法方药

1. 风寒侵络证

治法：祛风散寒。

选方：《古今录验》续命汤加减，常用麻黄、桂枝、当归、人参、石膏、干姜、甘草、川芎、杏仁等。

加减：化热者，去干姜，加黄芩；汗多者，去麻黄；大便不通者，加大黄；体倦气短者，加黄芪；肌肤清冷甚者，加附子。

2. 风阳内闭证

治法：平肝潜阳。

选方：天麻钩藤饮加减，常用天麻、钩藤、石决明、栀子、桑寄生、杜仲、牛膝、黄芩等。

加减：肝火上炎者，合用龙胆泻肝汤；震颤明显者加用羚羊角粉息风；肢体乏力者加黄芪；大便干结甚者加大黄、芒硝、瓜蒌；舌苔厚腻者加藿香、佩兰、槟榔、草果；舌质瘀暗者加桃仁、红花。

3. 精元亏虚证

治法：补肾填精。

选方：地黄饮子加减，常用熟地黄、山茱萸、石斛、麦冬、五味子、菖蒲、苍术、远志、肉苁蓉、制附片、肉桂、巴戟天等。

加减：苔厚腻者，加姜半夏、厚朴；眩晕甚者加天麻、钩藤；肢体挛急者加桂枝、牛膝、芍药。

（二）其他疗法

1. 体针 取穴以手足阳明经为主，辅以太阳、少阳经、任督二脉。常用穴：肩三针（肩髃、肩前、肩后）、曲池、手三里、外关、合谷（双）、委中、环跳、足三里、梁丘、悬钟、昆仑、解溪、太冲（双）等。

2. 头皮针 取患者优势半球头穴线，配合体针治疗。若神志异常者，取头皮顶中线或枕上正中线；如上肢运动不利，以对侧顶颞前斜线中 2/5 为主；如下肢运动不利，以对侧顶颞前斜线上 1/5 为主；伴见言语不利者，以顶颞前斜线（运动区）下 2/5 为主；若站立不稳，震颤摇摆甚者，可取枕下旁线（平衡区）。

头皮针操作方法：针与头皮呈大约 30°夹角，快速将针刺入皮下，当针达到帽状腱膜下层时，指下感到阻力减少，然后使针与头皮平行，刺入深度依穴区而定。

【临证备要】

风痱临床诊断甚为重要，当与以下诸疾鉴别：

1. 中风不语 两者具有语言障碍，但风痱的语言障碍是发音、构音运动协调困难导致，表现为语音或急或缓，或高或低，发音难辨，同时具有肢体运动失调的症状；而中风之不语是说话难出，或言语不清，多数同时具有偏瘫、偏身麻木等中风病症状。

2. 痿证 两者均有运动障碍。风痱以四肢不收为主症，四肢不收主要是协调运动障碍，精巧活动不能，表现为运动失调，动作失准，站立不稳，而肌力尚可，多不伴肌肉萎缩。痿证主要是肌力降低，并多伴肌肉萎缩。

3. 耳源性眩晕 是因耳窍功能失调引起的眩晕。两者均可有眩晕、行走不稳、恶心、呕吐、目珠旋颤；耳源性眩晕不伴有发声障碍、双手笨拙，不伴有意识障碍，可反复发作，伴有耳鸣、耳聋症状，预后多良好。风痱多伴有构音障碍，起病急骤，可迅速恶化，须紧急救治。

【预后转归】

本病早期症状轻微者疗效尚可；早期起病急骤、伴见神志改变及后期症状严重者，疗效不佳。其起病隐匿，可逐渐加重，多数患者早期仅有运动失调的表现，且症状轻微，继而运动障碍不断加重，乃至不能行走，并可见构音困难和智力低下，最终丧失工作能力和生活能力。

第十三章

急性胆胀

扫一扫，查阅本章数字资源，含PPT、音视频、图片等

急性胆胀是指胆腑气机通降失常所引起的以右胁胀痛为主要临床表现的一种病证。临床表现为突然发生的右胁肋部的疼痛，疼痛以绞痛、灼痛、刺痛为主，痛引右侧肩背。

【病因病机】

（一）病因

胆腑内藏精汁。胆道通降功能正常，在肝胆疏泄作用下，胆液经胆道排入肠中，助脾胃腐熟消化水谷。若因饮食偏嗜、忧思暴怒、外感湿热、虚损劳倦、胆石内阻等原因，导致胆腑气机郁滞，或郁而化火，胆液失于通降，即可发生胆胀。

1.胆腑气郁 忧思暴怒，情志不遂，肝脏疏泄失常，累及胆腑，气机郁滞，或郁而化火，胆液通达降泄失常，郁滞于胆，则发为胆胀。

2.湿热蕴结 饮食偏嗜，过食肥甘厚腻，久则生湿蕴热，或邪热外袭，或感受湿邪化热，或湿热内侵，蕴结胆腑，气机郁滞，胆液通降失常，而为胆胀。

3.胆石阻滞 湿热久蕴，煎熬胆液，聚而为石，阻滞胆道，胆腑气郁，胆液通降失常，郁滞则胀，不通则痛，形成胆胀。

4.瘀血积块阻滞 由瘀血积块阻滞胆道而致者，其机理同胆石阻滞。

（二）病机

胆胀病病机主要是气滞、湿热、胆石、瘀血等导致胆腑气郁，胆液失于通降。病位在胆腑，与肝胃关系最为密切。日久不愈，反复发作，邪伤正气，正气日虚，最后可致肝肾阴虚或脾肾阳虚的正虚邪实之候。

【诊查思路】

1.望诊 面色红赤，烦躁不安，多为实证；面色无华，静卧少动，多见于虚证。

2.切诊 腹满拒按，多为实证；腹软，无抵抗感，多为虚证。

脉滑数为实热证，脉细无力为虚寒证。

3.问诊 问患者起病原因、发病规律，有助于辨证施治。

4.病情危重程度判断 疼痛剧烈导致厥脱，或急性胆胀伴发黄疸，则病情危重。

【诊断】

（一）疾病诊断

1. 以右胁胀痛为主症。右上腹疼痛，可向右肩背部放射，Murphy 征阳性，右上腹包块，可有压痛、肌紧张、反跳痛。

2. 常伴有发热、脘腹胀满、恶心口苦、嗳气、善太息等胆胃气逆之症。

3. 多反复发作，时作时止，复发者多有诸如过食油腻、恼怒、劳累等诱因。

4. 病情加重时可出现黄疸、发热、寒战、呼吸急促、脉细数等症状，提示感染加重，或可出现胆囊穿孔。

5. 好发年龄多在 40 岁以上，女性多于男性。

（二）证候诊断

1. 肝胆气郁
主症：右胁胀满疼痛，痛引右肩，遇怒加重，胸闷脘胀，善太息，嗳气频作，吞酸嗳腐。
舌脉：苔白腻，脉弦大。

2. 气滞血瘀
主症：右胁刺痛较剧，痛有定处而拒按，面色晦暗，口干口苦。
舌脉：舌质紫暗或有瘀斑，脉弦细涩。

3. 胆腑郁热
主症：右胁灼热疼痛，口苦咽干，面红目赤，大便秘结，小便短赤，心烦失眠，易怒。
舌脉：舌红，苔黄厚而干，脉弦数。

4. 肝胆湿热
主症：右胁胀满疼痛，胸闷纳呆，恶心呕吐，口苦心烦，大便黏滞，或见黄疸。
舌脉：舌红，苔黄腻，脉弦滑。

5. 阴虚郁滞
主症：右胁隐隐作痛，或略有灼热感，口燥咽干，急躁易怒，胸中烦热，头晕目眩，午后低热。
舌脉：舌红少苔，脉细数。

6. 阳虚郁滞
主症：右胁隐隐胀痛，时作时止，脘腹胀痛，呕吐清涎，畏寒肢凉，神疲乏力，气短懒言。
舌脉：舌淡苔白，脉弦弱无力。

【急救处理】

（一）一般处理

1. 卧床休息，禁食，胃肠减压，保持大便通畅，降低腹腔内压力。高热者可予物理降温。

2. 解痉、镇痛，可使用阿托品、硝酸甘油、哌替啶等，以解除奥狄括约肌痉挛而止痛。禁用吗啡。

3. 营养不良者给予肠外营养支持，补充血容量，纠正电解质及酸碱平衡紊乱；对伴有低蛋白血症及凝血功能紊乱者，应采取相应防治措施，积极支持各器官功能，预防多脏器功能衰竭。

4. 抗感染治疗。应首选对细菌敏感的广谱抗菌药物，既要控制需氧菌，又要控制厌氧菌，强调足量、联合用药。

（二）综合救治

1. 针刺疗法 针刺胆俞、阳陵泉、中脘、足三里。胆绞痛加期门，黄疸加至阳，发热加曲池，呕吐加内关。

2. 手术治疗 急性胆囊炎以外科手术为主要治疗手段。当患者出现以下情况时，宜选用手术治疗：①经积极内科治疗，病情仍继续发展并恶化者；②胆囊炎伴严重的胆道感染；③胆囊炎出现并发症，如胆囊坏疽性炎症、积脓、穿孔等；④急性胆囊炎反复急性发作者。手术治疗可选用胆囊切除术或胆囊造瘘术。

药物或其他非手术疗法不能完全溶解或排尽结石，对反复发作、伴有胆囊结石的急性胆囊炎，应考虑胆囊切除术，腹腔镜胆囊切除术是首选式式；非结石性急性胆囊炎可予抗菌药治疗，视病情转归，行胆囊切除术或胆囊造瘘术。

【分证论治】

1. 肝胆气郁
治法：疏肝利胆，理气通降。
方药：柴胡疏肝散加减，常用柴胡、白芍、枳实、香附、陈皮、甘草等。
加减：若大便秘结，加大黄、槟榔；腹部胀满，加厚朴、草豆蔻；口苦心烦，加黄芩、栀子；伴胆石者，加鸡内金、金钱草、海金沙。

2. 气滞血瘀
治法：疏肝利胆，理气活血。
方药：四逆散合失笑散加减，常用柴胡、枳实、白芍、甘草、五灵脂、生蒲黄等。
加减：口苦心烦，加龙胆草；脘腹胀甚，加枳壳、木香；恶心呕吐，加半夏、竹茹。

3. 胆腑郁热
治法：清泻肝胆之火，解郁通腑。
方药：清胆汤加减，常用栀子、黄连、柴胡、白芍、蒲公英、金钱草、瓜蒌、郁金、延胡索、川楝子、大黄等。
加减：黄疸加茵陈；口渴喜饮，加天花粉、麦冬。

4. 肝胆湿热
治法：清热利湿，疏肝利胆。
方药：茵陈蒿汤加减，常用茵陈、栀子、大黄等。
加减：小便黄赤，加滑石、车前子、通草；苔白腻而湿重者，去大黄、栀子，加茯苓、白豆蔻、砂仁；若痛势较剧，或持续性疼痛阵发性加剧，往来寒热者，加黄连、金银花、蒲公英，重用大黄。

5. 阴虚郁滞
治法：滋阴清热，疏肝利胆。
方药：一贯煎加减，常用生地黄、北沙参、麦冬、当归、枸杞子、川楝子等。
加减：急躁易怒，加栀子、青皮、珍珠母；胀痛，加佛手、香橼。

6. 阳虚郁滞

治法：温阳益气，疏肝利胆。

方药：理中汤加减，常用党参、白术、茯苓、甘草、干姜、制附子、木香、香附等。

加减：腹中冷痛，加吴茱萸、乌药；有胆石者，加金钱草、鸡内金；气血两亏者可选用八珍汤化裁。

【临证备要】

疏肝利胆，和降通腑，据虚实而施治。实证宜疏肝利胆通腑，根据病情的不同，分别合用理气、化瘀、清热、利湿、排石等法；虚证宜补中疏通，根据虚损的差异，合用滋阴或益气温阳等法，以扶正祛邪。

【预后转归】

及时治疗，预后良好。

第十四章
急性脾心痛

扫一扫，查阅本章数字资源，含PPT、音视频、图片等

脾心痛是指散膏体用俱病，临床以突发上腹部剧烈疼痛、痛引腰背、恶心呕吐为特征，可伴有轻度发热、黄疸、便闭等。病重者，腹痛持续难忍，且呈阵发性加剧，脘腹胀闷，呕吐剧烈，壮热不退，甚者面色苍白，四肢厥冷，喘促，脉微欲绝。严重者，可见肌肤紫斑，神昏，抽搐。西医学的急性胰腺炎，可参考本章内容辨证论治。

【病因病机】

脾心痛的发生多因饮食不节、情志不畅、胆胰失调、蛔虫内扰及创伤等所致。然其病机总属气滞湿阻，热毒炽盛，火毒内迫营血，逆陷胰腺而致胰液外泄受阻，经气不畅，络血不行，甚则毒血壅滞，热盛肉腐而成。

1.胆胰失调 先病于胆，胆气受损，胆汁不能通降于小肠，反逆于胰，淤积脉络，营气不清，化生腐浊，损伤胰腺而成，或胰腺本气自病，气化不通，胰液不能外泄而内蓄，既犯胆腑，又郁阻生热，热毒内迫营血而成。

2.饮食不节 暴饮暴食，食填中脘，郁而成腐，腐浊之气沿循中道，逆犯于胰，或饮酒无度，脾胰受损，肝胆受伤而成。气化不通，胰液不能外泄，经络不畅，胰津内泄日久，更伤本脏，影响脾胃之升降，肝胆之疏泄，小肠之泌别，而发本病。

3.蛔虫内扰 蛔虫内踞肠间，扰动气机，气机不畅，小肠不能泌别，邪结在内，不能导于大肠，反逆行脾胰之器，津血内结，为瘀为痰为饮，发为本病。

4.情志失调 郁怒伤肝，肝气郁结，横逆脾胃，中焦不行，胰液受阻，中焦气化不能通泄于外，反结于内，或肝失疏泄，胆气受阻，不能通降小肠，而反逆于胰，发于本病。

【诊查思路】

1.望诊 双目无神，精神不振，提示病重。腹部及腰部皮肤出现瘀斑青紫，提示病情危重。

2.闻诊 语声低微或不能言语，则属危重。语言清晰，对答切题，则病情轻浅。肠鸣音消失提示病情重。

3.切诊 中腹部多有疼痛，拒按。如从心下至少腹硬满，痛不可近，提示病情危重。

4.病情危重程度判断 出现神昏不能言语、喘促、尿少、腹胀大如鼓、皮肤紫斑中的任何一项，提示病情危重。

【诊断】

（一）疾病诊断

1. 发病特点　患者素有胆疾、胃病或蛔虫病史，多因暴饮暴食、酗酒、情绪激动等诱发。

2. 证候特点　突然发作中左上腹甚至全腹疼痛，部分患者腹痛向背部放射，可阵发性加剧，拒按，或可触及包块，伴有恶心、呕吐、发热。严重者，出现寒战高热，黄疸，腹痛加剧，肌肤紫斑，甚或发生厥脱。

3. 辅助检查　血常规检查，血、尿淀粉酶检查，超声及 CT 检查，有助于诊断。

（二）证候诊断

1. 胆胰湿热

主症：突发中上腹胀闷、疼痛，阵发性加剧，伴有恶心，呕吐，发热，或黄疸，口苦口腻。

舌脉：舌质红，苔黄腻或黄燥，脉弦滑数。

2. 热毒炽盛

主症：腹痛加剧，按之痛甚，且出现寒战高热、黄疸以及肌肤紫斑，严重者可发生厥脱。

舌脉：舌红绛，苔黄燥，脉弦数。

【急救处理】

明确病因，辨别其寒热虚实，临床多见邪实证，故治以通调祛邪为主，通腑为重要之法。寒者热之，热者寒之，血实以决之，气滞以行之。

（一）基本处理

1. 监测生命体征，动态评估病情严重程度。
2. 建立静脉通道，维持有效循环血容量，保持水、电解质及酸碱平衡。
3. 禁食，给予胃肠减压，抑制胃酸及胰液分泌。
4. 疼痛剧烈者，应立即给予止痛。
5. 严重者需手术治疗。

（二）综合救治

1. 针刺　取上脘、脾俞、足三里、胃俞、胆俞、胰俞穴。

2. 外敷　艾叶、延胡索、黄柏、细辛各 5g，研细末，贴敷于胰俞、脾俞穴。

3. 灌肠　大承气汤或大柴胡汤煎剂 200～400mL，每日 1～2 次保留灌肠。

【分证论治】

1. 胆胰湿热

治法：清热利湿止痛。

方药：龙胆泻肝汤加减，常用龙胆草、泽泻、木通、车前子、当归、柴胡、生地黄、黄芩、栀子、甘草等。

加减：腹痛甚，大便不通者，加大黄、芒硝、延胡索等；呕吐频繁者，加服红灵丹；有黄疸者，加茵陈、金钱草；因胆道蛔虫病而致者，加乌梅、苦楝皮；血瘀者，加失笑散。

2. 热毒炽盛

治法：清热解毒，佐以通络。

方药：大承气汤加减，常用大黄、厚朴、枳实、芒硝等。

加减：高热不退者，加服安脑丸或安宫牛黄丸；黄疸较重者，加茵陈、金钱草；肌肤紫斑明显者，加水牛角、生地黄、丹参、玄参等。

【临证备要】

1. 严格控制饮食，急性期需禁食，缓解期可给予清淡易消化的食物。

2. 可通过空肠管早期给予中药内服及肠内营养支持。

3. 本病可传变累及他脏，重者可致多器官功能障碍，需早期进行脏器支持治疗。

【预后转归】

轻症患者常在 1 周左右康复，不留后遗症。重症患者死亡率约 15%，经积极抢救幸免于死亡的患者容易发生胰腺假性囊肿、脾静脉血栓等并发症，遗留不同程度的胰腺功能不全。未除去病因的部分患者可经常复发急性胰腺炎，反复出现炎症及纤维化可演变为慢性胰腺炎。

扫一扫，查阅本
章数字资源，含
PPT、音视频、
图片等

第十五章
急性中毒

第一节　中毒总论

中毒是指毒物经人体食道、气道、皮肤、血脉侵入体内，致使机体气血失调，津液水精输布机能受阻，甚则脏腑损伤的急性病证。短时间内吸收大量毒物，发病急，症状重，称为急性中毒，为本章介绍的内容。

【病因病机】

（一）病因

本病因素繁多，常见原因有：①食物中毒：误食不洁或有毒之品，如毒蕈或腐败食物；②药物中毒：误用剧毒药物，或药物过量，或炮制不当；③虫兽之伤：如毒蛇、蜈蚣等咬伤；④毒气所伤：生产生活中的毒气，防护不当可致中毒，如一氧化碳中毒。

（二）病机

毒邪外袭，经食道、气道、皮肤、血脉侵入体内，损伤人体正气，致使气血失调，津液水精输布机能受阻，甚则损伤脏腑，阴阳离决。

毒物滞塞脾胃，损及脾运，脾失健运，而见脘腹胀痛；滋生湿热，湿热下迫，可见腹泻如注；毒物伤及肠络，血溢脉外，可见便血；腑气不通，浊阴不降，反而上逆，而见呕吐；毒邪内侵，燔于气血，扰乱气机，动风动血，可见抽搐、角弓反张等；毒邪传里，耗伤肺肾，肺失主气，肾失纳气，可见咳喘不能平卧；毒入于肾，伤及真元，肾失开阖，膀胱气化不利，可见尿少、尿闭；毒入于心，心气受损，则惊悸怔忡，脉结代；毒入于脑，上扰神明，闭塞窍络，可见神昏谵语；毒损五脏，终致脏真耗竭，阴阳离决。

【诊查思路】

1. 望诊　患者表现为神情淡漠，意识模糊，或烦躁不安，甚则神昏谵语，提示病情危重，需立即进入抢救程序。患者表现为言语清晰，对答切题，目光灵活，提示病情较轻。

若患者呼吸急促、呼吸微弱或叹气样呼吸，甚则呼吸麻痹，提示病情较重。

面色可见潮红，或面色晦暗；口唇见青紫或樱桃红色。皮肤黏膜可见瘀斑、瘀点。若患者瞳仁见散大、缩小或大小不等，提示病入于脑。

2. 闻诊　呼唤患者听其应答反应，如无应答，提示意识丧失，病情危重；应答切题，语音如常，提示病情较轻。

若嗅到患者呼气有大蒜味，提示有机磷农药中毒；若嗅到有酒味，提示酒精中毒。

3. 切诊　诊察腹部的软硬及是否存在压痛。切诊虚里虚里应衣或不应衣。

脉象可见虚脉或实脉，或数或迟，或雀啄，或屋漏，或虾游，或釜沸等。

4. 问诊　问毒物接触史，要尽量明确时间、品种以及服食量。

询问患者是否出现恶心呕吐，脘腹胀痛，肠鸣，便秘或腹泻，呕血便血等；是否出现两胁胀痛，咽干口燥，头目眩晕；是否出现咳嗽，气急，小便短赤，尿闭，尿血等；是否出现心悸气短，心烦，夜不能寐，项背强直，角弓反张等。

5. 病情危重程度判断　重视判断病情危重程度，及早发现，及时救治。出现下列情况均表示病情危重：

（1）中毒性脑病可见昏迷、抽搐、呼吸抑制。

（2）中毒性肺水肿、呼吸衰竭、吸入性肺炎。

（3）严重的心律失常、急性心力衰竭、休克、心脏骤停。

（4）急性溶血、急性肾衰竭、尿毒症。

（5）中毒性肝病。

【诊断】

（一）疾病诊断

具有毒物接触史，起病急。临床可表现为某一脏腑功能受损为突出表现，亦可表现为多脏腑气血功能紊乱，常见暴喘、心悸、抽搐、昏迷、脱证、尿少、尿闭等急危证候，甚则阴阳离决之危候。相应的毒物分析或血液检验有助于诊断。

（二）证候诊断

1. 毒蕴脾胃

主症：恶心呕吐，脘腹胀痛，肠鸣，便秘或腹泻，甚则午后潮热，呕血，便血。

舌脉：舌质绛红，苔黄腻，或花剥苔，脉弦数。

2. 毒聚肝胆

主症：两胁胀痛，恶心，呕吐苦水，咽干口燥，头目眩晕，甚而黄疸，抽搐。

舌脉：舌质红，苔黄微黑，脉弦数。

3. 毒犯肺肾

主症：咳嗽，气急，不能平卧，小便短赤，或有浮肿，甚则尿闭，尿血。

舌脉：舌质红，苔薄白，脉沉缓。

4. 毒陷心脑

主症：心悸气短，心烦，夜不能寐，或时清时寐，表情淡漠，嗜睡，甚则昏迷，谵语或郑声，项背强直，角弓反张，瞳仁乍大乍小，或大小不等。

舌脉：舌质红绛，无苔，脉数疾，或雀啄，或屋漏。

【急救处理】

急性中毒发病急骤，变化快，必须争分夺秒地治疗。

（一）基本处理

尽早清除未被吸收的毒物。

1. 催吐　适用于口服毒物 2 ~ 3 小时内，机体正气充实且神志清楚者。误服腐蚀性毒物者或原有食管胃底静脉曲张、主动脉瘤者不宜催吐。常用的催吐方法如下：

（1）吐根糖浆：15 ~ 20mL 加水 200mL，口服，15 ~ 30 分钟即出现呕吐。

（2）三圣散：藜芦、防风、瓜蒂或明矾，水煎顿服。

（3）催吐解毒汤：甘草、瓜蒂、玄参、地榆或苦参，水煎顿服。

（4）蛋矾催吐方：生鸡蛋 10 ~ 20 个，取其蛋清，加明矾 6 ~ 30g，搅匀，口服或灌胃，吐后再灌。

（5）二矾催吐方：白矾 6g，胆矾 1g，温水冲服，再以手指或压舌板探吐。

2. 洗胃　一般在服毒 6 小时内洗胃效果最好，常选用甘草水、淡盐水、绿豆汤、高锰酸钾溶液等，反复灌洗，直到洗出液澄清，无特殊气味和药物碎片为止。抽搐、食管静脉曲张、主动脉瘤、溃疡病出血及因腐蚀性毒物引起食道及胃肠道损伤等患者，均禁用本法。孕妇慎用。

3. 泻下　毒物已进入肠道，但尚未被完全吸收，可用泻法使毒物从大便排出。

（1）保赤散 1 袋，顿服。

（2）番泻叶 15g，水煎服。

（3）大黄、防风、甘草各 30g，水煎服。

（4）若口服药物导泻仍不能使毒物完全排出者，可用灌肠方法。如大黄水煎，灌肠；大承气汤（大黄、厚朴、枳实、芒硝），水煎 300 ~ 500mL，灌肠。

（二）病情监测

监测患者神志、脉搏变化、尿量等情况。

（三）进一步治疗

排出已经被吸收的毒物。

1. 吸氧　一氧化碳中毒时，吸氧尤其是高压氧可促进碳氧血红蛋白解离，促进一氧化碳排出。

2. 利尿　车前子、白茅根各 30g，水煎服。酸性药物中毒可用碳酸氢钠和利尿药使尿液碱化，注意防止电解质紊乱、酸碱平衡失调。肾功能不全者禁用。

3. 血液净化　可选用血液透析、血液灌流、血浆置换等。

（四）解毒治疗

1. 常用解毒方剂

（1）生黄豆 120g，生绿豆 60g，煎汁服。用于各种食物及药物中毒。

（2）兴国解毒药：鸡血藤、田七、青木香、茜草各 15g，香附 10g，冰片 3g，小叶凤尾草 150 ~ 250g，水煎服。用于乌头、苍耳子、马钱子、野毒蕈、氰化物、亚硝酸盐及有机农药中毒。

（3）绿豆甘草解毒汤：绿豆120g，生甘草30g，丹参、连翘、石斛各30g，大黄15～30g，水煎服，每日2剂。

2. 特效解毒中药

（1）半夏、天南星中毒：生姜5g，水煎服；或白矾6～10g，开水冲服。

（2）砒霜中毒：防风10～15g，水煎服。

（3）巴豆中毒：绿豆250g，水煎服。

（4）酒精中毒：葛根50g，紫苏50g，桂枝10g，水煎服，每日2～3次。

（5）腐败肉类中毒：大蒜1枚，雄黄2g，混合捣烂，温水冲服。

（6）发芽马铃薯中毒：食醋适量，饮用。

（7）毒蕈中毒：白矾6g，香油适量，开水冲服。

（8）有机农药中毒：甘草240g，水煎取汁，倒入滑石粉60g，加入黄豆面适量，澄清后顿服。

（五）综合救治

1. 根据氧饱和度给予鼻导管或面罩吸氧，必要时予气管插管行机械通气。

2. 补液，可给予晶体液或胶体液。

3. 出现心气衰、肺气衰、肾气衰、脱证、神昏等参见相关章节处理。

【分证论治】

1. 毒蕴脾胃

治法：和中解毒，健脾和胃。

方药：甘草泻心汤加减，药用生甘草、黄芩、黄连、干姜、半夏、大枣、人参等。

加减：毒盛者，加绿豆、鸡蛋清；纳呆不适者，加麦冬、砂仁；便秘者，加酒大黄、郁李仁、当归；腹泻者，加莲子肉、扁豆、生山药、桔梗；胃阴不足者，改用叶氏养胃汤。

2. 毒聚肝胆

治法：清解邪毒，利胆和胃。

方药：四逆散加减，药用生甘草、柴胡、芍药、枳实。

加减：毒聚不散者，加土茯苓、黑豆、绿豆以解毒排毒；黄疸者，加茵陈、姜黄、栀子；抽搐者，加麦冬、生牡蛎、生龟甲、玄参、天竺黄。

3. 毒犯肺肾

治法：清宣降浊。

方药：陈氏四虎饮加减，药用水牛角、大黄、生石膏、黄连、鲜生地、知母、青黛、玄参、马勃、红花、生萝卜汁。

加减：肾阴不足者，加附子、肉桂、干姜、淫羊藿；小便不通者，加威灵仙、地肤子、木通，或加滋肾通关丸。

4. 毒陷心脑

治法：清毒醒脑。

方药：玳瑁郁金汤加减送服玉枢丹，药用水牛角、木通、栀子、竹沥、郁金、连翘、丹皮、生姜汁、鲜菖蒲汁、紫金片、野菰根、鲜竹叶卷心、灯心草等。

加减：高热，神昏较重者，加服安宫牛黄丸、紫雪丹、至宝丹以清心开窍。

中成药：①安宫牛黄丸，每次1丸，每日2次。适用于中毒窍闭神昏者。②生脉注射液，适用于中毒重症，气阴两虚者。③醒脑静注射液，适用于中毒重症，窍闭神昏者。

其他疗法：针灸及按摩治疗。

【临证备要】

1. 初步诊断　急性中毒患者应根据病史进行初步诊断。其症状体征取决于毒物的毒理作用和机体的反应性，可表现为某一脏腑功能受损，亦可表现为多脏腑气血功能紊乱，常见喘促、气短、心悸、抽搐、昏迷、尿少、尿闭等急危重症，甚则危及生命。

2. 维持生命体征　若毒性剧烈，病情急重，立即启动应急抢救系统，维持患者的各项生命体征，为进一步治疗争取时间。

3. 对症治疗　对于腹痛、腹泻、心动过缓可用阿托品肌肉注射。烦躁不安，予异丙嗪肌肉注射。惊厥者，苯巴比妥钠或安定肌肉注射或缓慢静脉注射。

【预后转归】

急性中毒的预后主要取决于毒物的毒性、中毒时间、中毒剂量。即使患者生命体征稳定，亦需要转到专科治疗，监测患者各项生命体征及理化指标的变化，必要时紧急进行进一步治疗。

第二节　急性有机磷农药中毒

有机磷农药经皮肤、呼吸道和消化道侵入人体，常引起中毒，也可因误服、自服污染食物而引起急性有机磷农药中毒。

有机磷农药是一种神经毒物，根据其毒力大小可分为：①剧毒类，如对硫磷（1605）、内吸磷（1059）、甲胺磷；②高毒类，如敌敌畏、乙硫磷；③低毒类，如敌百虫、马拉硫磷。有机磷农药吸收后在体内广泛抑制神经系统胆碱酯酶的活性，使乙酰胆碱不能被分解而大量积累，引起神经生理紊乱，出现一系列中毒症状和体征。

【病因病机】

有机磷农药属秽浊寒毒，误服或自服，直驱中焦，大伤阳气，出现多汗、流涎、喘息等。且秽浊寒毒，极易阻滞气机，使中焦气机紊乱，出现恶心呕吐、腹痛腹泻等。

阳虚神浮，出现疲乏、烦躁不安、头晕头痛等。

【诊查思路】

1. 望诊　患者表现为淡漠，意识模糊，提示毒入于脑，病情危重，需立即进入抢救程序；患者表现为躁扰不安，语无伦次，提示病情紧急，随时观察病情变化，准备进入抢救程序；患者表现为言语清晰，对答切题，目光灵活，呼吸平稳，提示病情较轻。

呼吸急促、呼吸微弱、叹气样呼吸多提示病情危重，可能进展。

可见多汗、流涎、流涕、流泪。瞳仁常见缩小，若瞳仁散大至边缘，提示病人膏肓。

2. 闻诊　呼唤患者听其应答反应，如无应答，提示意识丧失，病情危重。呼气、呕吐物、体表有大蒜样臭味。

3. 切诊　触摸四肢可见震颤证，痿弱无力，须严密观察，积极抢救。

切触腹部是否有压痛。脉滑数有力提示邪实。脉微细欲绝一般提示病情危重。

4.问诊 详细询问毒物接触史，要尽量明确时间、品种以及进入体内的量。

具体询问有无恶心、呕吐、腹痛、腹泻、头晕、头痛、发热、言语障碍等相关症状。

5.病情危重程度判断 失神，脉微细欲绝者，提示病情危重。

【诊断】

（一）疾病诊断

1.病史 有机磷农药接触史或吞服史。

2.特异症状 呼气、呕吐物、体表有大蒜样臭味。

3.临床表现 中毒的临床症状与接触毒物的时间和毒物的种类、接触剂量、侵入途径、机体健康状况密切相关。

有机磷农药的作用部位的不同，临床可出现不同临床表现。M样作用——毒蕈碱样症状：恶心、呕吐、腹痛、腹泻、流涎、流涕、流泪、多汗、肺水肿、瞳仁缩小等；N样作用——烟碱样症状：肌束震颤、肌肉痉挛、肌力减退；中枢神经系统症状：疲乏、烦躁不安、头晕、头痛、发热、言语障碍、精神恍惚，病情较重者可出现意识模糊、抽搐甚至昏迷。

根据出现时间早晚可分为急性胆碱能危象、中间综合征和迟发性多发神经病。

（1）急性胆碱能危象

1）轻度中毒：头晕、头痛、恶心、呕吐、胸闷多汗、视物模糊、乏力、瞳仁缩小。

2）中度中毒：除上述症状外，还有肌纤维震颤，瞳仁明显缩小，喘促，流涎，腹痛，腹泻。

3）重度中毒：除上述症状外，出现昏迷，肺水肿，呼吸衰竭。

（2）中间综合征（中间期肌无力综合征）：一般发生在中毒后1～4天，个别发生在7天之内。是一组以肌无力为突出表现的综合征。患者在度过胆碱能危象之后，迟发性多发神经病发生之前，可出现部分颅神经（以第Ⅸ、第Ⅹ对颅神经为主）支配的肌肉、屈颈肌肉、肢体近端肌肉及呼吸肌的肌力减弱或麻痹等表现。

（3）迟发性多发神经病：一般在中毒消失后2～4周后出现，严重者也可在1周内出现，多发生感觉型和运动型多发神经病变，主要表现为肢体末端烧灼、疼痛、麻木，下肢无力、瘫痪，四肢肌肉萎缩等。

（二）证候诊断

1.毒物内侵，邪闭脏腑

主症：恶心，呕吐，呕吐物或呼出气有大蒜样气味，腹痛，腹泻，头晕，头痛，烦躁不安，甚则谵语神昏。

舌脉：舌红苔腻，脉滑数。

2.毒侵五脏，气衰阳脱

主症：呕恶清涎，腹痛腹泻，惊悸怔忡，筋惕肉瞤，神昏不识人，甚则汗出肢凉，呼吸气微，二便自遗。

舌脉：舌淡紫，苔水滑，脉微细欲绝。

【急救处理】

急性有机磷农药中毒发病急骤，一旦发现需立即救治。应以维持生命体征平稳为先，为治疗争取时间。

（一）基本处理

1.脱离污染源 立即将患者移离中毒现场，更换衣服，用冷肥皂水或 2% ～ 5% 碳酸氢钠溶液彻底冲洗污染皮肤（敌百虫忌用），敌百虫中毒可用温水冲洗。

2.催吐 一般可用手指、羽毛在咽部探吐。在误食后即刻或 1 ～ 2 小时内催吐较好。

3.洗胃 常用碳酸氢钠溶液或生理盐水（如敌百虫中毒忌用碳酸氢钠）。每次洗胃液不超过 500mL，以防胃内容物进入肠道。洗胃必须彻底，直至洗出液无味为止。

4.导泻 洗胃后尽早导泻，清除滞留在肠道内毒物，以免继续吸收加重病情。常用硫酸钠溶液或甘露醇注入胃管，至便泻出现。

（二）病情监测

监测患者神志、脉搏变化、尿量、出血情况。

（三）静脉通路

迅速开放静脉通道，适量补液，可给予晶体液和胶体液。

（四）综合救治

吸氧，保持呼吸道通畅。危重患者可给予血液净化治疗等，并积极防治呼吸衰竭、脑水肿、上消化道出血、中毒性心肌损害等。

【分证论治】

1.毒物内侵，邪闭脏腑
治法：解毒祛邪。
方药：

（1）棠下解毒汤：金花草（鲜品）40 ～ 50g，崩大碗（鲜品）100g，金银花 100g，甘草 100g。先将金花草、崩大碗捣烂，加清水 250 ～ 400mL，滤渣取汁，加红糖 100g，煮沸，将银花、甘草研成粉末，与煎液混合，每日 1 ～ 2 剂，口服或鼻饲。

（2）银花三豆饮：银花、绿豆、黑豆、赤小豆各 30g，甘草 30g，水煎 400mL，分 2 次服，每日 1 剂。

（3）绿豆甘草汤：绿豆 120g，白茅根、银花、生甘草、石斛各 30g，丹参 45g，大黄、竹茹各 15g，水煎 1000mL，分 4 次服或鼻饲给药。

中成药：高热神昏者，用安宫牛黄丸 1 丸，化水灌服或鼻饲。神昏谵语者，可用清开灵注射液或醒脑静注射液静脉滴注。

其他疗法：①曼陀罗或天仙子 0.5 ～ 1.5g，研末冲服。②生绿豆粉适量，凉水调服；或绿豆适量，煎汤顿服。③甘草 240g，滑石粉 60g，黄豆面适量。先以甘草煎液，再将滑石粉冲入药液内，最后加入黄豆面，待澄清后，取上清液一次服下。④金鸡尾（别名凤尾草、鸡脚草、井口边草）、金银花各120g，甘草60g，水煎，一次服两大碗。可用于对硫磷及内吸磷中毒。⑤崩大碗30g，滑石30g，水煎服。⑥大黄30g，芒硝20g，绿豆30g，甘草15g，水煎250mL，口服或由胃管注入。⑦绿豆30g，甘草30g，水煎200～300mL，口服，每日3次。

2. 毒侵五脏，气衰阳脱

治法：益气回阳固脱。

方药：参附汤加味，药用人参、制附子、大枣、干姜等。

中成药：参脉注射液、参附注射液、黄芪注射液、生脉注射液静脉滴注。

【临证备要】

1. 鉴别诊断 临床上注意与食物中毒、阿片类药物中毒、中暑相鉴别，明确为哪一种有机磷农药，了解其毒理，为进一步治疗做准备。以下方法可辅助鉴别诊断：

（1）全血胆碱酯酶活性测定：是较专一的辅助诊断方法。轻度中毒者胆碱酯酶活性降低至正常人的50%～70%，中度中毒者胆碱酯酶活性在正常的30%～50%，重度中毒者胆碱酯酶活性在正常的0～30%。

（2）血、胃内容物及可疑污染物的有机磷农药分析：可辅助诊断。

（3）尿中有机磷代谢产物的测定：有一定价值。

（4）阿托品试验：静脉注射阿托品1～2mg，如系有机磷农药中毒可见症状减轻，如不是有机磷农药中毒，则出现颜面潮红、口干、皮肤干燥、心动过速、瞳孔散大等反应。但昏迷患者，往往反应不敏感，易致错误判断。

2. 特异性解毒剂应用 有机磷农药中毒患者需密切监测各项生命体征及理化指标的变化情况，迅速开放静脉通道，应用解毒剂抗胆碱能药和胆碱酯酶复活剂。

早期、足量、酌情重复应用胆碱酯酶复活剂，如解磷定、氯解磷定，主要用于解除烟碱样症状。合理伍用抗胆碱能药阿托品，对缓解毒蕈碱样症状作用明显，直至出现阿托品化。阿托品化时临床出现瞳孔较前扩大、口干、皮肤干燥、颜面潮红、肺湿啰音消失及心率加快。如出现意识模糊、烦躁不安、抽搐、昏迷和尿潴留等，提示阿托品中毒，应停用阿托品。病情较重者可行血液灌流、血液滤过治疗。

【预后转归】

急性有机磷农药中毒患者生命体征稳定，往往需要转到专科治疗，最终预后取决于有机磷农药接触的时间、剂量、毒物的种类及患者既往的身体状况等因素。

第三节 急性酒精中毒

短时间饮入过量的酒精或酒类饮料可导致中枢神经系统的兴奋或抑制状态，称为急性酒精中毒或急性乙醇中毒，俗称醉酒。中医学对酒精中毒有较详细的描述，有"酒悖""酒害""酒毒""酒臌""酒胀""酒厥"等病名。

【病因病机】

本病起于食饮不节，以酒为浆。酒为水谷之精微化生，熟谷之液，其气剽悍，入于胃中，使胃胀。气逆满于胸中，肝浮胆横，失其谋虑决断之能，故而出现性情乖张，甚则乱神、失神。

【诊查思路】

1. 望诊　患者表现为昏睡，神情淡漠，意识模糊，提示病情危重，需要紧急进入抢救程序；患者表现为神志错乱，躁扰不安，语无伦次，随时观察病情变化，准备进入抢救程序；患者表现为言语清晰，对答切题，目光灵活，呼吸平稳，提示病情较轻。

轻度酒精中毒患者呼吸急促，病情较重者可见呼吸微弱。轻度中毒患者表现为目睛红赤，两颧潮红或苍白；若出现皮肤湿冷，口周青紫，瞳仁散大，则提示病情危重。

2. 闻诊　言语增多，易激动，提示轻度酒精中毒；郑声独语，则病情加重；呼唤无应答提示意识丧失，病情危重。常能闻到酒味。

3. 切诊　动作笨拙，步履蹒跚，肢体瘫软，手撒肢冷，提示病情较重。

腹软、无明显压痛多提示虚证，腹韧、疼痛拒按多提示实证。脉细数结代或脉沉缓或沉微等虚脱之象，提示病情危重。

4. 问诊　要尽量明确饮酒的时间、品种以及饮用量。问是否存在眩晕、肢体瘫软等症状。

5. 病情危重程度判断　郑声独语，昏睡，皮肤湿冷，口周青紫，瞳仁散大，呼吸微弱，脉细数结代，或出现肢体瘫软，手撒肢冷，昏迷，二便自遗，脉沉缓或沉微等虚脱之象，提示病情危重。

【诊断】

（一）疾病诊断

1. 病史　发病前有饮酒史。

2. 临床表现　呼气及呕吐物有强烈酒味。病情轻重与饮酒量、血中乙醇浓度呈正相关，也与个体敏感性有关。一般分三度：轻度表现为目睛红赤，两颧潮红或苍白，眩晕，言语增多，易激动，举止失常；中度表现为动作笨拙，步履蹒跚，语无伦次，甚至神志错乱；重度出现郑声独语，昏睡，皮肤湿冷，口周青紫，瞳仁散大，呼吸微弱，脉细数结代，甚至出现肢体瘫软，手撒肢冷，昏迷，二便自遗，脉沉缓或沉微等虚脱之象。亦可分为兴奋期、共济失调期和昏迷期。

（二）证候诊断

1. 毒蕴胃肠，犯及血脉

主症：恶心呕吐，呼气、呕吐物有酒精味，腹痛腹泻，甚则呕血，便血，昏睡，神昏谵语，狂躁。

舌脉：舌质深红，苔黄腻，脉弦数。

2. 毒损气血，脏腑虚衰

主症：面色苍白，口流清涎，四肢厥冷，语声低微，或口中喃喃自语，甚则昏迷、遗溺。

舌脉：舌青紫，脉微细弱。

【急救处理】

急性酒精中毒患者一旦发现肢体瘫软，手撒肢冷，昏迷，二便自遗，脉沉缓或沉微等虚脱之象，应立即救治，以维持生命体征平稳为先。

（一）基本处理

1. 摆放体位　意识障碍者呕吐时应采取侧卧位，以防呕吐物误入气管，发生窒息。

2. 开放气道　保证气道通畅，吸氧，必要时行气管内插管或机械通气辅助呼吸。

3. 催吐洗胃　清醒者，应迅速进行催吐，注意预防吸入性肺炎；昏迷者可用 1% 碳酸氢钠或温开水洗胃。合并消化道出血者禁止洗胃。

（二）病情监测

监测神志、脉搏、呼吸、体温、血压、心率（律）和心功能。

（三）静脉通路

迅速开放静脉通道，维持有效循环血容量，纠正水、电解质紊乱，维持酸碱平衡。昏迷者可用醒脑静注射液静脉滴注，或用纳洛酮促醒。

（四）综合救治

如胃火炽盛，胃络受损，而出现呕血、便血，可口服或经胃管灌入紫地宁血散、云南白药止血，若出现大出血，则中西医结合救治。

【分证论治】

1. 毒蕴胃肠，犯及血脉

治法：和中解毒。

方药：甘草泻心汤加减，药用生甘草、黄芩、黄连、干姜、半夏、大枣、党参等。

加减：毒盛者，加绿豆、鸡蛋清；纳呆不适者，加麦冬、砂仁；便秘者，加酒大黄、郁李仁、当归；腹泻者，加莲子肉、扁豆、生山药、桔梗。

中成药：玉枢丹 1 锭，顿服。或用醒脑静注射液或清开灵注射液静脉滴注。

其他疗法：①葛根 15g，水煎服。②葛根 15g，栀子、枳实、淡豆豉各 30g，炙甘草 5g，水煎服。③茯苓、猪苓、陈皮各 5g，木香 3g，神曲、白术、青皮各 6g，葛花、砂仁、白豆蔻各 15g，共研细末，每次 10g，冲服。

2. 毒损气血，脏腑虚衰

治法：回阳救逆。

方药：四逆汤合四君子汤加减，药用制附子、干姜、甘草、人参、茯苓、白术等。

中成药：昏迷者可用安宫牛黄丸化水顿服。或用参附注射液、黄芪注射液静脉滴注。

【临证备要】

1. 鉴别诊断　对于昏迷患者应注意与其他导致昏迷的疾病相鉴别。中风患者亦可出现昏迷、二便失禁、语言障碍等症状，但中风患者多有高血压、糖尿病等病史，可出现半身不遂、口眼㖞斜等症状，可资鉴别。糖尿病酮症酸中毒患者亦可出现意识障碍、昏迷，但呼出气有烂苹果味，且有糖尿病病史，血糖一般较高。酒精中毒以饮酒量多为特点，严重者可出现低血糖。急性酒精中毒可检测血、尿乙醇浓度，其他如血液生化、动脉血气分析、心电图、头颅 CT 等相关检查可辅助诊断。

2. 静脉补液 酒精中毒者可静脉输注葡萄糖生理盐水溶液，中毒较重的患者可给予葡萄糖、胰岛素、维生素混合溶液静脉滴注，根据病情可隔 6～8 小时后重复使用。此方法可促进乙醇的氧化代谢，防治肝肾损害。

【预后转归】

急性酒精中毒的预后与饮酒种类及个体差异有关，相关并发症对预后可产生一定影响。急性酒精中毒如经积极治疗，多数能恢复。若血液乙醇浓度过高，昏迷时间过长，预后较差。有严重并发症如重症胰腺炎、横纹肌溶解症者则病程迁延。造成死亡的原因有酒后外伤、脑卒中、心肌梗死、呕吐后窒息等情况。如果出现严重的呼吸抑制、严重的吸入性肺炎需要机械通气者，收入ICU 病房治疗。

第四节　食物中毒

食物中毒是急诊常见的病证，指由于进食不洁或有毒之物引起的急性中毒性疾病。临床常见的有细菌性食物中毒、真菌性食物中毒、毒蕈中毒、河豚中毒、鱼胆中毒等。

【病因病机】

本病起于食饮不洁或误食毒物。秽浊毒邪聚于胃肠，扰其升清降浊之能，故致呕吐泄泻、脘腹胀痛。毒邪波及血分，可见呕血便血。毒邪循经累及他脏，可出现脏真损伤，甚则死亡。

【诊查思路】

1. 望诊 表情淡漠，嗜睡，提示病情较重，注意随时观察病情变化，准备进入抢救程序；若患者表现为昏迷，则提示病情危重，需要立即进入抢救程序。

皮肤干涩，目眶凹陷，则提示伤阴；若患者出现汗出身凉，提示亡阳。

瞳仁乍大乍小或大小不等，提示毒侵气血，脏腑受损。项背强直，角弓反张，则提示毒侵气血，脏腑受损。

2. 闻诊 谵语或郑声，提示毒侵气血，脏腑受损；声音嘶哑，提示毒损气血，伤及阴液；气短声怯，则提示毒损气血，伤及阳气。

3. 切诊 诊察腹部的软硬及是否存在压痛，腹软、无明显压痛多提示虚证，腹韧、疼痛拒按多提示实证。脉微欲绝，至数不清，提示病情危重。

4. 问诊 明确摄入的食物种类及数量。是否存在恶心呕吐、脘腹胀痛、腹泻、呕血、便血、心悸气短、心烦、夜不能寐等症状。

5. 病情危重程度判断 若患者出现昏迷，神志模糊，气短声怯，舌质淡，脉微欲绝，至数不清，提示病情危重。

【诊断】

（一）疾病诊断

1. 病史 有明确进食不洁或有毒食物史。

2. 临床表现 多为胃脘部或脐周疼痛，恶心呕吐，腹泻，多为黄色水样或稀烂便，一日数行。由于中毒原因不同，其临床表现也各异。

（二）证候诊断

1. 毒蕴胃肠，犯及血脉

主症：恶心呕吐，脘腹胀痛，腹泻，甚则呕血、便血。

舌脉：舌质深红，苔黄腻，或花剥苔，脉弦数。

2. 毒侵气血，脏腑受损

主症：心悸气短，心烦，夜不能寐，表情淡漠，嗜睡，甚则昏迷，谵语或郑声，项背强直，角弓反张，瞳仁乍大乍小或大小不等。

舌脉：舌质红绛，无苔，脉数疾，或如雀啄，或如屋漏。

3. 毒损气血，脏腑虚衰

主症：伤阴者，吐泻频繁，口渴引饮，目眶凹陷，声嘶，尿少或闭；亡阳者，吐泻频剧，神志模糊，汗出身凉，四肢厥冷，气短声怯。

舌脉：舌质干红，脉细数或舌质淡，脉微欲绝，至数不清。

【急救处理】

急性食物毒患者起病急，变化快，并发症多，若治疗不及时或病情过重时，常继发肝、肾、脑等重要脏器损害。宜及早针对中毒出现的临床表现对症治疗，且对挽救患者生命也有极为重要的作用。

（一）基本处理

1. 摆放体位　意识障碍者呕吐时应采取侧卧位，以防呕吐物误入气管，发生窒息。

2. 开放气道　如患者咳嗽反射消失，不能保护气道，立即行气管插管。呼吸困难者予以吸氧，呼吸衰竭者给予呼吸兴奋剂，必要时机械通气。

3. 催吐洗胃　立即进行催吐、洗胃、导泻，清除胃肠道尚未被吸收的毒物。毒物清除愈早、愈彻底愈好。

4. 留取标本　留取患者血、尿、呕吐物、残留食物等，以备送检。

（二）病情监测

密切监测体温、脉搏、呼吸、血压、神志、瞳孔变化情况，记出入量。

（三）静脉通路

迅速开放静脉通道，适当补充晶体液和胶体液，维持有效循环血容量，纠正水、电解质紊乱，维持酸碱平衡。

（四）综合救治

若出现毒入于脑，予开窍醒神之法。若出现亡阴亡阳可给予参麦注射液、生脉注射液、参附注射液静脉滴注，或艾灸神阙穴。若出现腹痛呕吐者，可予阿托品肌注。烦躁不安者可适当给予镇静剂；若出现休克，要中西医结合抗休克治疗。

【分证论治】

1. 毒蕴胃肠，犯及血脉

治法：和中解毒，健脾和胃。

方药：甘草泻心汤加减，药用生甘草、黄芩、黄连、干姜、半夏、大枣、党参等。

加减：便秘腹胀者，为邪毒内蕴，腑气不通，加酒大黄、郁李仁、当归泻下通便以排毒；腹泻者，为毒伤脾胃，加莲子肉、扁豆、山药、桔梗健脾益胃，升提止泻；腹痛腹泻，肛门灼热者，为湿热蕴结所致，加用葛根芩连汤。

中成药：①藿香正气丸（或水）：解表祛暑，化湿和中。主要用于寒湿偏盛之食物中毒。②香连化滞丸：清化湿热，化滞止泻。主要用于食滞偏重之食物中毒。

针灸：取合谷、中脘、足三里、内关穴用泻法。腹痛者，加气海。

其他疗法：大黄30g，崩大碗30g，槐花15g，黄芪30g，水煎200～300mL，保留灌肠，每日1～2次。

2. 毒侵气血，脏腑受损

治法：解毒醒脑，扶正祛邪。

方药：清营汤合生脉散加减，药用水牛角、生地黄、竹叶心、金银花、麦冬、丹参、黄连、玄参、连翘、人参、麦冬、五味子、菖蒲、郁金、牛黄、麝香、冰片等。

中成药：①紫金锭：化痰开窍，辟秽解毒。②安宫牛黄丸：开窍醒神。③安脑丸：清热开窍。④醒脑静注射液静脉滴注。

针灸：取内关、人中、关元、神阙、十二井穴。内关捻转提插，用泻法；人中重用雀啄手法，至眼球充满泪水为止；关元、神阙直接灸；十二井穴常规消毒后放血。

3. 毒损气血，脏腑虚衰

治法：养阴益气，回阳固脱。

方药：生脉散合四逆汤加减，药用人参、麦冬、五味子、附子、干姜、炙甘草等。

加减：伤阴重者酌加生地黄、阿胶、知母、当归、北沙参、白芍等。伤阳甚者酌加黄芪、桂枝、山茱萸、白术、肉桂等。

中成药：生脉饮口服液口服。或用参麦注射液、生脉注射液、参附注射液静脉滴注。

针灸：艾灸神阙穴。

【临证备要】

1. 鉴别诊断　可用剩余食物或胃内容物做毒物分析，或做细菌培养或血清凝集试验以明确诊断。

细菌性食物中毒是指进食被细菌有或其毒素污染的食物后所引起的急性感染性中毒性疾病，是食物中毒中最常见的一类。多发生于夏秋两季，呈暴发性流行。常见的致病菌有沙门菌、大肠杆菌、金黄色葡萄球菌、肉毒梭菌、蜡样芽孢杆菌等。

真菌性食物中毒是指误食被真菌及其毒素污染的食品而引起的中毒。霉变食品引起的中毒主要见于霉变甘蔗中毒和霉变甘薯中毒，霉菌毒素中毒主要见于赤霉烯酮中毒。

毒蕈俗称毒蘑菇，常致中毒的毒蕈有捕蝇蕈、白帽蕈、马鞍蕈等。其毒性成分极为复杂，中毒对象之广泛、毒性之严重均居植物中毒的首位，中毒原因主要是采集后误食。

河豚中毒常见于沿江海地区。河豚毒素对胃肠道黏膜有强烈刺激作用，能引起急性胃肠炎症状。河豚毒素为神经毒，主要存在于河豚卵巢、卵子、皮、肝脏和血液之中，肌肉中无此毒素。毒素吸收后迅速作用于神经末梢和神经中枢，首先是周围感觉神经麻痹，继而运动神经麻痹，严重者导致脑干麻痹而呼吸循环衰竭。

　　鱼胆中毒多由食用淡水鱼的鱼胆治疗疾病所致。主要是青鱼胆，其次为草鱼胆和鲤鱼胆。鱼胆的胆汁毒素，主要损害肝及肾脏，亦可损害心、肺及神经系统。多因肾衰竭而死亡。

　　食物中毒亦需与食物源性肠道传染病（霍乱、伤寒）和寄生虫病（蛔虫病、钩虫病）、食物过敏、暴饮暴食引起的急性胃肠炎等食源性疾患相鉴别。如霍乱有流行病学线索可查，常先泻后吐，吐泻较为严重，腹泻常为无痛性，呕吐常为喷射性与连续性，吐泻物为米汤样，大便培养及细菌动力学检查可鉴别。

　　2.治疗　食物中毒的治疗，在补液的同时合理使用利尿剂，可促进已吸收的毒物排出。合理应用抗生素，预防和控制感染。合理应用特效解毒剂。

　　（1）毒蕈中毒：对于绿帽蕈、白帽蕈等毒性很强的毒蕈中毒，可酌用毒蕈血清肌肉注射（先做皮内过敏试验，阳性者需先脱敏）。对死帽蕈、粟帽蕈、白毒伞蕈中毒及以中毒性肝炎症状为主者，可试用巯基丙磺酸钠或二巯丁二钠，也可用中草药灵芝辅助治疗。

　　（2）河豚中毒：半胱氨酸可改变河豚毒素的分子结构，破坏其毒性。可用盐酸半胱氨酸以磷酸二氢钠缓冲液溶解后肌肉注射。危重者可予以血液透析或血液灌流治疗。

　　（3）鱼胆中毒：无特效解毒剂，应早期、足量应用肾上腺皮质激素。

【预后转归】

　　为及时控制食物中毒的蔓延和事态的扩大，一旦发现食物中毒病例，需及时对食物中毒病例进行报告。

　　急性食物中毒病例紧急处理后，一般预后良好。若出现意识障碍需密切监测病情变化。若患者昏迷，神志模糊，舌质淡，脉微欲绝，至数不清，提示病情危重，预后欠佳。

第五节　药物中毒

　　凡是药物，特别是有毒药物，经气道、食道、血液或皮毛进入体内，当积蓄到一定数量而使机体受损致病，甚至阴阳离决危及生命，称为药物中毒。有毒中药常见有乌头类药物、钩吻、斑蝥、曼陀罗、雷公藤、马钱子等。

【病因】

　　药物中毒的发生主要有下列原因：

　　1.用药过量　医生处方超过常量。

　　2.煎法不当，煮时过短　乌头类药物如久煎1小时以上，大约87%有毒成分可被水解为毒性小或几乎无毒的原乌头碱。若煮时过短，常易致中毒。

　　3.个体差异　对乌头类药物敏感者即使小剂量应用亦可中毒，如有的只服附子1～2片（3～6g）即能中毒。

　　4.其他　患者误服误用，或求愈心切，不遵医嘱，或妄信偏方等，都有可能酿成药物中毒的发生。

【诊查思路】

1. 望诊   患者表现为淡漠，意识模糊，提示病情危重；患者表现为躁扰不安，语无伦次，提示将要出现脱证；患者表现为言语清晰，对答切题，目光灵活，呼吸平稳，提示病情较轻。

钩吻中毒见气促或气息微弱，或见瞳仁散大，提示病情危重。

乌头类药物中毒严重者可见面色苍白，唇紫。斑蝥中毒患者可见皮肤干燥，发红起疱，甚或瘀斑、溃烂。

2. 闻诊   呼唤患者听其应答反应，如无应答提示意识丧失，病情危重；应答语音低弱，提示为虚证；应答切题，语音洪亮，提示为实证。

3. 切诊   患者出现四肢厥冷，汗出，抽搐，昏厥，提示病情严重者。诊察腹部的软硬及是否存在压痛，腹软、无明显压痛多提示为虚证，腹韧、疼痛拒按多提示为实证。若出现脉结代，或脉搏先缓后促，提示病情危重。

4. 问诊   详细询问服用的药物种类、用量、服用时间及服用剂型等。

患者出现恶心呕吐，流涎，腹痛腹泻，全身发麻或有紧束感，头痛，头昏，视物模糊，心悸，气急等症状，提示乌头类药物中毒；患者出现口及咽喉灼痛，恶心呕吐，腹痛腹泻，眩晕，肢麻，言语不清，乏力，吞咽困难，复视，视力下降等症状，提示钩吻中毒；患者出现恶心呕吐，腹中绞痛，腹泻，尿频，尿痛，尿道灼热，小便短赤，口糜灼痛，头痛，头晕，肢麻，便血，尿血，寒战，高热等症状，提示斑蝥中毒。

【诊断】

（一）疾病诊断

1. 乌头类药物中毒

（1）发病特点：轻者，恶心呕吐，流涎，腹痛腹泻，全身发麻或有紧束感，头痛，头昏，视物模糊。重者，心悸，气急，面色苍白，唇紫，四肢厥冷，汗出，脉结代，甚则昏厥、抽搐等。

（2）病史：有服用乌头类药物的病史。

2. 钩吻（断肠草）中毒

（1）发病特点：轻者，口及咽喉灼痛，恶心呕吐，腹痛腹泻等。重者，眩晕，肢麻，言语不清，乏力，时有震颤，吞咽困难，复视，视力下降，上睑下垂，甚至昏迷、抽搐。更重者，气促或气息微弱，肢厥汗出，瞳仁散大，脉搏先缓后促等。

（2）病史：有误服钩吻根、茎、叶的病史。

3. 斑蝥中毒

（1）发病特点：轻者，恶心呕吐，腹中绞痛，腹泻，尿频，尿痛，尿道灼热，小便短赤，口糜灼痛，皮肤干燥，发红起疱，甚或瘀斑、溃烂。重者，头痛，头晕，肢麻，便血，尿血等。更重者，出现寒战，高热，谵语，神昏，抽搐等。

（2）病史：有明确接触斑蝥的病史，如皮肤接触、内服或鼻黏膜吸入。

4. 曼陀罗中毒

（1）发病特点：轻者，口干咽燥，声嘶，皮肤、颜面潮红，双眼发红，气促，头晕。重者，躁动不安，意识不清，谵妄，瞳仁散大，抽搐甚至昏迷。

（2）病史：有明确过量用药或误食曼陀罗果实、花等病史。

5. 雷公藤中毒

（1）发病特点：①早期：服药 6 小时后腹部隐痛不适，或腹痛剧烈，有强烈的烧灼感，腹胀腹泻，恶心呕吐，纳呆，口干，头晕，头痛，身痛，痛不能触，肢麻，乏力，甚者便血、黄疸、抽搐。②中期：2 ～ 3 天内，尿少，浮肿，腰痛，心悸，胸闷，气短，唇紫，脉细弱。③后期：5 ～ 7 天后，尿量增多，少数出现血尿或尿潴留。

（2）病史：有明确服用雷公藤制剂病史。

6. 马钱子中毒

（1）发病特点：①早期：头晕，烦躁，气促，面僵，吞咽困难。②中期：神清，瞳仁缩小，惊厥，角弓反张，牙关紧闭，双拳紧握，四肢挺直，每次惊厥持续 1 ～ 2 分钟。③后期：严重惊厥反复发作，患者常死于肺气衰或心气衰。

（2）病史：有误服或过量服用马钱子及以马钱子配制的中成药病史。

（二）证候诊断

1. 毒侵中焦，损及脏腑

主症：腹部剧痛，恶心呕吐，呕吐胃内容物，或呕血，便血，尿血，瞳仁或大或小，面红气粗，或口唇青紫，或狂躁，气促，或神昏，抽搐。

舌脉：舌绛红，苔黄腻，脉弦数，或结，或代，或促。

2. 毒邪耗伤气阴

主症：腹部剧痛，恶心难呕，咽干，头昏乏力，瞳仁或大或小，面色苍白或苍灰，大汗淋漓，形寒肢冷，心悸气短，气息微弱，四肢瞤动，或四肢麻木，或尿少，尿闭。

舌脉：舌淡红，苔白腻，脉沉细无力，或脉涩。

【急救处理】

急性药物中毒病情危急，一旦发现应立即救治。密切监测血压、心率、体温、脉搏等生命体征，观察病情变化。

（一）乌头类药物中毒

1. 清除毒物 食入毒物在 4 ～ 6 小时以内立即用 1 ：5000 高锰酸钾溶液洗胃，洗后从胃管灌入硫酸镁 20g 导泻，或以 2% 盐水高位灌肠。

2. 对症和支持疗法 静脉滴注葡萄糖注射液或葡萄糖生理盐水，补充维生素 B 族、维生素 C 等。

3. 中药 宜在洗胃后服用。①蜂蜜 50 ～ 100g，开水冲服，呕吐频繁者频频少服，呕吐止后顿服。②绿豆煎汤代茶饮，频服。③姜草绿豆汤（生姜、甘草各 15 ～ 30g，绿豆 30 ～ 60g），水煎服。④黄连 9g，黑豆 30g，水煎服。⑤生姜 15g，生甘草 15g，金银花 15g，水煎服。⑥银花甘草绿豆汤（金银花、甘草、黑豆、绿豆、赤小豆各 30g），水煎后加蜂蜜 30g，每日 1 剂。⑦黄芪 30g，远志 10g，甘草 10g，水煎服。⑧苦参 30g，水煎服。⑨甘草 15g，水牛角 15g，川连 3g，煎汤服。

4. 纠正心律失常 常用苦参 30g 煎水口服，或予阿托品 0.5 ～ 1mg 静脉注射，以抗心律失常。

（二）钩吻中毒

1. 清除毒物　及时洗胃、导泻，促进毒物排泄。可用 1∶5000 高锰酸钾溶液、茶水或 3% 鞣酸溶液洗胃，洗胃后灌入硫酸镁溶液导泻。

2. 氧疗　吸氧，呼吸衰竭者立即静脉注射或静脉滴注呼吸中枢兴奋剂，必要时气管插管行机械通气。

3. 中药　宜在洗胃后服用。①三黄汤（黄芩 10g，黄连 10g，黄柏 10g，甘草 10g），水煎后灌服。②金银花连叶捣烂榨汁，加红糖灌服。③鸡蛋 3 个，取蛋清调花生油灌服。④若出现出血、血尿、尿闭等，以五苓散、小蓟饮子加三七粉、生大黄，水煎口服。

（三）斑蝥中毒

1. 口腔皮肤处理　保持口腔清洁，可用 2% 硼酸水含漱。口腔溃疡用冰硼散涂敷。皮肤起疱者敷以喉风散。必要时应用抗菌药物，预防感染。

2. 保护胃肠黏膜　内服中毒者，立即取鸡蛋 3～4 个，打碎后取蛋清口服，或口服鲜牛奶 50～100mL，保护胃肠黏膜。慎用洗胃，因斑蝥中毒易起疱，有可能损害胃黏膜，加重出血，甚至导致胃穿孔。

3. 中药　①豆浆连草汤：黑豆 1000g，川黄连 60g，甘草 30g。先将黑豆磨为豆浆，然后将黄连、甘草水煎去渣，再将药液混入豆浆内搅匀，频饮。②甘草汤：甘草 10g，绿豆 30g，黄连 5g，茶叶 10g，滑石 30g，琥珀末 3g（冲），水煎服，可清热解毒，凉血利尿。

（四）曼陀罗中毒

1. 清除毒物　立即用 2%～4% 碳酸氢钠洗胃，也可用 2%～4% 活性炭混悬液洗胃。导泻宜用硫酸镁 15～30g。必要时输液，促进毒物从肾脏排出。

2. 对症疗法　补充大量维生素 B 族、维生素 C，静脉滴注高渗葡萄糖注射液利尿解毒。呼吸衰竭时应用呼吸兴奋剂，必要时行呼吸机辅助通气疗法。

（五）雷公藤中毒

1. 排出毒物　及时洗胃、导泻，尽量减少毒物的吸收。因雷公藤在胃内吸收较慢，即使中毒数小时乃至数天，也应彻底洗胃，清除消化道残存毒物。

2. 中药　宜在洗胃后服用。①甘草汁或绿豆甘草汤（绿豆 12g，甘草 50g），煎水分次服。②鲜萝卜汁 120mL 口服，或莱菔子 250g 煎水顿服。③三黄甘草汤（黄连、黄芩、黄柏各 10g，甘草 50g）水煎，分次服。④南瓜子 7 粒，田螺 10 个，捣汁内服。⑤杨梅树皮 200g，煎水 200～300mL，顿服。⑥白矾末 4.5g，加入鸡蛋清 3～5 个，加凉开水 100mL，搅匀，内服后刺激咽后壁使其吐出，呕吐止后，再服鸡蛋清 10～15 个。⑦绿豆 120g，水煎 200mL，口服。

（六）马钱子中毒

1. 一般处理　立刻将患者置于暗室，保持安静，避免光照、声音及其他外界刺激。

2. 洗胃　惊厥控制后，如认为胃内尚有毒物，可用 0.1% 高锰酸钾洗胃。饮用牛奶、蛋清沉淀毒物，减少吸收，但切忌用酸性饮料及阿片类药物。

3. 中药　宜在洗胃后服用。①食盐 15g，温开水溶化，服下后催吐。②甘草 30g，水煎，加玄明粉精 20g 溶化，导泻。③蜂蜜 60g，绿豆 30g，甘草 30g，煎汤频服。④蜈蚣 3 条，全蝎 6g，研末，一次顿服。⑤若仅见头晕、脊背发麻或腰背肌群紧张等中毒症状轻微者，可大量饮甘草水。

【分证论治】

1. 毒蕴胃肠，犯及血脉

治法：和中解毒。

方药：甘草泻心汤加减，药用生甘草、黄芩、黄连、干姜、半夏、大枣、党参等。

加减：毒盛者，加绿豆、鸡蛋清；纳呆不适者，加麦冬、砂仁；便秘者，加酒大黄、郁李仁、当归；腹泻者，加莲子肉、扁豆、生山药、桔梗。

中成药：玉枢丹 1 锭顿服。或用醒脑静注射液或清开灵注射液静脉滴注。

其他疗法：①葛根 15g，水煎服。②葛根 15g，栀子、枳实、淡豆豉各 30g，炙甘草 5g，水煎服。③茯苓、猪苓、陈皮各 5g，木香 3g，神曲、白术、青皮各 6g，葛花、砂仁、白豆蔻各 15g，共研细末，每次 10g，冲服。

2. 毒损气血，脏腑虚衰

治法：回阳救逆。

方药：四逆汤合四君子汤加减，药用制附子、干姜、甘草、人参、茯苓、白术等。

中成药：昏迷者可用安宫牛黄丸 1 丸化水顿服。或用参附注射液、黄芪注射液静脉滴注。

【临证备要】

急性药物中毒的病史会为诊断提供主要依据，详细询问应用药物的方式、种类、数量及患者既往健康状况等，注意与胃痛、腹痛等疾病相鉴别。各种药物中毒亦有不同的针对性检查。

1. 乌头类药物中毒 心电图检查可见各种心律失常，如结性心律、阵发性房性心动过速、房颤、频繁的室性早搏和二联律、房室传导阻滞、阵发性心动过速、心室纤颤等。心率慢者，治疗可用阿托品静脉注射；出现频发室早、阵发性室性心动过速等，用利多卡因。

2. 钩吻（断肠草）中毒 可见周围白细胞计数、血红蛋白增高；尿常规检查可见尿蛋白及红、白细胞。治疗可静脉补充大量维生素 B 族、维生素 C，静脉滴注高渗葡萄糖注射液利尿解毒。亦可酌情应用肾上腺皮质激素。

3. 斑蝥中毒 可见周围白细胞计数、血红蛋白增高；尿常规检查可见尿蛋白及红、白细胞。治疗可静脉滴注甘露醇及速尿等加强毒素排泄。如有肾脏损害及休克发生，应及时处理。

4. 曼陀罗中毒 主要用 Vitel 试验（尿液阿托品定性试验）。取患者尿液加热蒸发，残留黄色残渣，滴入氢氧化钾后呈紫色，则为曼陀罗中毒。治疗可应用毛果云香碱兴奋副交感神经，静脉补充大量维生素 B 族、维生素 C，滴注高渗葡萄糖注射液利尿解毒，亦可酌情应用肾上腺皮质激素。躁动不安、抽搐者可用 17% 水合氯醛保留灌肠，或肌注氯丙嗪、安定等，呼吸衰竭时应用呼吸兴奋剂。

5. 雷公藤中毒 可见粒细胞减少，骨髓抑制，转氨酶升高，肝肾功能损害；尿常规检查可见尿蛋白阳性，红细胞或白细胞管型；心电图可见各类心律失常。治疗时是可大量输液、利尿，加速毒物的排出，可予低分子右旋糖酐静脉滴注，亦可用甘露醇、速尿静脉注射，及时纠正电解质紊乱，维持酸碱平衡，合理应用肾上腺皮质激素地塞米松。

6. 马钱子中毒 可见周围血白细胞计数、血红蛋白增高；尿常规检查可见尿蛋白及红、白细胞。治疗时可静脉滴注大剂量维生素 C 及肝泰乐，加快解毒，保护肝脏。抽搐者尽快使用中枢抑制剂，如戊比妥钠、阿米妥钠肌注，或安定静脉注射，如惊厥仍不能控制，可用乙醚作轻度麻醉。引起呼吸抑制者，宜气管插管，行呼吸机辅助通气。

若急性药物中毒并发呼吸功能不全或急性呼吸衰竭，积极给予呼吸机辅助通气治疗。若患者就诊时间较晚，或出现深度昏迷或休克等症状，可予洗胃、补液及血液净化疗法。

【预后转归】

急性药物中毒如能早期发现，及时就诊，规范治疗，绝大多数患者预后良好。患者生命体征稳定，往往需要转到专科治疗。最终预后取决于摄入药物种类、方式、量及患者既往健康状况。但如何预防急性药物中毒的发生，仍是一个十分棘手、难以解决的社会性问题。对社会的弱势群体，应予以足够重视和关爱，减轻心理负担和精神压力，创造谋生的必要条件。对药物中毒的高发人群还要加强心理教育，树立生活信念。

第六节　一氧化碳中毒

一氧化碳是含碳物质不完全燃烧的产物，是一种无色、无臭、无味、微溶于水的气体。如果短时间内吸入高浓度一氧化碳或浓度虽低但吸入时间较长均可造成急性一氧化碳中毒。本病发病急，病势险恶，若不及时处理可危及生命。

【病因病机】

猝受秽浊毒气，毒入心包，蒙闭清窍，神明不彰，故致目呆神迷，肢体僵直不用。心包之邪不能清除，内闭日重，继之正气外脱，甚者可致死亡。

【诊查思路】

1. 望诊　皮肤黏膜呈樱桃红色，提示一氧化碳中毒。

患者淡漠，意识模糊，提示病情危重。言语清晰，对答切题，目光灵活，呼吸平稳，提示病情较轻。瞳仁缩小，提示重度一氧化碳中毒。

2. 闻诊　呼唤患者听其应答反应，如无应答提示意识丧失，病情危重。

3. 切诊　四肢温暖，干湿适中，提示病情尚轻。脉搏一般较快。

4. 问诊　详细询问居住环境，是否有接触一氧化碳的可能，接触时间等。

询问是否有头晕、头痛、乏力、恶心、呕吐、四肢无力等症状。尽量明确病史长短、病情控制情况及诊疗经过。

5. 病情危重程度判断　若患者出现瞳仁缩小，四肢抽搐，牙关紧闭，二便失禁，深昏迷状态，提示病情危重。若并发脑水肿、肺水肿、上消化道出血、休克、呼吸衰竭，则随时可能出现阴阳离决。

【诊断】

（一）疾病诊断

1. 病史　发病前有一氧化碳接触史。

2.临床表现 中毒程度随吸入一氧化碳浓度的高低及时间的长短而不同，分为轻、中重度三种临床类型。

（1）轻度中毒：可见头晕、头痛、乏力、恶心、呕吐、四肢无力。

（2）中度中毒：上述症状加重，还可见皮肤黏膜呈樱桃红色，多汗，脉搏加快，步态不稳，视物不清，反应迟钝，呼吸困难，意识模糊，浅至中度昏迷。

（3）重毒中毒：除上述症状外还可出现瞳仁缩小，四肢抽搐，牙关紧闭，二便失禁，深昏迷状态，常并发脑水肿、肺水肿、上消化道出血、休克、呼吸衰竭等危候。

（二）证候诊断

1.毒邪内侵，风痰上扰

主症：头痛眩晕，恶心呕吐，四肢乏力，视物不清，或口唇呈樱桃红色，神志恍惚，甚则昏迷抽搐。

舌脉：舌质淡，苔白腻，脉弦滑。

2.毒入血脉，热入心营

主症：昏迷，面红目赤，唇红，肢体强直，癃闭，便秘。

舌脉：舌绛苔黄，脉数有力。

3.阴竭阳脱

主症：神志不清，身热面红，多汗如珠，呼吸气粗，舌红干，脉数无力。继而面色苍白，口唇青紫，四肢厥冷，大汗淋漓，气短息微。

舌脉：舌红干，脉数无力，或舌淡而润，脉微欲绝。

【急救处理】

迅速脱离中毒环境，终止一氧化碳的继续吸收，将患者移至空气新鲜处。现场救护人员救护时要注意自身安全，加强通风措施，必要时佩戴防护面罩。若呼吸、心跳停止，应立即行胸外按压，人工通气。

（一）基本处理

1.纠正缺氧

（1）吸氧：吸氧能加速碳氧血红蛋白的解离，促进一氧化碳的排出，以面罩大流量吸氧为佳。

（2）高压氧治疗：对于中、重度中毒患者，若无明确禁忌证，均应用高压氧治疗。因高压氧不仅能加速碳氧血红蛋白的解离和一氧化碳的排出，而且能增加血液中物理溶解氧量（在3个大气压下，血浆携氧量可达5mL/dL），可迅速纠正组织缺氧，缩短昏迷时间，降低死亡率，减少后遗症的发生。

2.预防感染 定时翻身拍背，预防继发性肺部感染。

（二）病情监测

监测患者神志、脉搏变化、尿量、出血情况。

（三）静脉通路

迅速开放静脉通道，昏迷患者可应用中药醒脑静注射液。

（四）综合救治

1. 对于连续抽搐者应用镇静剂，首选地西泮 10 ～ 20mg 静脉注射。

2. 中枢性高热的患者可采用物理降温的方法，亦可采用人工冬眠，降低患者耗氧量，有利于脑组织的恢复。

3. 昏迷患者注意保持呼吸道通畅，出现窒息或呼吸停止者，立即气管插管行人工通气。

4. 预防肺部感染发生，应定时翻身叩背；已经发生肺部感染者行抗感染治疗。

5. 中医药针刺疗法在一氧化碳中亦可取得较好的疗效。

【分证论治】

1. 毒邪内侵，风痰上扰

治法：芳香化浊，豁痰开窍。

方药：涤痰汤加减，常用半夏、陈皮、茯苓、枳实、制南星、竹茹、天麻、藿香、佩兰、甘草等。

加减：抽搐者，加石决明、钩藤、全蝎以平肝息风；伴昏迷或嗜睡，痰涎壅盛者，加竹沥、石菖蒲、郁金等。

2. 毒入血脉，热入心营

治法：清营凉血开窍。

方药：清营汤加减，常用水牛角、生地、玄参、竹叶、麦冬、生石膏、丹皮、黄连、丹参、甘草等。

加减：躁扰不宁，牙关紧闭者，加胆南星、瓜蒌、生大黄、玄明粉、羚羊角、钩藤、天竺黄。

3. 阴竭阳脱

治法：益气敛阴，回阳固脱。

方药：生脉散合参附汤加减，常用红参、麦冬、附子、龙骨、牡蛎、五味子、丹参。

【临证备要】

急性一氧化碳中毒患者应根据病史初步诊断。碳氧血红蛋白测定为诊断一氧化碳中毒的特异性指标，并可判断一氧化碳中毒的严重程度。正常人不吸烟者碳氧血红蛋浓度 <5%，吸烟者碳氧血红蛋浓度 <10%，轻度中毒者碳氧血红蛋浓度 <20%，中度中毒者碳氧血红蛋浓度 20% ～ 40%，重度中毒者碳氧血红蛋浓度 >50%。脑电图测定可发现弥漫性不规则慢波，双额低幅慢波和平坦波。动脉血气分析可见氧分压和动脉血氧饱和度降低，二氧化碳分压正常或轻度降低，中毒时间较长者可呈代谢性酸中毒状态。头颅 CT 见可见病理性密度减低区。

临床常需与中风、糖尿病酮症酸中毒、阿片类药物相鉴别。中风亦可出现头晕、昏迷、二便失禁等症状，但中风患者多有高血压病、糖尿病等病史，半身不遂、口眼㖞斜等症状可鉴别。糖尿病酮症酸中毒亦可出现意识障碍、昏迷，但呼出气有烂苹果味，且有糖尿病病史，血糖一般较高。阿片类药物中毒患者可见头晕、嗜睡甚至昏迷，但无皮肤黏膜的樱桃红色，血碳氧血红蛋白检测可资鉴别。

一氧化碳中毒患者可给予 20% 甘露醇快速静脉滴注，以防治脑水肿，待症状缓解后减量；也可用呋塞米或糖皮质激素如地塞米松静脉注射以降低颅内压。予胞二磷胆碱、ATP、辅酶 A、细胞色素 C、脑多肽、脑活素等药物促进脑细胞代谢，昏迷患者可用纳洛酮促醒。注意纠正水、电解质、酸碱平衡紊乱。

【预后转归】

一氧化碳中毒一般经治疗后可不遗留后遗症状，部分重度中毒患者苏醒后，经过 2～30 天"假愈期"，可出现"迟发性脑病"症状，包括定向力丧失，反应迟钝，表情淡漠，痴呆木强，记忆障碍，四肢抽搐、震颤，二便失禁。少数可出现锥体束损害的表现，如偏瘫、腱反射亢进、病理反射阳性；大脑皮层局灶性功能障碍，如运动性失语、失明、继发性癫痫等。

第七节　急性百草枯中毒

百草枯，又名对草快、杀草快、克芜踪等，是一种快速灭生型除草剂，对人毒性极大，可经皮肤、呼吸道和消化道等吸收，常因误服或自服引起百草枯中毒。

急性百草枯中毒是指短时间接触较大剂量或高浓度百草枯后出现的以急性肺损伤为主，伴有严重肝肾损伤的全身中毒性疾病，口服中毒患者多伴有消化道损伤，重症患者多死于呼吸衰竭或多脏器功能衰竭。

【病因病机】

本病起于毒物经口、鼻、皮肤侵入机体。热毒耗液动血，随血脉累及多脏器。肺为娇脏，肝主藏血，肾主水液，皆喜润恶燥，故受热毒损伤最重。毒热内闭，不得外泄，则脏真受损，正气外脱，重者可致死亡。

【诊查思路】

1. 望诊　患者表现为淡漠，意识模糊，或躁扰不安，语无伦次，有幻觉，有恐惧感，提示病情危重。患者表现为言语清晰，对答切题，目光灵活，呼吸平稳，提示病情较轻。呼吸急促、困难者，提示病情较重。面色红润者病情尚轻，面色苍白者病情较重，若皮肤发绀，提示病情危重。

2. 闻诊　呼唤患者听其应答反应，如无应答提示意识丧失，病情危重。应答语音低弱，提示为虚证；应答切题，语音洪亮，提示为实证。

3. 切诊　四肢厥冷，伴冷汗出，提示为虚证，常为厥脱征象。若四肢抽搐，提示病情危重。若四肢温暖，干湿适中，提示病情尚轻。

腹软，无明显压痛，多提示病情尚轻；腹韧，疼痛拒按，多提示病情危重。脉搏和缓有力提示病情较轻；脉滑数有力脉提示邪实；脉微细欲绝一般提示病情危重。

4. 问诊　详细询问毒物接触史，要尽量明确时间、品种以及摄入剂量。

具体询问有无恶心、呕吐、腹痛、腹泻、呕血、便血等消化系统症状；是否有咳嗽、胸闷、气短等呼吸系统症状；是否出现少尿等泌尿系统症状。

5. 病情危重程度判断　乱神，面色发绀，出血不止，四肢抽搐，尿少或无尿者，病情危重。

【诊断】

（一）疾病诊断

1. 病史　百草枯接触史或服用史。

2. 临床表现　临床表现无特异性征象，最主要的靶器官是肺，其次是肝和肾，常累及胰腺和心。中毒的临床症状与接触毒物的时间和毒物的种类、摄入剂量、摄入途径、机体健康状况密切相关。

（1）经口中毒：经口中毒者有口腔烧灼感，口腔、食管黏膜糜烂溃疡，恶心，呕吐，腹痛，腹泻，甚至呕血、便血，严重者可并发胃穿孔、胰腺炎等；部分患者可出现肝脏肿大、黄疸和肝功能异常甚至肝衰竭。可有头晕、头痛，少数患者出现幻觉、恐惧、抽搐、昏迷等症状。肾损伤常表现为血尿、蛋白尿、少尿，严重者发生急性肾衰竭。肺损伤最为突出也最为严重，表现为咳嗽、胸闷、气短、发绀、呼吸困难，严重者可出现肺水肿、肺出血。

（2）局部接触：局部接触百草枯中毒的表现主要为接触性皮炎和黏膜化学烧伤，如皮肤红斑、水疱、溃疡等，眼结膜、角膜灼伤形成溃疡甚至穿孔。

（二）证候诊断

1. 毒物内侵，邪毒炽盛
主症：恶心，呕吐，腹痛，腹泻，甚至呕血、便血，烦躁不安，甚则谵语神昏。
舌脉：舌红苔腻，脉滑数。

2. 毒邪入里，痰瘀内阻
主症：咳嗽咳痰，痰中带血，胸闷，胸痛，发绀，口唇青紫，甚则少尿。
舌脉：舌暗，苔薄白，脉涩。

3. 毒邪日久，阴竭阳脱
主症：呼吸喘促，呼多吸少，烦躁不安，张口抬肩，汗出如油，甚则四肢厥逆，昏厥谵语。
舌脉：舌紫暗，苔少或无苔，脉微细欲绝。

【急救处理】

临床上尚无急性百草枯中毒的特效解毒药物，尽早积极采取措施，减少毒物吸收，清除进入体内的毒物是成功救治急性百草枯中毒患者的基础。

（一）基本处理

1. 脱离污染源　立即脱去任何被百草枯污染或呕吐物污染的衣服，用清水和肥皂水彻底清洗皮肤、毛发，注意不要造成皮肤损伤，防止从创口增加毒物的吸收。百草枯眼接触者需要用流动的清水冲洗至少15分钟。

2. 催吐　一般可用手指、羽毛在咽部探吐。在误食后即刻或1～2小时内催吐较好。

3. 洗胃　通常采用"白＋黑"方案进行全胃肠洗消治疗，"白"即思密达，"黑"即活性炭。在没有上述药品的情况下，中毒早期现场给与适量泥浆水口服有助于改善预后。

（二）病情监测

监测血百草枯浓度、尿百草枯半定量，监测患者神志、尿量、脉搏等变化情况。

（三）静脉通路

迅速开放静脉通道，补充晶体液及胶体液，可给予中成药注射液。

（四）对症支持治疗

1. 氧疗及机械通气 急性百草枯中毒患者应避免常规给氧。基于目前对百草枯中毒毒理机制的认识，建议将 PaO_2<40mmHg（5.3kPa）或 ARDS 作为氧疗指征。

2. 营养支持 对于消化道损伤严重而禁食的患者，给予肠外营养支持，必要时应给予深静脉高营养。

3. 抗氧化治疗 及时给抗氧化剂，如维生素 E，以清除氧自由基。

4. 对症处理 频繁呕吐的患者可用 5- 羟色胺受体拮抗剂或吩噻嗪类止吐剂控制症状，避免使用胃复安等多巴胺拮抗剂，同时使用胃黏膜保护剂、抑酸剂等。

5. 血液净化 是治疗百草枯中毒的重要手段。

6. 其他治疗 放射治疗能控制肺纤维原细胞的数量，同时降低纤维蛋白产生。

【分证论治】

1. 毒物内侵，邪毒炽盛

治法：解毒祛邪。

方药：升麻鳖甲汤加减，常用升麻、鳖甲、当归、雄黄、蜀椒、甘草等，水煎服或鼻饲给药。

中成药：高热神昏者用安宫牛黄丸 1 丸，化水灌服或鼻饲。神昏谵语者，可用清开灵注射液或醒脑静注射液静脉滴注。

2. 毒邪入里，痰瘀内阻

治法：化痰平喘，活血化瘀。

方药：瓜蒌薤白半夏汤合血府逐瘀汤加减，常用瓜蒌、半夏、薤白、郁金、菖蒲、赤芍、当归、生地、桃仁、红花、枳壳、桔梗、甘草等，水煎服或鼻饲给药。

中成药：痰热清、复方丹参注射或血必净注射液静脉滴注。

3. 毒邪日久，阴竭阳脱

治法：固阴回阳救逆。

方药：参附龙牡汤加减，常用人参、附子、干姜、麦冬、五味子、龙骨、牡蛎等，水煎服或鼻饲给药。

中成药：参附注射液静脉滴注。

【临证备要】

急性百草枯中毒患者应根据病史初步诊断，临床上注意与其他除草剂如乙草胺、草甘膦等中毒鉴别，应注意百草枯与其他除草剂混配中毒的可能。尿液百草枯检测有助于诊断，尿液中百草枯最低浓度可检测到 0.3μg/mL。血液百草枯的浓度是其暴露程度和严重程度最有用的标志。

摄入百草枯的患者亦可通过检测血液百草枯的浓度确定诊断。血常规检查中白细胞计数和（或）中性粒细胞呈不同程度升高；尿微量清蛋白和尿视黄醇结合蛋白升高；血钾降低；LDH、AST、ALT、GLP 等肝酶升高；尿素氮、肌酐和尿酸不同程度升高；CRP 升高；肿瘤坏死因子 – α（TNF– α）含量明显升高；血乳酸与百草枯中毒的严重程度呈正相关。

百草枯中毒还应与其他原因引起的肺间质病变鉴别。

百草枯中毒严重者可因 ARDS 死亡，亚急性多死于呼吸衰竭。少数患者可发生气胸、纵隔气肿等并发症。目前，临床尚无百草枯中毒的特效解毒药物，尽早、积极采取措施去除进入体内的毒物是成功救治百草枯中毒患者的关键。

急性百草枯中毒患者都存在一定程度的脱水，适当补液联合静脉注射利尿剂有利于维持适当的循环血容量与尿量。早期联合应用糖皮质激素及环磷酰胺冲击治疗对中重度急性百草枯中毒患者可能有益，建议对非暴发型中、重度百草枯中毒患者进行早期治疗。考虑预防性应用抗生素，推荐使用大环内酯类，该类药物可能对防治肺纤维化有一定作用。一旦有感染的确切证据，应立即针对性地应用强效抗生素。病情严重者可予血液净化治疗。

【预后转归】

百草枯中毒患者的服毒量是预后最重要的影响因素，毒物清除时间及催吐、洗胃等急救措施也可影响其预后。空腹服毒，血常规检查白细胞增高明显，肝肾功能障碍及代谢性酸中毒、肺损伤出现较早，特别是服毒 24 小时内出现者预后不良。

第十六章
肠 痈

扫一扫，查阅本章数字资源，含PPT、音视频、图片等

肠痈是外科常见的病证，属于"内痈"范畴，泛指痈疽之发肠部者，属急腹症范畴。以转移性右下腹部疼痛伴肌紧张、反跳痛为特征。可发于任何年龄，多见于青壮年，男性多于女性。发病率居外科急腹症的首位。

【病因病机】

（一）病因

1. 暴饮暴食 嗜食肥甘厚味，或食生冷不洁之物，以致损伤肠胃，导致肠道功能失调，传导失司，糟粕积滞，生湿生热，气机不调，继而气滞血瘀，瘀久化热，热久腐脓，而成肠痈。

2. 外邪侵袭 外邪侵入肠中，经络受阻，邪气入里化热，热结成痈。

3. 精神因素 情志不舒，气机不畅，影响肠道正常活动，以致气血乖违，日久化热成痈。

4. 外伤 意外伤害，导致血瘀阻滞，肠道传化不利，败血浊气壅结，因而成痈。

（二）病机

本病病机较为复杂，饮食、内伤均可导致，多为肠胃运化功能失职，湿热邪毒内壅于肠而发。外邪侵袭，壅热肠腑；饮食不节，饱食后暴急奔走，损及脾胃；忧思恼怒，气机受阻等，导致肠腑传导失职，气血瘀滞，败血浊气壅遏，湿热积滞肠间，发而为肠痈。如热毒过盛，热盛肉腐，化而为脓。

【诊查思路】

1. 望诊 痛苦面容，精神萎靡或狂躁，提示患者病情加重。言语清晰，对答切题，呼吸平稳，则病情轻。

患者多因疼痛刺激导致蜷缩体位，肢体张力较高。如出现搓空理线，循衣摸床，则提示病情加重，毒素吸收，需尽快行手术治疗。

2. 闻诊 言语声低，气息无力，多因痛苦所致，如出现胡乱应答，则提示病情危重。口中臭秽，提示肠中积热。

3. 切诊 四肢温暖，干湿适中，提示病情较轻，四肢汗出提示病情较重。

肠痈坏疽穿孔并发腹膜炎时腹肌紧张尤为显著。但老年或肥胖病人腹肌较弱，须同时检查对侧腹肌进行对比，才能判断有无腹肌紧张。腹部压痛是壁腹膜受炎症刺激的表现。肠痈压痛点通常位于麦氏点，即右髂前上棘与脐连线的中、外1/3交界处。随阑尾解剖位置的变异，压痛点可

相应改变，但关键是右下腹有一固定的压痛点。反跳痛也称 Blumberg 征。在早期，尤其在阑尾腔有梗阻时，可出现右下腹皮肤感觉过敏现象，范围相当于第 10 ～ 12 胸髓节段神经支配区，位于右髂嵴最高点、右耻骨嵴及脐构成的三角区，也称 Sherren 三角，它并不因阑尾位置不同而改变，如阑尾坏疽穿孔则在此三角区的皮肤感觉过敏现象即消失。

脉迟紧或弦略数提示血脉瘀阻，脉弦数或滑数提示湿热郁结，脉弦滑数或洪大而数提示热毒炽盛，脉沉细而数提示邪热伤正。

4. 问诊　本病多有暴饮暴食、嗜食肥甘厚味或食生冷不洁之物的诱因，或存在外伤或餐后剧烈运动史。

典型的肠痈初期有中上腹或脐周疼痛，数小时后腹痛转移并固定于右下腹。早期阶段为一种内脏神经反射性疼痛，故中上腹和脐周疼痛范围较弥散，常不能确切定位。当炎症波及浆膜层和壁腹膜时，疼痛即固定于右下腹，原中上腹或脐周痛即减轻或消失。因此，无典型的转移性右下腹疼痛史并不能除外肠痈。

问内伤积损，尽量明确病史长短，疾病控制情况和诊疗经过。

患者多伴有恶心、呕吐、便秘、腹胀，早期可能由于反射性胃肠功能紊乱所致，后期多为肠梗阻所致。

【诊断】

（一）疾病诊断

临床多以转移性右下腹疼痛为典型临床表现，多伴有恶寒、发热、恶心、呕吐、便秘、腹胀等症状。腹部触诊可见腹肌紧张，右下腹压痛、反跳痛，右下腹皮肤感觉过敏等体征。

（二）证候诊断

1. 气滞血瘀

主症：初为脘腹闷胀，绕脐疼痛阵作，随即转移至右下腹，按之痛剧，腹皮微急，恶心欲吐，嗳气纳呆。不寒不热，或微热，或恶寒，大便正常或便秘，尿清或黄。

舌脉：舌质正常或暗红，舌苔薄白或微黄，脉迟紧或弦略数。

2. 湿热蕴结

主症：腹痛较剧，右下腹硬满，按之内痛，或可扪及包块。或伴有发热，口干渴，汗出，便秘尿赤。或伴有身热不扬，头昏重，呕恶胸闷，腹胀痛，便溏不爽，尿黄浊。

舌脉：舌质红，苔黄干，脉弦数；或舌质红，苔黄腻，脉滑数。

3. 热毒炽盛

主症：腹痛更甚，弥漫全腹，腹皮硬，手不可近。热毒伤阴者，伴有高热持续不退，时时汗出，烦渴欲饮，面红目赤，唇干口臭，呕吐不食，两眼凹陷，大便秘结，或似痢不爽，小便短赤，或频数似淋。热毒伤阴损阳者，见发热不高，或不发热，精神萎靡，肢冷自汗，气促。肠结腑实者，见全腹膨胀，呕吐频频，无排气排便。

舌脉：舌质红绛而干，苔黄厚干燥或黄腻，脉弦滑数或洪大而数。或舌质淡而干，苔薄白，脉沉细而数。

【急救处理】

1.卧床休息，禁食，吸氧，监测生命体征及病情变化。

2.开放静脉通路，注意补充各种维生素及微量元素，合理使用抗菌药物。

3.完善各项相关检查，必要时手术治疗。

【分证论治】

1.气滞血瘀

治法：化瘀行滞，清热解毒。

方药：大黄牡丹汤加减，常用生大黄、牡丹皮、桃仁、厚朴、红藤、蒲公英、赤芍等。

加减：大便次数增多者，改生大黄为制大黄。

2.湿热蕴结

治法：清热化湿，通里攻下。

方药：大黄牡丹汤加减，常用生大黄、红藤、败酱草、蒲公英、生薏苡仁、白花蛇舌草、黄柏、厚朴、冬瓜仁等。

加减：大便燥结者，加芒硝（冲服）。阑尾包块形成者，加桃仁、赤芍。湿热重者，加黄连、黄芩。湿重者加藿香、佩兰。瘀滞重者，加当归、莪术。

3.热毒炽盛

治法：清热解毒。

方药：大黄牡丹汤加减，常用生大黄、玄明粉（冲服）、枳实、厚朴、牡丹皮、金银花、蒲公英、红藤、败酱草、生薏苡仁、白花蛇舌草、赤芍、莱菔子。水煎服。

加减：热毒伤阴者，加鲜生地黄、玄参、天花粉。热毒伤阴损阳，下利无度者，去玄明粉，加制附子、炮姜、白术，生大黄改熟大黄。呕吐不食者，加黄连、姜半夏。小便不利者，加车前子。

【其他治疗】

1.外敷 各种证型均可选用。

（1）散剂：双柏散、金黄散、玉露散水蜜调，外敷右下腹，每日1～2次。

（2）糊剂：大蒜、芒硝、大黄粉。大蒜、芒硝共捣烂如泥，敷腹部最痛处，敷2小时后去药；再用大黄粉以醋调成糊状，敷6～8小时。以上为一个疗程。必要时隔数小时后，重复使用。在敷药前，局部皮肤应涂上一层凡士林，以保护皮肤。适用于瘀滞证。

2.灌肠 可采用通里攻下、清热解毒的中草药，如大黄牡丹汤加减煎汤保留灌肠，每日1～2次。

3.手术疗法 肠痈之热毒证一经诊断，一般应首先考虑手术治疗。手术疗法适应证：小儿、妊娠、老年人的湿热证、热毒证。手术方法有阑尾切除术和阑尾周围脓肿切开引流术。

4.针刺疗法

（1）体针：取阑尾、上巨虚、合谷、足三里等穴。留针1小时，每15分钟捻转1次，强刺激，每日2～3次。恶心呕吐者加中脘，发热者加曲池，腹痛者加天枢、气海。

（2）耳针：取阑尾、交感、神门、大肠等穴。选上述反应明显的穴位2～3个，强刺激，留针30分钟，每日2次。

【临证备要】

1. 本病需与石淋和异位妊娠相鉴别。本病与石淋均可出现右下腹疼痛，伴有恶寒发热，恶心呕吐，便秘，腹胀及尿赤等症状，但石淋为泌尿系结石，伴随有肾区叩击痛阳性，并且在尿常规检查中发现尿中有大量红细胞。异位妊娠同样可以出现右下腹疼痛，伴有恶心呕吐等症状，但该病有面色㿠白或萎黄等内出血征象，子宫附件彩超可以明确诊断。

2. 本病初期及酿脓期（急性单纯性阑尾炎、化脓性阑尾炎、坏疽性阑尾炎和阑尾周围脓肿），可根据食欲情况给予流质或半流质饮食。溃脓期（并发腹膜炎），应根据病情轻重给予流质饮食或禁食。除初期肠痈（急性单纯性阑尾炎）外，一般应卧床休息，并发腹膜炎及阑尾周围脓肿的患者，应取半卧位，防止过早下床活动，以免病情反复。

3. 本病应注意动态变化，监测生命体征。如出现体温降低，精神萎靡，肢冷自汗，气促等症状，则提示热伤阴阳。见全腹膨胀，呕吐频频，无排气排便，则提示肠结腑实。

【预后转归】

肠痈患者一般早期积极治疗，均可治愈。但如已进入毒热期，部分病人正虚不支，邪毒内陷，造成脱证、心衰、肺衰、肾衰、神昏等危象，预后不良。该病如日后调摄不当，复发率较高。

第十七章

肠　结

扫一扫，查阅本章数字资源，含PPT、音视频、图片等

肠结为外科常见病、多发病，是指肠道闭结不通者，若不及时处理会危及生命。本病首见于张锡纯《医学衷中参西录·医方·治燥结方》。该病多因盛怒之后又过食生冷硬物，引致肠道功能紊乱，使肠道阻塞不通。

【病因病机】

（一）病因

1. 外感时邪　湿热、寒邪、疫毒等时邪自口而入，搏结肠腑，气机阻遏，上逆则为呕，横窜则为痛，痛无定处。或寒凝肠腑，血不得散，少腹拘急引痛，喜温喜按，反复发作。或阳明腑实，热结郁闭，壅塞不通，则可见痞、满、燥、实，日晡潮热，头汗出，不大便。或湿阻中焦，水饮内停，频繁呕吐，腹胀如鼓，缠绵难愈。

2. 饮食不节　食积中焦，或贪食、偏食而导致胃石形成，阻塞肠道，腑气不通，腹痛骤发，上下移行，无矢气，便闭。

3. 素体虚弱　气机失调，清浊相混，糟粕内停，气为血之帅，血随气行，气结则血凝，血瘀肠腑而成肠结，或邪伤肠络致肠壁受损，腹痛剧烈，痛有定处。

4. 蛔虫纠结　肠中有蛔，相互纠结成团，壅塞肠间，而生肠结。

5. 手术　腹部大手术后，气机失和，或瘀血、邪毒滞留腹中，瘀闭肠腑，腹胀如鼓，腹痛隐隐，无矢气，便闭。

（二）病机

本病多因气滞、血瘀、寒凝、热结、湿阻、食积、虫团等致病因素客于肠间，清浊相混，糟粕内停是其因，腑气不降，气机失调，壅遏上逆是其因，腑气不通，发为便闭是其果。六腑者以通为用，以降为顺，泻而不藏。肠腑气机不利，壅遏横逆，气机逆乱则痛；腑气不降，上逆为呕；清浊相混，糟粕内停则胀，壅塞不通则发便闭，甚则化热灼伤肠络或肠络瘀阻而发厥、脱之证。

【诊查思路】

1. 望诊　精神萎靡、嗜睡，提示病情加重；言语清晰，病情轻。腹部胀痛可致呼吸浅促。面色赤或萎黄，出现面色晦暗则提示病情较重，出现肠道内源性毒素反应。

患者多因疼痛刺激导致蜷缩体位，手部按压腹部。如出现搓空理线，循衣摸床，则提示病情较重。

舌质或淡或黯或有瘀斑，苔或薄或腻或腐或燥或无苔，皆因病因不同、病程长短而异。

2. 闻诊　言语声低，气息无力，应答混乱，病情危重。可有腹中雷鸣或水行肠间之声，晚期可闻及高调气过水声，或出现肠鸣音减弱、消失。口中臭秽，提示肠中积热。

3. 切诊　腹部膨隆，腹痛发作时，腹部有局限性压痛或散在压痛，早期无腹皮紧，晚期可有腹痛拒按，皮紧如木。

早期脉弦紧、沉弦或弦细，迁延日久可有弦滑、滑数或细数。

4. 问诊　本病多有饮食不节的诱因，或存在外伤或排虫史。

突发腹痛，早期时痛时止，痛无定处，或似有定处，晚期痛无休止，固定不移。

问内伤积损，尽量明确病史长短，疾病控制情况和诊疗经过。

患者多伴有恶心、呕吐，无矢气，腹胀如鼓，便闭。

【诊断】

（一）疾病诊断

肠结的诊断相对较容易，具备腹痛、腹胀、呕吐、便闭及肛门排气停止临床表现者，即可诊断为肠结。

（二）证候诊断

1. 气机壅滞

主症：腹胀如鼓，腹中转气，腹痛时作时止，痛无定处，恶心，呕吐，无矢气，便闭。

舌脉：舌淡，苔薄白，脉弦紧。

2. 实热内结

主症：腹胀，腹痛拒按，口干口臭，大便秘结，或有身热，烦渴引饮，小便短赤。

舌脉：舌红，舌苔黄腻或燥，脉滑数。

3. 脉络瘀阻

主症：发病突然，腹痛拒按，痛无休止，痛位不移，腹胀如鼓，腹中转气停止，无矢气，便闭。

舌脉：舌红有瘀斑，苔黄，脉弦涩。

4. 气阴两虚证

主症：腹部胀满疼痛，忽急忽缓，喜温喜按，恶心呕吐，大便不通，乏力，面白无华，或有潮热盗汗。

舌脉：舌淡或红，苔白，脉细弱或细数。

【急救处理】

1. 胃肠减压　在于减轻腹胀，降低胃肠腔压力，促进肠管功能恢复；也可以经胃管给药；并防止呕吐，预防吸入性肺炎。

2. 胃肠外营养　以补充热量，纠正水、电解质代谢紊乱及酸碱平衡失调。

【分证论治】

1. 气机壅滞

治法：行气导滞，理气通便。

方药：厚朴三物汤加减，常用厚朴、生大黄、炒枳实、炒莱菔子、砂仁、川楝子、炙甘草等。

2. 实热内结

治法：泄热导泻，通里攻下。

方药：大承气汤加减，常用生大黄、炒枳实、芒硝、厚朴、黄芩、延胡索、白芍、甘草等。

3. 脉络瘀阻

治法：活血化瘀，行气通便。

方药：桃仁承气汤加减，常用桃仁、丹参、当归、生大黄、炒枳实、厚朴、延胡索、白芍、炙甘草等。

4. 气阴两虚

治法：益气养阴，润肠通便。

方药：新加黄龙汤加减，常用麻子仁、苦杏仁、生大黄、枳实、厚朴、太子参、生地、麦冬、当归、黄芪、甘草等。

【其他治疗】

1. 中药胃管注入 禁食患者，可按上述辨证分型，选用相应的中药方剂，每剂熬煎 150mL，冷却至适宜温度，经胃管注入，每次 50mL，闭管保留 2～3 小时，每天 3 次，直至腹痛、腹胀、呕吐等症状缓解，肠鸣音恢复，大便畅通。

2. 针灸治疗

（1）体针：主穴取足三里、大横、大肠俞、内关、气海、天枢。寒凝者，可加关元、中脘，或灸气海、神阙。热结者，可加曲池、合谷、支沟。食积者，可加梁门、内庭。虫积者，可加阳陵泉、四缝。气滞者，可加中脘、行间。脉络瘀阻者，可加血海等。气阴两虚者，加脾俞、肾俞。操作方法：患者取仰卧位，肢体穴位垂直进针 1.5 寸，腹部穴位于腹平面呈 45°角斜向下进针 1.5～2 寸。诸穴均施捻转提插，酌情采取泻法或补法。每隔 5～10 分钟重复手法 1 次，留针 30 分钟。

（2）电针：取足三里、天枢。腹穴接阴极，下肢穴接阳极，施术 3 分钟后接中频刺激，留针 20～30 分钟。可酌情重复施术，每天 1～2 次。年老体弱者不适用此法。

（3）耳针：取交感、大肠、小肠穴。耳穴埋针固定，或用王不留行籽固定在穴位上，间断指压。

3. 中药灌肠 生大黄、炒枳实、厚朴、桃仁各适量，煎液 200mL，每次用 100mL 灌肠，保留 30 分钟，每日 2 次。

4. 中药外敷 可选用中药单味（如生大黄、芒硝、吴茱萸、生姜、葱白等）或复方（可参考上述中药方剂）研末，调以鸡蛋清或蜂蜜，装入棉布袋内，蒸热后平铺于患者腹部（中脘）、脐部（神阙、天枢）进行热敷，每次 30 分钟，每次 1～2 次，共 5 天。实热证患者不宜用此法。

5. 胃肠动力治疗仪 可酌情选用。

【临证备要】

1. 肠结的准确诊断相当困难，不但要诊断肠梗阻是否存在，还应诊断出梗阻发生的部位，是高位还是低位；判断梗阻的程度，是完全性还是部分梗阻；分析梗阻的性质，有没有血运障碍；以及梗阻的进程，是急性肠结还是慢性肠结，综合分析是什么原因引起的梗阻。以上是决定治疗方法的必要因素。在诊断中最关键的诊断要点是判断肠结有无血运障碍。

2. 依据肠结发生的原因，有针对性地采取某些预防措施，可有效地防止、减少肠梗阻的发生。对患有腹壁疝的患者，应予以及时治疗，避免因嵌顿、绞窄造成肠结。加强卫生宣传、教育，养成良好的卫生习惯，预防和治疗肠蛔虫病。腹部大手术后及腹膜炎患者应很好地胃肠减压，手术操作要轻柔，尽力减轻或避免腹腔感染。早期发现和治疗肠道肿瘤。腹部手术后早期活动。

【预后转归】

肠结虽经治疗，仍有一定的病死率，近 20 年肠结死亡率为 4.5% ~ 30%。另外患者的年龄也有影响，老年人合并症多，病死率较高。手术是否及时，对患者的生命也有影响，所以早期诊断与及时手术是治疗肠结、降低病死率的关键。

丹毒是以患部突然皮肤焮红成片，色如脂涂丹染，灼热肿胀，迅速蔓延为主要表现的急性感染性疾病。本病发无定处，生于胸腹腰胯部者，称内发丹毒；发于头面部者，称抱头火丹；发于小腿足部者，称流火；新生儿多生于臀部，称赤游丹。本病相当于西医的急性网状淋巴管炎。

【病因病机】

（一）病因

1. 血分热毒 患者素体血分有热，加之外受风热火毒，风火入里，热毒蕴结，郁阻肌肤，客于头面，不得外泄，而发丹毒。

2. 破损染毒 由于皮肤黏膜破伤，毒邪乘隙侵入，与血搏结，而成丹毒。

（二）病机

由于素体血分有热，外受火毒，热毒蕴结，郁阻肌肤，或因毒邪乘隙侵入而成。发于头面部者，多夹有风热；发于胸腹腰胯部者，多夹有肝火；发于下肢者，多夹有湿热；发于新生儿者，多由胎热火毒所致。

【诊查思路】

1. 望诊 患者痛苦面容，精神紧张，呼吸急促，面色潮红，或可见水疱。舌红，苔或黄腻，或薄黄。

2. 闻诊 患者因疼痛刺激，常语低声微。多无异常气味。

3. 切诊 病位处皮肤发红，温度增高，或弹性减低。脉或浮数，或滑数。

4. 问诊 皮肤焮红灼热，肿胀疼痛，甚至发生水疱等。常伴恶寒发热，纳差，恶心呕吐等。

【诊断】

（一）疾病诊断

多数发生于下肢，以小腿最为多见，其次为头面部。新生儿丹毒，常为游走性。可有皮肤、黏膜破损等病史。发病急骤，初起往往先有恶寒发热、头痛骨楚、胃纳不香、便秘溲赤等全身症状，继则局部见小片红斑，迅速蔓延成大片鲜红斑，略高出皮肤表面，边界清楚，压之皮肤红色稍退，放手后立即恢复，表面紧张光亮，摸之灼手，肿胀、触痛明显。一般预后良好，经 5～6

天后消退，皮色由鲜红转暗红或棕黄色，最后脱屑而愈。病情严重者，红肿处可伴发瘀点、紫斑，或大小不等的水疱，偶有化脓或皮肤坏死。亦有一边消退，一边发展，连续不断，缠绵数周者。发于小腿者，愈后容易复发，常因反复发作，皮肤粗糙增厚，下肢肿胀而形成象皮腿。新生儿丹毒常游走不定，多有皮肤坏死，全身症状严重。本病由四肢或头面走向胸腹者，为逆证。新生儿及年老体弱者，火毒炽盛，易致毒邪内陷，见壮热烦躁、神昏谵语、恶心呕吐等全身症状，甚至危及生命。

（二）证候诊断

1. 风热毒蕴

主症：发于头面部，皮肤焮红灼热，肿胀疼痛，甚至发生水疱，眼胞肿胀难睁，伴恶寒发热，头痛。

舌脉：舌红，苔薄黄，脉浮数。

2. 湿热毒蕴

主症：发于下肢，局部红赤肿胀，灼热疼痛，或见水疱、紫斑，甚至结毒化脓或皮肤坏死，可伴轻度发热，胃纳不香。

舌脉：舌红，苔黄腻，脉滑数。

3. 胎火蕴毒

主症：发生于新生儿，多见于臀部，局部红肿灼热，常呈游走性，或伴壮热烦躁，甚则神昏谵语，恶心呕吐。

舌脉：舌红苔黄，脉滑数。

【急救处理】

1. 外治法 用如意金黄散冷开水或金银花露调敷；或用新鲜野菊花叶、鲜地丁、鲜蒲公英等捣烂外敷。皮肤坏死者，若有积脓，可在坏死部位切一两个小口，以引流排脓，掺九一丹。

2. 砭镰法 下肢复发性丹毒，患部消毒后，用七星针或三棱针叩刺患部皮肤，放血泄毒。

3. 拔罐疗法 亦可配合拔罐疗法，以减少丹毒的复发。抱头火丹和赤游丹者禁用。

【分证论治】

1. 风热毒蕴

治法：疏风清热解毒。

方药：普济消毒饮加减，常用黄芩、黄连、陈皮、甘草、玄参、柴胡、桔梗、连翘、板蓝根、马勃、牛蒡子、薄荷、僵蚕、升麻等。

加减：大便干结者，加生大黄、芒硝。

2. 湿热毒蕴

治法：清热利湿解毒。

方药：五神汤合萆薢渗湿汤加减，常用萆薢、薏苡仁、黄柏、丹皮、泽泻、滑石、通草、茯苓、车前子、金银花、牛膝、紫花地丁等。

加减：胀甚或形成象皮腿者，加防己、赤小豆、丝瓜络、鸡血藤等。

3. 胎火蕴毒

治法：凉血清热解毒。

方药：犀角地黄汤合黄连解毒汤加减，常用水牛角、生地黄、芍药、牡丹皮、黄连、黄芩、山栀等。

加减：神昏谵语者，可加服安宫牛黄丸或紫雪丹。

【临证备要】

1. 患者应卧床休息，多饮开水，床边隔离。流火患者应抬高患肢。

2. 有皮肤黏膜破损者，应及时治疗，以免感染毒邪。

3. 因脚湿气致下肢复发性丹毒患者，应彻底治愈脚湿气，以减少复发。

【预后转归】

丹毒轻者经治易愈，较重者可火毒内陷，出现壮热神昏。下肢丹毒反复发作，久治不愈，日久可形成象皮腿。

第十九章

中 暑

扫一扫，查阅本
章数字资源，含
PPT、音视频、
图片等

　　中暑又称为"伤暑""中热""冒暑""痧证"等。是因夏季在高温或烈日下劳作，或处于气候炎热湿闷的环境，暑热或暑湿秽浊之邪卒中脏腑，热闭心神，或热盛津伤，引动肝风，或暑闭气机，以高热汗出或肤燥无汗、烦躁、口渴、神昏、抽搐，或呕恶、腹痛、头痛为主要表现的时行热性病。其特点为起病急骤，传变迅速，最易耗气伤津，且多闭窍动风之变。

【病因病机】

（一）病因

　　本病是因感受夏令暑邪而引起，因气候炎热，机体元气有亏，不能调节适应，致使暑邪乘虚入里而发病。

　　1. 气候炎热　中暑主要因夏月天气炎热，外界气温增高，人体不能适应所致。朱丹溪曰："暑乃夏月炎暑也，盛热之气者火也，有冒，有伤，有中。"张景岳亦云："阳暑者，乃因暑而热。"这些都明显说明夏月天气炎热即可使人因炎热而发生中暑。

　　2. 劳动因素　中暑的发生，往往由于人体在夏月炎热气候中过度劳动所致。金代张洁古云："行人与农夫于日中劳役得之者，名曰中热。"

　　3. 饮食、起居失调　夏日起居失调或饮食不慎亦可致中暑发病。喻嘉言《医门法律》曰："中暑……因避天日之暑热而反受阴湿风露、瓜果生冷所伤。"亦有云："暑病皆因饮食失节，劳倦所伤，日朝因循，损其脾胃，乘暑天而作病。"上述均表明夏月饮食、起居失调可引发中暑。

（二）病机

　　1. 暑热亢盛　身体虚弱，外感暑热之邪，可发为中暑。暑为热邪，最易耗气伤津，出现气阴两虚证。

　　2. 暑热扰心　心为君主之官，主神明，暑热之邪可由气分深入营分，心包代君受邪，出现神明受扰的证候。故中暑的病位在心或心包。

　　3. 暑热生风　暑热引五脏之火，内外相扇，出现热极生风的证候。

【诊查思路】

　　1. 望诊　面部多呈晦暗无神，皮肤无正常应有之光泽，中医谓之为面垢，为中暑患者特点之一。神气每多衰弱不振，呈极度乏力状态，体倦较其他热病突出。亦有甚者神志不清，或抽搐拘急，中医称之为暑风。

2. 闻诊 可闻及呕吐、呃逆。心率快，心音多低钝，可有心律失常。一般呼吸微弱，声音短小，疲乏情况常较其他急性热病突出。

3. 问诊 动而得之者为阳暑，静而得之者为阴暑。发热汗多者，多为阳暑；皮肤干燥无汗者，多属阴暑。问寒热、汗出、口渴以辨表、里、阳、阴。

4. 切诊 虚里多鼓动，快而无力，胸腹肌肉灼热，手足欠温或厥冷，可有肌张力增高。脉虚数，或虚濡数，或弦细，或沉伏，重者六脉不出，或扎迟。

【诊断】

（一）疾病诊断

具有明显的季节性，常发生于夏季高温或潮湿闷热环境下。病前常有在高温或潮湿闷热环境中劳作或在炎炎烈日下长途行走等诱因。发病急，其轻者以汗出、乏力、口渴、恶心呕吐及胸闷、心悸为特征；其重者则以高热、汗出、烦渴、乏力，甚或神昏、抽搐为主症。

（二）证候诊断

1. 阳暑
主症：头昏头痛，心烦胸闷，口渴多饮，全身疲软，汗多，发热，面红。
舌脉：舌红苔黄，脉浮数。

2. 阴暑
主症：精神衰惫，肢体困倦，头昏嗜睡，胸闷不畅，多汗肢冷，微有畏寒，恶心欲吐，渴不欲饮。
舌脉：舌淡，苔薄腻，脉濡细。

3. 暑厥
主症：突然昏倒，不省人事，手足痉挛，高热无汗，体若燔炭，烦躁不安，胸闷气促，或小便失禁。
舌脉：舌红，苔燥无津，脉细促。

4. 暑风
主症：高热神昏，手足抽搐，角弓反张，牙关紧闭，皮肤干燥，唇甲青紫。
舌脉：舌红绛，脉细弦紧，或脉伏欲绝。

【急救处理】

快速降温是治疗的基础并决定患者的预后。

（一）基本处理

1. 脱离高温环境 迅速将患者抬到通风、阴凉、干爽的地方，使其平卧并解开衣扣，松开或脱去衣服，如衣服被汗水湿透应更换衣服。

2. 降温 患者头部可捂上冷毛巾，可用50%酒精、白酒、冰水或冷水进行全身擦浴，然后用扇或电扇吹风，加速散热。有条件的也可用降温毯给予降温。但不要过于快速降低患者体温，当体温降至38℃以下时，要停止一切冷敷等强降温措施。

3. 补水 患者仍有意识时，可给一些清凉饮料。在补充水分时，可加入少量食盐或小苏打。

不宜短时间内补充大量水分，否则易引起呕吐、腹痛、恶心等症状。

4. 促醒　患者若已失去知觉，可指掐人中、合谷等穴，使其苏醒。若呼吸停止，应立即实施人工呼吸。

5. 转送　对于重症中暑患者，必须立即送医院诊治。搬运患者时，应用担架运送，不可使患者步行，同时运送途中要注意，尽可能用冰袋敷于患者额头、肘窝及大腿根部，积极进行物理降温，以保护大脑、心、肺等重要脏器。

（二）病情监测

监测患者神志、脉搏变化、尿量、汗出等情况。

（三）静脉通路

迅速开放静脉通道，补充晶体液及胶体液，出现脱证者予益气固脱类中药制剂。同时完善相关检查，严格监测生命体征。

（四）综合救治

1. 针刺疗法

（1）阳暑：针刺大椎、风池、曲池、合谷等穴。

（2）阴暑：灸大椎、风池、曲池、合谷等穴。

（3）暑厥、暑风：针刺人中、合谷、承浆、十宣等穴。

（4）耳针法：针刺心、枕、交感、皮质下、肾上腺区域，亦可采用耳尖放血法。

2. 刮痧治疗　刮痧疗法是应用边缘钝滑的器具，如牛角刮板、瓷匙等，在患者体表一定部位反复刮动，使局部皮下出现瘀斑而达到治疗目的的一种治疗方法。可疏通腠理，使脏腑秽浊之气透达于外，促使周身气血流畅，逐邪外出。

（1）操作步骤：①患者取合适体位，暴露刮痧部位，常用部位有头颈部、背部、腰部和四肢。②手持刮具，蘸水或药液，在选定的部位，从上至下刮擦皮肤，要单一方向刮，不要来回刮，用力要均匀，禁止用暴力。如刮背部，应在脊柱两侧沿肋间隙呈弧线由内向外刮。③刮动数次后，当刮具干涩时，需及时蘸湿后再刮，直至皮下呈现红色或紫红色为度，一般每一部位刮20次左右。④在刮治过程中，随时询问患者有无不适，观察病情及局部皮肤颜色变化，及时调整手法力度。⑤刮痧完毕，清洁局部皮肤，协助患者穿衣，安置舒适卧位。

（2）注意事项：①适应证：外感时邪所致高热头痛、恶心呕吐、腹痛腹泻等症状。②禁忌证：过于消瘦、有出血倾向、局部有皮肤病或皮肤高度过敏患者禁用此法。③刮痧后1～2天局部出现轻微疼痛、痒感等属正常现象；出痧后30分钟忌洗凉水澡；夏季出痧部位忌风扇或空调直吹；刮痧后嘱患者保持情绪稳定，饮食宜清淡，忌食生冷油腻之品。

3. 拿痧治疗　对轻症中暑的患者可采取提、拉、弹、拨等手法，对特定穴位及肌腱等进行拿痧治疗。

（1）操作步骤：①患者取坐位或卧位，术者先对头部穴位进行治疗，双侧睛明穴、双侧听宫穴采取弹拨手法弹拨各一次，双侧胸锁乳突肌中点采用提拉手法提拉一次。②肩部及上肢穴位：双侧肩部中点采用重提拉手法，弹拨前侧肌腱；双上肢腋前、腋中、腋后、肱二头肌肌腱中点采用提拉手法提拉肌腱，双侧合谷穴位采用弹拨手法弹拨。③腰背穴位：弹拨肩胛骨内侧肌腱，以感到肌腱在指下弹动为要。腰部脐水平双侧采用重提拉手法提拉一次。④下肢穴位：腹股沟区采用重提拉手法弹拨一次，双侧腘窝下肌腱、双足三里穴位区采用弹拨手法弹拨一次，双三阴交穴位弹拨一次。

（2）注意事项：①适应证：暑月感受暑邪导致发热、无汗、头痛、呕吐等症。②禁忌证：中暑重症、年老体弱、婴幼儿、神昏等患者不宜操作。③拿痧后嘱患者保持情绪稳定，饮食宜清淡，忌食生冷油腻之品。

【分证论治】

1. 阳暑

治法：清暑益气生津。

方药：王氏清暑益气汤加减，常用西洋参、石斛、麦冬、黄连、竹叶、荷梗、知母、甘草、粳米、西瓜翠衣等。

加减：暑热较甚，可加生石膏；夹有湿浊，舌苔呈白腻者，可去麦冬、知母，加广藿香、草豆蔻等。

中成药：仁丹、清暑益气丸、生脉注射液等。

2. 阴暑

治法：清暑化湿，疏风散寒。

方药：新加香薷饮或藿香正气散加减，常用银花、香薷、连翘、扁豆花、厚朴、藿香等。

加减：兼脘腹胀痛者，可加木香、延胡索以行气止痛。

中成药：藿香正气（水）胶囊、十滴水、生脉注射液等。

3. 暑厥

治法：清热祛暑，醒神开窍。

方药：清营汤加减，常用水牛角、生地黄、麦冬、丹参、黄连、金银花、连翘、竹叶心等。

加减：若寸脉大，舌干较甚者，可去黄连，以免苦燥伤阴；若热陷心包而窍闭神昏者，可与安宫牛黄丸或至宝丹合用以清心开窍；若营热动风而见痉厥抽搐者，可配用紫雪，或酌加羚羊角、钩藤、地龙以息风止痉；若兼热痰，可加竹沥、天竺黄、川贝母等，清热涤痰；营热多系由气分传入，如气分热邪犹盛，可重用银花、连翘、黄连，或更加石膏、知母、大青叶、板蓝根、贯众等，增强清热解毒之力。

中成药：安宫牛黄丸、清开灵注射液或醒脑静注射液。

4. 暑风

治法：清热养阴息风。

方药：羚角钩藤汤加减，常用羚羊角、桑叶、川贝母、生地黄、钩藤、菊花、白芍、生甘草、淡竹叶、茯神等。

加减：痰涎壅盛者加石菖蒲、胆星、郁金、鲜竹沥；大便干结者加大黄、芒硝；高热神昏抽搐者，可选用紫雪丹、安宫牛黄丸以清心开窍，镇惊熄风。

中成药：清开灵注射液、醒脑静注射液、生脉注射液等。

【临证备要】

2019 年国家卫生健康委员会发布的《职业性中暑的诊断》，将中暑初步诊断为先兆中暑，再细分为热痉挛、热衰竭和热射病。一旦发现重症中暑应及时抢救，早期快速扩容、抗休克、纠正水电解质及酸碱平衡紊乱，早期抗凝，阻遏弥漫性血管内凝血进展，及时阻断炎症反应，保护内皮细胞功能，积极支持器官功能。

【预后转归】

中暑轻者可自愈。达到热射病诊断标准后，重症中暑病死率高，预后往往较差。决定预后的不是发病初始体温，而是在发病 30 分钟内的降温速度。降温越迟，病死率越高。多发器官衰竭也决定预后，无尿、昏迷患者病死率高。昏迷时间超过 6 ～ 8 小时或有弥漫性血管内凝血者预后不良。

烧 伤

　　烧伤是指火焰、沸水、蒸气、化学物质、放射物质及电击作用于人体而引起的人体损伤。中医称为"水火烫伤""火烫伤""汤火伤"。其病位轻者在皮肉，重者或在筋骨气血或在脏腑。皆因火热之邪炽盛，灼伤皮肉、筋骨，内攻气血、脏腑，导致阴阳乖逆，脏腑衰败，甚至阴阳离决。对严重烧伤的治疗，早期在于纠正阴阳乖逆，后期是治疗皮损。

【病因病机】

　　凡是热力作用人体造成的伤害皆为烧伤，包括火焰、沸水、蒸气、电弧、电流、放射物质以及强酸强碱等对人体的伤害。

　　热力袭人，伤及皮肉，气与热搏结于皮肤则水疱隆起；伤及肌腠、筋骨则肉烂筋枯骨焦；内熏气血、脏腑，则气血蒸腾，大汗，大热；如气血两燔，热扰神明，则神昏谵语；热为阳邪，耗伤津液，则口渴引饮，烦躁不安；内攻脏腑，阴液耗竭，则阴阳乖逆，脏腑衰败，甚至阴阳离决。

【诊查思路】

　　1. 问诊　了解烧伤原因、时间、现场急救与处理过程，既往健康状况。

　　2. 望诊　了解烧伤深度、面积，全身情况，判断烧伤的严重程度。

　　（1）烧伤深度：①Ⅰ度烧伤：累及表皮角质层。烧伤局部红肿热痛，感觉过敏，表面干燥。2～3天后脱屑痊愈，无瘢痕。②浅Ⅱ度烧伤：累及真皮浅层。烧伤局部有明显的水肿、剧痛，感觉过敏，有水疱形成，基底部呈均匀红色、潮湿。1～2周愈合，无瘢痕，有色素沉着。③深Ⅱ度烧伤：累及真皮深层，有皮肤附件残留。表现为痛觉迟钝，有水疱，基底苍白，间有红色斑点，潮湿。3～4周愈合，可有瘢痕。④Ⅲ度烧伤：累及皮肤全层，甚至伤及皮下组织、肌肉和骨骼。表现为痛觉消失，无弹力，坚硬如皮革样、蜡白、焦黄或炭化，干燥。干后皮下静脉阻塞如树枝状。2～4周焦痂脱落，形成肉芽创面，除小面积外，一般均需植皮才能愈合，可形成瘢痕和瘢痕挛缩。

　　（2）烧伤面积：①手掌法：患者五指并拢时手掌的面积占其全身体表面积的1%，此法计算简便，常用于小面积或散在的创面计算。②中国新九分法：将全身表面积分为11个9等分，如头面、颈部为9%，双上肢为2个9%，躯干前后各占13%及会阴占1%，共占3个9%，双下肢包括臀部为5个9%+1%。此法主要用于成年男性，女性臀部面积和双足的面积各为6%。③儿童烧伤面积计算法：各个不同年龄段的婴儿和儿童，身体各部体表面积百分比亦不同，年龄越小，头部相对体表面积越大，而下肢体表面积越少，其他部位体表面积比例与成人大致相同。计算公式为：头颈面部面积（%）为9+（12- 年龄），双下肢面积（%）为41-（12- 年龄）。

（3）全身情况：严重烧伤者可出现烦渴引饮，神昏谵语，高热烦躁，喘促胸闷，表情淡漠，厥逆虚脱。

（4）烧伤程度：①轻度烧伤：总面积在9%（小儿5%）以下的Ⅱ度烧伤。②中度烧伤：总面积在10%～29%（小儿6%～15%）之间，或Ⅲ度烧伤面积在10%（小儿5%）以下的烧伤。③重度烧伤：总面积在30%～49%之间或Ⅲ度烧伤面积在10%～19%之间（小儿总面积在16%～25%或Ⅲ度烧伤在6%～10%），或烧伤面积不足30%，但有阴阳乖离、厥逆及脱证者，或有中、重度吸入性损伤及复合伤者。④特重烧伤：总面积在50%以上的烧伤，或Ⅲ度烧伤面积在20%以上（小儿总面积25%以上或Ⅲ度烧伤面积在10%以上）。

3. 切诊　烧伤痂下有波动感为积液或积脓。人迎、寸口、趺阳诸脉可见洪数、弦滑，或脉微欲绝，或散大无根。

【诊断】

（一）疾病诊断

有明确的火热烧伤史（如沸水、火焰等），伴局部皮肤肿胀、灼痛，或有水疱、表皮松解或剥脱。

（二）证候诊断

1. 实证
主症：皮红起疱，壮热烦躁，口渴引饮，或狂躁不眠，干呕腹胀，小便短赤，大便秘结。
舌脉：舌质红绛，苔黄燥起刺，脉洪数或细数。

2. 虚证
主症：皮开肉焦，神志昏愦，面色青惨，呼吸浅促，肢冷脉绝。或病程日久，正气亏损，疮面色淡，新肉不生，形体消瘦，神疲乏力，心悸怔忡。
舌脉：舌质淡，苔薄白，脉沉细无力。

【急救处理】

（一）基本处理

1. 迅速脱离致热源，进行初步处理　烧伤部位衣服应剪掉，切忌强力剥脱而损伤皮肤。如被化学物质烧伤应立即用大量清水反复冲洗创面，并远离现场，防止吸入有毒气体。有心跳骤停者应就地进行心肺复苏术。

2. 保持呼吸道通畅　火焰及化学烧伤易造成吸入性损伤，导致呼吸道梗阻，是造成患者早期死亡的重要原因。如发现患者有呼吸道梗阻，应立即行气管切开，无条件时，可用粗针刺入环甲膜，以保持呼吸道通畅。

（二）病情监测

观察患者神志、呼吸、脉搏、尿量及创面变化情况。

（三）建立静脉通路

对中度以上的烧伤患者应及早建立静脉通路，迅速补充血容量以纠正厥脱（休克）。

1. 补液量 根据烧伤严重程度，估计补液总量。中度以上烧伤者，伤后的第一个 24 小时，每 1% 烧伤面积每千克体重补液量 1.5mL（小儿 2.0mL），另加水分需要量 2000mL（小儿按年龄体重计算），胶体和平衡盐溶液的比例一般为 0.5∶1，严重者 0.75∶0.75。

2. 补液速度 开始时应快，伤后 8 小时补入总补液量的 1/2，另一半在后 16 小时补入。能口服者尽量口服。伤后第二个 24 小时的补液量应是第一个 24 小时的 1/2。

（四）镇静止痛

烧伤患者伤后多有不同程度的疼痛和躁动，应予适当的镇静、止痛。对轻度伤员可口服止痛片或肌注哌替啶、吗啡等。大面积烧伤患者由于伤后渗出组织水肿，肌注药物吸收较差，多采用药物稀释后静脉滴注，药物多选用哌替啶或与异丙嗪合用。应慎用或不用氯丙嗪，因该药用后使心率加快影响休克期复苏的病情判断，且有扩血管作用，在血容量不足时，易发生血压急剧下降。对小儿、老年患者和有吸入性损伤或颅脑伤的患者，应慎用或不用哌替啶和吗啡，以免抑制呼吸，可用地西泮、苯巴比妥或异丙嗪等。

（五）防治感染

一般选用广谱抗菌药物或根据分泌物细菌培养选择敏感的抗菌药物。

（六）注射破伤风抗毒素

大面积烧伤或污染严重的烧伤必须注射破伤风抗毒素。

（七）创面处理

1. 清创术 严格遵守无菌操作规范，清创时可先予止痛剂，再用 37℃ 左右生理盐水或 2% 黄柏溶液清洗创面，创面周围用酒精或新洁尔灭消毒，创面清理干净后再用消毒纱布吸干。

2. 暴露法 是将经清创后的伤面直接暴露在空气中，适用于面部、会阴部、臀部、躯干不易包扎的部位和其他部位的深度烧伤，以及创面污染严重，清创不彻底的大面积烧伤。创面可使用具有活血止痛、清热解毒、收敛生肌的中药制剂，如虎杖浸液、地榆油、紫草油等。

3. 包扎法 适用于污染轻、清创彻底的四肢浅Ⅱ度烧伤，体表的小面积烧伤，小儿烧伤，躁动患者，需要转送或需要植皮的患者。方法是清创后用无菌敷料包扎，创面敷料厚度应达 3～5cm，必须超过创面边缘 5cm，肢体关节固定于功能位，各指、趾间要有纱布相隔。深Ⅱ度与Ⅲ度烧伤 3～5 天后应改用暴露法，包扎期间应密切注意体温、血象变化，疼痛的轻重，渗液的多少，有无臭味，以判断伤口有无感染。

4. 焦痂与植皮 应保持焦痂干燥。根据病情严重程度选择合适时机，行植皮治疗。

【分证论治】

1. 实证

治法：清热泻火，凉血养阴。

方药：黄连解毒汤合清营汤加减，药用黄连、黄芩、黄柏、栀子、水牛角、生地黄、玄参、银花、竹叶心、连翘、丹参、麦冬等。

加减：热重者加生石膏；传心昏谵语者加安宫牛黄丸；传肺咳喘者加川贝母、鱼腥草；传肝抽搐者加钩藤、决明子、僵蚕；传肾尿少、尿闭者加木通、泽泻；传脾腹胀、便秘者加大黄、厚朴、大腹皮。

中成药：清开灵注射液或脉络宁注射液静脉滴注。

中药外敷：紫草油或地榆油外涂伤面上，暴露者，当伤面稍干再次涂抹，不要使伤面完全干燥；或用虎杖液外涂伤面，每0.5～1小时涂药一次，一般涂3～5次即可结痂；或用京万红涂患处，对于一般烧伤可清洗创面后直接敷药，对已感染的深度烧伤创面，经过清创后，涂敷本品，即可收去腐、生肌、长皮之疗效。

2. 虚证

治法：扶阳救逆，益气固脱。

方药：参附汤合生脉饮加减，药用人参、附子、麦冬、五味子等。病程日久，脾胃虚弱时，予参苓白术散加减。

中成药：参附注射液、生脉注射液静脉滴注。

【临证备要】

本病早期主要是判断烧伤深度、严重程度及全身情况，以决定治疗方法。其中以纠正休克为首务，有心跳骤停者，当先心肺复苏。休克基本纠正后，再进行创面的处理。在处理创面时合理选用抗菌药物，正确运用暴露、包扎、植皮等处理方法，是防止感染性休克和促进创面早日愈合的关键。中医辨证论治，实证以清热泻火、凉血养阴为主，虚证以扶阳救逆、益气固脱为主，重视虚实病机的转化。

【转归与预后】

烧伤患者的预后不仅取决于烧伤严重程度，而且与患者年龄、既往疾病、各脏器功能状态、烧伤中后期各种并发症以及治疗干预措施等多种因素密切相关。轻度烧伤患者预后较好，常不留瘢痕；中度烧伤创面愈合慢，常留有瘢痕而出现功能障碍；重度烧伤由于常伴有休克、创面感染、器官功能障碍等并发症，预后差，死亡率高。

第二十一章
冻 伤

扫一扫，查阅本章数字资源，含PPT、音视频、图片等

冻伤是机体在寒邪作用下产生的局部或全身性损伤。冻伤是寒冷地区的常见病。寒为阴邪，易伤阳气，寒邪客于肌肤，使气血凝滞于皮肉，而为冻疮；寒邪深入脏腑，脏腑气血阻遏，不得运行，阳气大伤甚或消亡，伤及生命。因其症状、程度和部位不同，又称"冻疮""冻烂疮""冻风""冻裂"和"冻僵"等。病位轻者则在皮，局部红肿发凉，瘙痒疼痛，皮肤青紫或起疱、溃烂；重者则在肌肉，发生肢体坏死、脱疽等全身性冻伤；更重者则伤及脏腑，阳气衰绝而危及生命。

冻疮病名始见于隋代《诸病源候论·冻烂肿疮候》。唐代《备急千金要方·猝死》中有运用缓慢复温法救治全身性冻伤的记载。清代《外科大成·冻疮》主张"宜服内托之药，以助阳气"，强调从整体上应用内服药治疗冻疮等。中医对该病的诊断与治疗积累了丰富的经验，并且有良好的治疗效果。

【病因病机】

本病总因寒邪侵袭肌肤，阳气失于温煦，致寒凝经脉，气血凝滞，皮肉、筋骨、脏腑失养而成。

1. 寒冷之邪外袭 时值冬令，衣着单薄，肢体长期暴露在寒冷、潮湿或冷暖变化较快的环境中，致寒凝血瘀而发。

2. 久静少动或紧衣束体 久静不动，紧衣束体，致血流运行缓慢，复感寒邪，则易发冻伤。

3. 元气虚弱，肌肤失于温煦 素体虚弱，阳气不足，外受寒邪，则易经络阻塞，气血凝滞而成。

外受寒邪，则经络阻塞，气血凝滞。轻者其伤浅，仅皮肤络脉气血凝滞，患部失去温煦濡养而受损；重者其伤深，肌肉脉络气血凝滞不通，患处不得温养，或暴冻着热，以致肌肤坏死、发生溃烂，甚至可损及筋骨。更重者则伤及脏腑，可因阳气衰绝而亡。

现代医学认为，机体受低温侵袭后，体温调节中枢失常，血液循环障碍，细胞代谢不良，继而复温后微循环改变，是冻伤引起组织损伤和坏死的基本原因。

【诊查思路】

1. 问诊 了解冻伤时间、现场急救与处理过程及既往健康状况。

2. 望诊

（1）局部性冻伤：主要发生在手足、耳郭、面颊等暴露部位，多呈对称性。轻者受冻部位先有寒冷感和针刺样疼痛，皮肤苍白、发凉，继而出现红肿硬结或斑块，自觉灼痛、麻木、瘙痒；

重者受冻部位皮肤呈灰白、暗红或紫色，并有大小不等的水疱或肿块，疼痛剧烈，或局部感觉消失。如果出现紫血疱，势将腐烂，溃后渗液、流脓，甚至形成溃疡。严重的可导致肌肉、筋骨损伤。

根据冻疮复温解冻后的损伤程度，分为三度：①Ⅰ度（红斑性冻疮）：损伤在表皮层。局部皮肤红斑、水肿，自觉发热、瘙痒或灼痛。②Ⅱ度（水疱性冻疮）：损伤达真皮层。皮肤红肿更加显著，有水疱或大疱形成，疱液呈黄色或为血性，疼痛较重，对冷、热、针刺感觉不敏感。③Ⅲ度（坏死性冻疮）：损伤达皮肤全层，严重者可深及皮下组织、肌肉、骨骼。初似Ⅱ度冻疮，但水疱为血性，继而皮肤变黑，直至出现干性坏疽。皮温极低，触之冰冷，痛觉迟钝或消失。或坏死组织周围水肿，疼痛明显。若坏死区域波及肌肉、骨骼甚至整个肢体，则局部完全丧失感觉和运动功能。2～3周后，出现冻伤组织与健康组织的分界线，如有染毒腐溃，可呈现湿性坏疽，出现发热、寒战等全身症状，甚至毒邪内陷而死亡。

（2）全身性冻伤：开始时全身血管收缩，产生寒战，随着体温下降，出现发绀、知觉迟钝、头晕、四肢无力、昏昏欲睡等表现，继而出现肢体麻木、僵硬、幻觉、视力或听力减退、意识模糊、呼吸浅快、脉搏细弱、知觉消失或死亡。

3. 切诊　痂下有波动感常为积脓。人迎、寸口、趺阳诸脉可见沉迟，严重者出现脉结代，或脉微欲绝。

【诊断】

（一）疾病诊断

手足、耳郭、面颊和鼻尖曾暴露于严寒空气中，或身处严寒之地而身不胜之，或鞋袜、手套过紧，身处相对寒冷之处，且出现相应的临床症状，如寒战，头晕欲睡，四肢无力，感觉迟钝，神志恍惚，或病处肿硬，按之如石而不痛，或全身肌温低冷，脉沉迟，严重者出现脉结代，或脉微欲绝。

（二）证候诊断

1. 实证
主症：受冻部位冰凉、麻木、冷痛，肤色青紫，肿胀散漫，或有水疱、血疱，感觉迟钝或消失，形寒肢冷，得暖则舒。化热后可见疱面暗红微肿，溃烂腐臭，脓汁稠厚，筋骨裸露，发热口渴，便秘溲赤。
舌脉：舌暗，苔白，脉沉或沉细；或舌暗红，苔黄，脉细数。

2. 虚证
主症：四末不温，恶寒倦怠，感觉麻木，昏昏欲睡，面色苍白，呼吸微弱，或四肢厥逆，甚而僵直。
舌脉：舌淡，苔白，脉沉微细或虚大无力。

【急救处理】

（一）基本处理

终止致冻原因，迅速撤离寒冷环境，移入暖房（22℃～25℃），脱去潮湿寒冷的衣服，可给予热茶、温酒等饮用。呼吸循环停止者，首先进行心肺复苏；休克者，积极纠正休克等对症治疗。

（二）病情监测

监测患者的意识、脉搏、呼吸、血压。

（三）复温

主张快速复温，将患者或受冻肢体置入 40℃～42℃的温水中浸泡 15～20 分钟，肢体复温时间可略延长。快速复温以体温接近正常、甲床潮红有温感为度。水温不宜过高，浸泡时间不宜太长，否则反而有害。复温后移入温暖房间，擦干，保温。

全身严重冻伤时可静脉输入温溶液（不超过 37℃），如葡萄糖、低分子右旋糖酐等，以纠正血液循环障碍和血糖不足，维持水与电解质平衡，并供给热量。

早期复温过程中，严禁用雪擦、用火烤、冷水浴等。

（四）活血化瘀

复方丹参注射液、盐酸川芎嗪注射液、脉络宁注射液等静脉滴注；或使用肝素溶入 10% 葡萄糖注射液滴注，每 6 小时 1 次。有出血倾向者禁用。

（五）冻伤局部的处理

Ⅰ度冻伤：选用羌活、甘遂、甘草各 30g 煎汤，浸泡洗浴，每日 3 次。或取干姜、肉桂、附子各 20g 煎汤，在 40℃～41℃的温度下浸浴。

Ⅱ度冻伤：在无菌条件下，用注射器吸尽水疱或血疱内液体（若已形成胶冻样物时可等其逐渐吸收），然后用无菌辅料包扎，也可选用马勃膏、红油膏、冻疮膏外敷。

Ⅲ度冻伤：面积小者，外敷红油膏，后期改用白玉膏；面积大者，如无溃烂，也可用包扎法（同烧伤的早期包扎处理）。有溃烂者，应行多口切开引流，但不主张早期清创，因为冻伤与烧伤不同，其冻伤后真实坏死界限往往比早期冻伤面积要小，而烧伤则反之。

（六）抗感染

对严重冻伤者应早期使用足量的广谱抗菌药物，以预防和控制感染。

（七）注射破伤风抗毒素

Ⅱ度以上冻伤者，应注射破伤风抗毒素。

【分证论治】

1. 实证

治法：温经散寒，活血化瘀。

方药：当归四逆汤合桃红四物汤加减，常用当归、赤芍、川乌、桂枝、细辛、桃仁、红花、生地黄、川芎等。

加减：化热者可减川乌，合仙方活命饮；痛甚者，加延胡索、乳香、没药等。

2. 虚证

治法：回阳救逆，益气养血。

方药：四逆加人参汤加减，常用附子、甘草、人参、干姜等。

【临证备要】

冻伤急救的关键在于复温。在复温过程中，组织的冻伤虽经复温，但损伤并未因此而终止，还会出现新的病变，突出的是微循环的改变。这是由于复温后冻区微血管显著扩张，甚至破裂，血液淤滞，毛细血管通透性增加，出现水肿和水疱，严重者可发生弥漫性血栓形成，导致组织坏死，称之为"冻融性损伤"，因此，要注意复温方式。一般认为快速复温能减少冻伤组织的损害，同时，复温浸泡时，水温不宜过高，水温过高会加重缺血，造成更多的损伤。已复温的患者不宜再温浴和按摩，否则会增加组织坏死和感染机会。中医辨证论治方面，实证以温经散寒、活血化瘀为主；虚证以回阳救逆、益气养血为主，重视虚实病机的转化。

【预后转归】

冻伤患者的预后及转归取决于冻伤的严重程度及早期的急救处置。Ⅰ度、Ⅱ度冻伤以外治法为主，预后较好；Ⅲ度冻伤以内外合治为主，其创面愈合较慢，常留有瘢痕，病情严重者可出现干性坏疽或湿性坏疽，面临截肢危险；全身冻伤患者病情严重，若不及时救治，可危及生命。

扫一扫，查阅本章数字资源，含PPT、音视频、图片等

毒蛇咬伤是指被毒蛇咬伤，毒汁经创口侵入营血，内犯脏腑引起的一种急危重症，以伤处红肿麻木作痛，全身出现寒热、呕恶、头痛、眩晕甚至出血、神昏抽搐等为主要表现的中毒类疾病。毒蛇咬伤以夏秋两季多见，咬伤部位以四肢常见，是我国南方农村和沿海地区的常见病，其病情变化快，症状多种多样，若不及时救治，常可危及生命。

【病因病机】

（一）病因

中医根据不同种类的毒蛇咬伤后所出现不同的症状，分为风毒型、火毒型和风火毒型 3 大类型。中医理论认为，蛇毒系风、火二毒，风为百病之长，善行数变，易入窜经络，在脏为肝；火为热甚之毒，生风动血，耗伤阴津，在脏为心。《黄帝内经》云："心者，五脏六腑之大主也，精神之所舍也。""在窍为舌，其华在面，其实在血脉。"又云："筋者，聚于阴器而脉终于舌本也，故脉弗营则筋急，筋急则引舌与卵"。毒禀二阳之极，故见有一系列心肝二经动风扰神之症。

（二）病机

毒蛇咬人，蛇毒经毒牙注入体内，或蚀肌肤，或循经入络，上蒙清窍，内陷营血。蛇毒乃为风、火二毒。风毒偏盛，每多化火；火毒炽盛，极易生风。风火相扇，则毒邪鸱张，必内客营血或内陷厥阴。毒蛇咬伤后，风邪入侵，经络阻塞，则麻木微痛；风邪内动，则吞咽不利，视物模糊；风入厥阴，则牙关紧闭，呼吸微弱，甚则死亡。火邪入侵，气血壅滞，迫血妄行，则患部肿胀、出血；热盛肉腐，则肌肉溃烂；热入营里，则寒战高热，神昏谵语，甚则死亡。

【诊查思路】

1. 望诊 表情痛苦，躁扰不安，语无伦次，甚者目无精彩，运动不灵，意识模糊至昏迷，痉厥抽搐或神昏谵语，提示病情危重。

局部伤口常有水疱、血疱、瘀斑或溃烂，严重者伴随面色苍白、贫血貌、黄疸等，提示病情危笃。

2. 闻诊 呼唤患者听其应答反应，如无应答提示意识丧失，病情危重。应答语音低弱，提示为虚证；应答切题，语音洪亮，提示为实证。

3. 问诊 询问被毒蛇咬伤的时间、地点、部位、局部症状、全身感觉，蛇之形态，以及诊疗经过。同时应着重询问伤者是否有其他系统的慢性病史。

4. 切诊　触摸四肢温度和有无汗出，全身淋巴结有无肿大，腹部的软硬及是否存在压痛。病情严重者可触及肝大，脉象可见弦、数、细、迟弱或不整。

【诊断】

（一）疾病诊断

1. 病史　有明确的蛇咬伤病史，且应鉴别是否系毒蛇咬伤。毒蛇一般头大颈细，头部呈三角形，尾短而突然变细，身上花纹色彩鲜艳，上颌长有成对的毒牙。无毒蛇一般头呈椭圆形，颈不细，尾部细长，体表花纹不很明显。一般情况下，主要靠牙痕、局部伤情及全身表现来区别。

2. 临床表现　被咬部位疼痛或麻木，伤肢肿胀，咬伤处有牙痕，其周围可出现血疱、水疱、瘀斑。可伴有发热，头晕，嗜睡，复视，严重者出现视觉、听觉障碍，神情淡漠，或神志昏蒙，吞咽困难，流涎，瞳孔散大，皮下或内脏出血等全身症状。

风毒证主要见于银环蛇、金环蛇和海蛇等咬伤；火毒证主要见于蝰蛇、五步蛇、竹叶青蛇等咬伤；风火毒证主要见于眼镜蛇、眼镜王蛇、蝮蛇等咬伤。

毒蛇咬伤病情发展迅速，可迅速发展为蛇毒内陷证。

（二）证候诊断

1. 风毒证
主症：局部症状较轻，全身症状出现相对较迟。口噤项强，眼睑下垂，手足拘挛，眼花复视，斜视或视糊，指甲青紫，舌卷囊缩。
舌脉：舌红，苔薄白，脉弦数。

2. 火毒证
主症：局部症状出现早而重。肿胀青紫及出血倾向，冷汗淋漓，面色㿠白、灰暗或紫黑，舌强语謇，嗜睡不语或神昏谵语。
舌脉：舌红，苔黄，脉结、代、沉细或弦数。

3. 风火毒证
主症：局部症状明显，全身症状发展较快。下肢浮肿，气促，呼长吸短，谵语，烦躁惊恐，小便短赤不通，大便秘结，便血。
舌脉：舌红，苔黄，脉弦数。

4. 蛇毒内陷证
主症：毒蛇咬伤后误治或失治，寒战高热，烦躁不安，惊厥抽搐，甚至神昏谵语，呼吸困难，伤口由红肿突然变为紫暗或紫黑，肿势散漫。
舌脉：舌红绛，脉细数。

【急救处理】

千方百计减少蛇毒的继续吸收，增加蛇毒的排泄，尽早足量使用相应的抗蛇毒血清，对症处理，保护脏器功能。

（一）基本处理

现场就地取材处理伤口。

1. 火柴烧灼法　用于银环蛇咬伤。其毒牙短，伤口浅，蛇毒仅在皮下。即刻点燃几根火柴，烧灼伤口（瞬间局部高温，蛇毒蛋白发生凝固，失去活性）。此法必须蛇伤后数分钟内及时处理。

2. 结扎　在伤肢近心端扎紧，松紧程度以能阻断静脉及淋巴回流，但不妨碍动脉血流为宜，每 20 分钟放松 1～2 分钟，至伤口彻底处理后解除，一般以不超过 2 小时为宜。

3. 伤肢处理　搁伤口下垂位，静置，限制活动，伤口周围置冰袋冷敷，以减少蛇毒吸收。

（二）病情监测

监测患者呼吸、血压、脉搏、尿量、凝血功能等情况。

（三）静脉通路

迅速开放静脉通道。尽早足量使用抗蛇毒血清治疗。严密监测生命体征。并注意抗蛇毒血清的不良反应。危重型毒蛇咬伤可予血浆置换、血液灌流等。

（四）外科治疗

毒蛇咬伤患肢肿胀明显可考虑切开引流减压，尽早清除坏死组织，以免增加毒素吸收，促发多脏器功能衰竭。

（五）综合救治

1. 针刺、火罐排毒　在被蛇咬伤后出现肿胀时，可于手指蹼间（八邪穴）或足蹼间（八风穴），在皮肤消毒后，用三棱针或粗针头与皮肤平行刺入约 1cm，迅速拔出，将患肢下垂，并由近心端向远端挤压以排除毒液。亦可用拔火罐的方法吸除伤口内的血液，达到减轻局部肿胀和阻止蛇毒吸收的目的。但被蝰蛇或尖吻蝮蛇咬伤慎用针刺及火罐疗法，以防出血不止。

2. 局部新鲜草药外敷　伤口未溃可予生南星、鹅不食草捣烂敷于伤口处，以发疱拔毒；伤口溃烂者可用半边莲、七叶一枝花、蒲公英、紫花地丁、马齿苋、金银花、大青叶等捣烂外敷于伤口周围。

3. 中药熏洗疗法　根据病情需要选择。

4. 隔蒜艾灸法　适用于各型毒蛇咬伤后 6 小时之内。具体操作方法：将 0.3cm 厚的独头蒜片（用针扎数个孔），平置于创口或咬伤处，上置圆锥形艾炷，点燃灸之，每次灸 3～5 壮。

5. 通利二便　"治蛇不泻，蛇毒内张，二便不通，蛇毒内攻。"故蛇伤早期可应用利尿剂、通便剂，排泄已吸收的毒素。常用药物有白花蛇舌草、黄连、黄柏、黄芩、半边莲、半枝莲、野菊花、生大黄、赤小豆等。

【分证论治】

1. 风毒证

治法：祛风止痉，解毒和营。

方药：玉真散、活血祛风解毒汤加减，常用胆南星、防风、白芷、天麻、羌活、白附子、当归、川芎、红花、僵蚕、七叶一枝花、半边莲、地丁等。

加减：抽搐频繁者加入全蝎、蜈蚣以搜风定惊。

2. 火毒证

治法：泻火清热，凉血化瘀。

方药：犀角地黄汤合黄连解毒汤加减，常用生地黄、槐角、黄连、天花粉、生甘草、升麻、赤芍、枳壳、荆芥、黄芩、黄柏、栀子等。

加减：血尿重者加小蓟、藕节；热重者加水牛角。

3. 风火毒证

治法：泻火解毒，凉血祛风。

方药：五味消毒饮、犀角地黄汤合五虎追风散加减，常用黄连、蒲公英、地丁、银花、连翘、水牛角、生地黄、丹皮、赤芍、僵蚕、全蝎、蜈蚣、七叶一枝花等。

加减：蛇毒攻心者加服安宫牛黄丸。

4. 蛇毒内陷证

治法：解毒祛风，活血开窍。

方药：清营汤合犀角地黄汤加减，加服安宫牛黄丸，常用水牛角、生地黄、玄参、竹叶心、麦冬、银花、连翘、黄连、丹参等。

中成药：南通蛇药片、上海蛇药、广东蛇药、吴江蛇药、群生蛇药、热毒宁注射液、清开灵注射液、醒脑静注射液等。

【临证备要】

1. 毒蛇咬伤应当与其他毒虫咬（蜇）伤相鉴别

（1）蜈蚣咬伤：与毒蛇咬伤都有剧痛，局部伤口周围红肿，可有组织坏死现象。鉴别要点为蜈蚣咬伤伤口无牙痕排列，伤口无麻木感，全身症状极轻或无。

（2）蝎子蜇伤：局部伤口周围均有麻、痛感，鉴别要点，蝎子蜇伤患者常有流泪、流涎反应。

（3）野蜂蜇伤：局部肿痛甚重，有时有畏寒、头昏等全身症状。鉴别要点，野蜂蜇伤患者伤口无麻木感，有多个点状伤口，而且伤口多在头面部。

（4）蚂蟥咬伤：伤口疼痛极轻，但流血不止。鉴别要点，蚂蟥咬伤患者伤口痒但疼痛轻，不肿，无麻木感，全身无中毒反应。

（5）毒蜘蛛咬伤：伤口剧痛、麻木，可有组织坏死类似症状。鉴别要点，毒蜘蛛咬伤无典型蛇伤牙痕，全身中毒症状轻。

（6）毛辣虫刺伤：表皮损伤，局部红肿。鉴别要点，毛辣虫刺伤患者有片状表皮损伤表现，无典型牙痕，伤口痒而不痛。

总之，毒蛇咬伤和毒虫咬（蜇）伤的诊断要结合病史、临床表现、体格检查、实验室检查等，通过全面综合分析，才能做出正确的诊断。

蛇咬伤后，如不能确定是否为毒蛇咬伤时，按毒蛇咬伤处理。

2. 对症处理　蛇毒大致分为神经毒、血循毒和混合毒三种，毒蛇咬伤后尽早足量使用抗蛇毒血清治疗，治疗期间注意心、肺、肾功能的监护。神经毒是造成呼吸衰竭导致患者早期死亡的原因，对有呼吸衰竭者应及时使用呼吸兴奋剂，必要时用呼吸机辅助呼吸。如出现急性肾衰竭，可用透析治疗。对心功能不良者，应控制液体入量与速度。使用镇静药、止痛药时禁用吗啡。

【预后转归】

本病若及时处理、治疗，一般可痊愈。若拖延治疗或病情严重者，可伴有肢体瘫痪、休克、昏迷、惊厥、呼吸衰竭和心力衰竭。

扫一扫，查阅本章数字资源，含PPT、音视频、图片等

痛经是指妇女经期前后或行经期间，出现周期性小腹疼痛，或痛引腰骶，甚至剧痛晕厥者，严重影响日常生活。中医称"经行腹痛"。西医妇产科学将痛经划分为原发性痛经和继发性痛经。原发性痛经又称功能性痛经，是指生殖器官无器质性病变者；而由于盆腔器质性疾病，如子宫内膜异位症、子宫腺肌病、盆腔炎或宫颈狭窄等引起的属继发性痛经。原发性痛经以青少年女性多见，继发性痛经则常见于育龄期妇女。本章主要讨论原发性痛经。

【病因病机】

（一）病因

痛经急性发作，多在内伤积损的基础上，因外感六淫、内伤七情、饮食不节，导致邪气内伏而发病。

痛经患者急性发病，病情较重者多因血瘀所致。瘀阻冲任，气血运行不畅，"不通则痛"，而为痛经。

1. 外邪侵袭 经期产后，感受寒邪，寒客冲任，与血相搏；或经前、经期冒雨、涉水、游泳、久居阴湿之地，感受寒湿之邪，以致冲任、胞宫气血失畅；抑或经期、产后摄生不慎，感受湿热之邪，与血相搏，流注冲任，蕴结胞中，气血失畅。加之经前、经期气血下注冲任，子宫气血更加壅滞，"不通则痛"。

2. 内伤七情 素性抑郁或恚怒伤肝，气郁不舒，血行失畅，瘀阻冲任、胞宫。加之经前、经期气血下注冲任，复为情志所伤，壅滞更甚，"不通则痛"。

3. 饮食不节 嗜食肥甘厚味、饮酒过度等，导致脾失健运，湿邪内生，郁而化热，湿热之邪，与血相搏，流注冲任；或过食寒凉生冷，寒客冲任，与血相搏，蕴结胞中，以致冲任、胞宫气血失畅。加之经前、经期气血下注，子宫冲任气血壅滞更甚，"不通则痛"。

（二）病机

本病的发生与冲任、胞宫的周期性生理变化密切相关。经期前后，血海由满盈而泄溢，气血盛实而骤虚，子宫、冲任二脉气血变化较平时急骤，易受致病因素和体质因素的影响。急性发作的核心病机在于邪气内伏所致的"不通则痛"。

"不通则痛"多为实证，因寒、湿、热、瘀血等病理因素瘀阻冲任胞宫，气血运行不畅，因而发为痛经。

虚实之间可以互相转化，虚可致实，实可转虚，虚实夹杂，共同为病。

【诊查思路】

1. 望诊 经行腹痛患者因疼痛常呈屈曲状被动性体位。大多数患者神志清楚,能自行叙述病情,亦有严重者出现面色苍白或痛性晕厥等症。经血量多,颜色偏红,提示存在热象;经血色暗,夹血块,提示血瘀等。血瘀证表现为舌质紫暗,有瘀点;湿热证表现为舌质红,苔黄腻。

2. 闻诊 语声洪亮、高亢多为实证;语声低微多为虚证。

3. 切诊 四肢欠温,提示或寒邪收引,或湿邪、瘀血阻碍气机运动,使阳气被遏,不能温煦周身;手足汗出则是因为卫阳被遏,腠理开合失司,津液外泄所致;四肢温暖,干湿适中,提示病情较轻。

痛经急症多为腹痛拒按,属实证。

脉弦提示疼痛、肝郁;脉沉紧提示寒证;脉濡数提示湿热等。

4. 问诊 问既往有无腹痛的病史,腹痛有无周期性、规律性,有无停经史,有无妇科相关的器质性病变,有无其他疾病。

一般痛在经前多属实,痛在经后多属虚;痛甚于胀多为血瘀,胀甚于痛多为气滞。

问其他伴随症状,如是否伴有恶心、呕吐、腹泻、乳胀、腰酸、乏力等。

5. 病情危重程度判断 如疼痛剧烈,伴面色苍白,四肢厥冷,手足汗出,甚至晕厥等,则病较重。

【诊断】

(一)疾病诊断

痛经是指妇女经期前后或行经期间,出现周期性下腹部疼痛、坠胀,伴有腰酸或其他不适,严重影响生活质量者。

(二)证候诊断

1. 气滞血瘀

主症:经前或经期小腹胀痛拒按,经血量少或经行不畅,经色紫暗有块,块下痛暂减,胸胁、乳房胀闷不适。

舌脉:舌质紫暗或有瘀点,脉弦或弦滑。

2. 寒凝血瘀

主症:经前或经期小腹冷痛拒按,得热痛减,经量少,或经期延后,经色暗黑有块,面色青白,肢冷畏寒。

舌脉:舌质暗,苔薄白,脉沉紧。

3. 湿热瘀阻

主症:经前小腹疼痛拒按,有灼热感,或痛连腰骶,平素小腹时痛,经来疼痛加剧,经血量多或经期延长,经色暗红,质稠有块,带下黄稠,小便短黄,低热起伏。

舌脉:舌质红,苔黄腻,脉弦数或濡数。

【急救处理】

痛经发作时,可择选下述治法、方药以缓急止痛:

1. 针刺治疗

（1）气滞血瘀证：可取气海、太冲、三阴交、内关等穴。

（2）湿热瘀阻证：可取次髎、阴陵泉等穴。

（3）寒凝血瘀证：可取中极、水道、地机等穴。

2. 中成药 田七痛经胶囊、元胡止痛片、少腹逐瘀颗粒等。

3. 穴位贴敷 麝香通经膏穴位外贴，取气海、子宫、三阴交或腹部痛点敷贴，1～3天更换一次。

【分证论治】

1. 气滞血瘀

治法：理气行滞，化瘀止痛。

方药：膈下逐瘀汤加减，常用当归、川芎、赤芍、桃仁、红花、枳壳、延胡索、五灵脂、牡丹皮、乌药、香附、甘草等。

加减：肝气夹冲气犯胃，痛而恶心呕吐者，加吴茱萸、法半夏、陈皮以和胃降逆；小腹坠胀或二阴坠胀不适者，加柴胡、升麻以行气升阳；瘀而化热，心烦口苦，舌红苔黄者，加栀子、黄柏、夏枯草。

2. 寒凝血瘀

治法：温经散寒，化瘀止痛。

方药：少腹逐瘀汤加减，常用小茴香、干姜、延胡索、没药、当归、川芎、肉桂、赤芍、蒲黄、五灵脂等。

加减：寒凝气闭，痛甚而厥，四肢冰凉，冷汗淋漓，加附子、细辛、巴戟天回阳散寒；冷痛较甚，加艾叶、吴茱萸；疼痛而胀者，加乌药、香附、九香虫；伴肢体酸重不适，苔白腻，或有冒雨、涉水、久居阴湿之地史者，乃寒湿为患，加苍术、茯苓、薏苡仁、羌活以散寒除湿。

3. 湿热瘀阻

治法：清热除湿，化瘀止痛。

方药：清热调血汤加减，常用牡丹皮、黄连、生地黄、当归、白芍、川芎、红花、桃仁、莪术、香附、延胡索等。

加减：若痛连腰骶者，加续断、狗脊、秦艽清热除湿止痛；伴月经量多，经期延长者，酌加地榆、槐花、马齿苋、黄芩凉血止血；带下增多色黄者，加黄柏、土茯苓、樗根白皮除湿止带。

【临证备要】

急性痛经患者应根据病史、检查等初步鉴别诊断：①卵巢囊肿蒂扭转：腹痛与月经周期无密切相关性，多与体位的突然变化有关，妇科检查可扪及有压痛性的肿块，患者多有卵巢囊肿病史；②异位妊娠：腹痛为突发性，一侧少腹撕裂样疼痛，患者有停经史，且多伴有阴道出血，妊娠试验阳性，B超检查一侧附件区可见包块；③急性淋证：腹痛与月经周期无明显相关性，多有尿频、尿急、尿痛，尿常规检查有白细胞增多，也可见红细胞；④肠痈：腹痛表现为转移性右下腹疼痛，压痛点常位于麦氏点，可有腹膜刺激症状、右下腹包块形成，血常规检查可见白细胞及中性粒细胞增多。

因痛经病位在子宫、冲任，变化在气血，故治疗以调理冲任气血为主。经期重在调血止痛，及时控制、缓解疼痛，平时辨证求因而治本。对于痛经急症，应本着"急则治其标"的原则，以缓急止痛为大法，积极缓解疼痛。

西医妇产科认为原发性痛经的发生与子宫合成与释放前列腺素增加有关，故治疗予前列腺素合成酶抑制剂，减少前列腺素产生，防止过强子宫收缩和痉挛，从而减轻或消除痛经。经对症处理，腹痛仍未得到控制，应进一步明确腹痛部位、腹痛性质，为综合治疗做准备，这时往往需要多学科协作。

【预后转归】

中医药治疗痛经，有良好的临床疗效。原发性痛经，如治疗及时、适当，临床疗效良好；器质性病变所引起的继发性痛经，虽病程缠绵，难获速效，辨证施治，也可较好消减疼痛。

第二十四章

崩 漏

崩漏是指经血非时而下，或暴下不止，或淋沥不尽。崩漏是月经周期、经期、经量严重紊乱的月经病。依据出血量多少及病势急缓的不同分称为崩和漏，前者出血量多且势急，又称崩中、血崩、经崩等，后者出血量少而势缓，又称漏下、血漏、经漏等。崩与漏的出血情况有所不同，但在疾病的发生、发展过程中，崩与漏常相互转化，崩久可演变成漏，漏久可演变成崩，使病变缠绵难愈。本病为临床常见疑难急重之症，尤其崩中，如不及时诊治，将可能出现出血性休克而危及生命。

【病因病机】

（一）病因

崩漏多在内伤积损的基础上，因劳倦伤正、饮食不节、内伤七情、外感六淫所致。

崩漏的发病是肾－天癸－冲任－胞宫生殖轴的严重失调，因此崩漏患者急性发病，多存在素体脾肾气虚。在外因诱导下，肾失封藏，脾失统摄，冲任失固而发崩漏。

1.劳倦伤正　劳倦伤脾，房劳伤肾。肾的阳气虚弱，则封藏失司，冲任失固，不能制约经血；肾的阴精亏损，阴虚失守，虚火内动，迫血妄行。脾伤则气陷，统摄无权，冲任失固，不能制约经血。

2.饮食不节　过食肥甘厚腻而伤脾，脾失统摄，不能制约经血；过食辛辣助阳之品酿成实火，实热伏于冲任，扰动血海，迫血妄行。

3.七情内伤　情志不遂，肝郁化火，火热内盛，热扰冲任，则迫血妄行；或郁怒伤肝，肝失疏泄，冲任郁阻，气血瘀滞，则血不归经；或忧思过度，损伤脾气，脾不统血，血逸脉外。

4.外感六淫　经期、产后余血未尽，又感于寒、热，以致成瘀，瘀阻冲任，则血不归经；若外感热邪，实热伏于冲任，扰动血海，则迫血妄行。

（二）病机

主要机理是冲任损伤，不能制约经血，使子宫藏泻失常。青春期崩漏，往往是肾气不充，冲任不固，经血非时而下；更年期崩漏，多数是肾气衰退，肾中阴阳失衡，冲任失职，可表现为崩中或漏下；育龄期崩漏，主要是肝、脾、肾功能失调，冲任不充、不固或阻滞。

崩漏虽有肾虚、脾虚、血热、血瘀等不同病变，但由于失血耗气，日久均可转化为气血俱虚或气阴两虚，或阴阳俱虚。无论病起何脏，"四脏相移，必归脾肾"，"五脏之伤，穷必及肾"，以至肾脏受病。也有崩漏久不愈而复感邪气，或久漏致瘀，证见虚实夹杂，反复难愈的。可知崩漏发病机理复杂，常是因果相干，气血同病，多脏受累，故属妇科难症、重症。

【诊查思路】

1. 望诊　神志清楚，语言清晰，目光明亮者，虽病而正气未伤，为崩漏轻证；精神萎靡，反应迟钝，甚至发生晕厥、休克者，为崩漏重症，可危及生命。

面色明润含蓄，为崩漏轻证；面色苍白，或晦暗无华，提示失血较多，为崩漏重症。

呼吸平稳则病情较轻；呼吸异常伴神志改变者，病情较重，易因失血过多而发为脱证；呼吸微弱，叹气样呼吸，则为脱证。

经血非时而下，量多势急，继而淋沥不止，色淡质清者，多属虚；经血非时暴下，血色鲜红或紫红，血质黏稠，多属热；若淋沥漏下，色红质稠，多属阴虚有热；经血非时而至，时来时止，或时闭时崩，或久漏不止，多有瘀滞；血色晦暗而质清稀，多属寒属虚。

脾虚者，舌淡胖，舌边有齿痕，苔薄白而润；肾阳虚者，舌淡暗，苔薄白而润；阴虚生热者，舌红而少苔；实热者，舌红苔黄；血瘀者，舌质紫暗，有瘀点或瘀斑。

2. 闻诊　呼唤患者听其应答反应，如无应答提示意识丧失，病情危重；应答语音低弱，提示为虚证；应答切题，语音洪亮，提示为实证。

3. 切诊　四肢欠温，提示或肾阳虚推动无力，或气随血脱，不能温煦周身，或因瘀血湿阻，气机运行不畅，使阳气被遏，不能温煦周身。手足心热提示阴虚有热。

诊察腹部软硬及是否存在压痛、包块，以便诊断与鉴别诊断。

脉沉、细、弱或无力提示为虚证；脉滑数或细数提示存在热象；脉弦细或弦涩提示为血瘀。

4. 问诊　注意患者的年龄、月经史、婚育史及避孕措施；有无饮食失节、生活失度、精神紧张等影响正常月经的因素；有无全身相关疾病史。

问何时出现阴道不规则流血，流血的量、色、质情况；发病后的治疗经过，有无激素类药物使用史，及化验检查结果。

问现在的流血情况（量、色、质）及是否有头晕、乏力等伴随症状。

5. 病情危重程度判断　若患者出现面色苍白，头晕乏力，四肢厥冷等，甚至晕厥、休克等情况，则病情危重。

【诊断】

（一）疾病诊断

崩漏的主症是出血，经血非时而下，或暴下不止，或淋沥不尽。

（二）证候诊断

1. 脾虚

主症：阴道非时下血，暴下量多，或淋沥不尽，色淡质稀，面色萎黄或虚浮，精神疲倦，气短懒言，四肢不温，不思饮食，大便溏薄。

舌脉：舌淡胖，舌边有齿痕，苔薄白而润，脉缓弱或芤。

2. 肾虚

（1）肾阴虚

主症：经乱无期，出血淋沥不尽或量多，色鲜红，质稍稠，头晕耳鸣，腰膝酸软，五心烦热。

舌脉：舌质偏红，苔少，脉细数。

（2）肾阳虚

主症：经来无期，出血量多或淋沥不尽，色淡质清，畏寒肢冷，面色晦暗，腰腿酸软，小便清长，大便溏薄。

舌脉：舌质淡，苔少薄白，脉沉细无力。

3. 血热

（1）虚热

主症：经来无期，量少，淋沥不尽，或量多势急，血色鲜红，面颊潮红，五心烦热，夜寐不宁，口干咽燥，便结。

舌脉：舌红少苔，脉细数。

（2）实热

主症：经来无期，经血或暴下如注，或淋沥日久难止，血色深红，质稠，口渴烦热，尿黄便结。

舌脉：舌红苔黄，脉滑数。

4. 血瘀

主症：阴道非时下血，或暴下，或淋沥不净，色紫暗有块，小腹疼痛拒按，块出痛减。

舌脉：舌质紫暗，或有瘀点，脉沉涩或弦涩。

【急救处理】

崩漏属血证、急症。崩漏发作之时，出血量多势急，急当"塞流"止崩，以防厥脱，宜辨证论治为要，紧急止血。

1. 固气止血　出血期间，尤在暴崩之际，可当即煎服生脉散（人参、麦冬、五味子）；若见四肢厥逆，脉微欲绝等症时，则于生脉散中加附子，去麦冬，或用参附汤（人参、附子）加炮姜炭。

2. 固涩止血　用收敛药或炭类药止血，如用十灰散或用龙骨、牡蛎、珍珠母、乌贼骨等固涩药，或用乌梅炭等酸敛药。

3. 求因止血　热者清而止血，寒者温而止血，虚者补而止血，瘀者行而止血，郁者舒而止血，即辨证论治治本止血。

4. 针灸治疗

（1）关元、三阴交、血海、膈俞、隐白、内关、足三里、太溪。虚证用补法加灸，留针30分钟，每日2次；实证平补平泻，不留针，每日2次。

（2）艾灸百会、大敦、隐白。

5. 中成药

（1）云南白药：可化瘀止血，适用于血瘀崩漏。

（2）益母草流浸膏：可化瘀止血，适用于血瘀崩漏。

6. 西药或手术止血　主要是输液、输血补充血容量以抗休克或应用激素止血。对于顽固性崩漏，不论中年或更年期妇女，务必行诊断刮宫送病理检查，及早排除子宫内膜病变，以免延误病情。

【分证论治】

崇漏治疗应根据病情的缓急轻重、出血的久暂，采用"急则治其标，缓则治其本"的原则，灵活运用塞流、澄源、复旧三法。

（1）塞流：即是止血。崇漏以失血为主，止血乃是治疗本病的当务之急。暴崩不止，如不迅速止血，往往会造成虚脱。止血之法，又须视其寒、热、虚、实随证施治，不可专事止涩。具体运用止血方法时，还要注意崩与漏的不同。治崩宜固摄升提，不宜辛温行血，以免失血过多导致阴竭阳脱；治漏宜养血行气，不可偏于固涩，以免血止成瘀。

（2）澄源：就是求因、正本清源的意思，是治疗崇漏止血后或出血势较缓时的重要一环。应审证求因，对因治疗，热者清之，寒者温之，虚者补之，瘀者行之，郁者舒之，切忌犯虚虚实实之戒。塞流、澄源两法常常同步进行。

（3）复旧：即是固本，调理善后。固本有两方面的含义：一为固先天之本，二为固后天之本。青春期的患者补肾益冲为主；育龄期的患者重在疏肝和脾；更年期的患者则宜补脾滋肾，平衡阴阳。复旧也需兼顾澄源。

总之，塞流、澄源、复旧三法有区别，又有内在联系，必须结合具体病情灵活运用。

1. 脾虚

治法：益气健脾，固冲止血。

方药：固本止崩汤加减，常用人参、黄芪、白术、熟地、黑姜、当归等。

加减：血虚者肝气易旺，故可加枸杞、白芍养肝柔肝；腰痛乏力者，加桑寄生、续断、阿胶补肾壮腰；心悸怔忡者，加五味子、麦冬、远志养心安神；久漏不止或少腹胀痛者，加黑荆芥、益母草、木香行气活血止痛。

2. 肾虚

（1）肾阴虚

治法：滋肾益阴，固冲止血。

方药：左归丸合二至丸加减，常用熟地黄、山药、枸杞、山萸肉、川牛膝、菟丝子、鹿角胶、龟甲胶、女贞子、旱莲草等。

加减：若心阴不足，症见心烦、失眠者，加五味子、夜交藤养心安神；若阴虚内热明显，症见手足心热、盗汗、口干者，酌加生地黄、麦冬、地骨皮以滋阴清热；出血量多者，加地榆炭、血余炭凉血止血。

（2）肾阳虚

治法：温肾益气，固冲止血。

方药：右归丸加减，常用熟地黄、山药、山萸肉、枸杞、鹿角胶、菟丝子、杜仲、当归、制附子、肉桂等。

加减：出血较多，色暗红有血块，小腹痛甚者，酌加乳香、没药、五灵脂；若为少女肾气不足之崇漏，酌加紫河车、仙茅、仙灵脾，以加强补肾固冲之效；若兼浮肿，纳差，四肢欠温者，属肾阳虚，脾阳失煦，加茯苓、砂仁、炮姜以健脾温中。

3. 血热

（1）虚热

治法：养阴清热，固冲止血。

方药：保阴煎加减，常用生地黄、熟地黄、白芍、山药、续断、黄芩、黄柏、甘草等。

（2）实热

治法：清热凉血，固冲止血。

方药：清热固经汤加减，常用黄芩、栀子、生地黄、地骨皮、地榆、生藕节、阿胶、陈棕炭、龟甲、牡蛎、生甘草等。

加减：若血热而气虚者，加党参、黄芪；若肝郁化火见胸胁、乳房胀痛，心烦易怒，脉弦数者，宜平肝清热止血，方选丹栀逍遥散加醋香附、蒲黄炭、血余炭。

4. 血瘀

治法：活血行瘀，固冲止血。

方药：逐瘀止血汤合失笑散加减，常用生地黄、赤芍、当归、丹皮、桃仁、枳壳、大黄、龟甲、炒蒲黄、五灵脂等。

加减：小腹疼痛甚者，加延胡索、制香附行气止痛；久漏不净者，加三七、茜草炭化瘀止血；瘀而化热者，加仙鹤草、旱莲草、地榆清热化瘀止血。

【临证备要】

崩漏在月经疾病中，与月经先期、经期延长、月经先后无定期、月经过多等同属月经期、量异常的疾病，但通过经期、周期的长短与规律性、经量的多少等临床表现和发病机制可鉴别。

崩漏与其他疾病的鉴别：①赤带：带下为血性的黏液，见于未行经时期，患者月经多属正常；②妊娠出血：应通过病史询问及做有关妊娠的诊断检查，方能明确诊断；③产后出血：胎儿娩出后产褥期内发生的阴道出血；④血液病引起的阴道出血：通过血液分析、凝血因子检测或骨髓细胞学检查可鉴别；⑤癥瘕出血：多有癥瘕可查；⑥生殖道外伤出血：有生殖道外伤史，一般不难鉴别。

临床上为进一步明确疾病性质，提高疗效，还应做以下相应处理：

1. 患者年龄<35岁，首选性激素类药物治疗，根据出血量选择合适的制剂和用法用量。如药物治疗无效，有生育要求者，应行宫腔镜检查或诊断性刮宫，根据检查结果决定进一步的治疗方案；如无生育要求者，可行宫腔镜检查、诊断性刮宫或内膜切除术，如仍有异常子宫出血，则需切除子宫。

2. 患者年龄≥35岁，应首选诊断性刮宫以取样子宫内膜，如为增生期子宫内膜可选用非甾体抗炎药物治疗；如为不典型增生，则需切除子宫。

【预后转归】

崩漏的预后与治疗和发育有关。

1. 青春期崩漏 随发育逐渐成熟，肾 – 天癸 – 冲任 – 胞宫轴功能协调，加之适当调理，最终可建立正常排卵的月经周期。少数发育不良或治疗不规范者，易因某些诱因而复发。

2. 育龄期崩漏 正值生殖旺盛时期，部分患者有自愈的趋势，经治疗后大多可恢复或建立正常排卵周期，达到经调而后生育。亦有少数患者，子宫内膜生长周期过长而伴发不孕症，有转变为子宫内膜癌的危险。

3. 围绝经期崩漏 疗程相对较短，止血后健脾补血消除虚弱症状，少数须手术治疗，并注意排除恶性病变。

第二十五章
异位妊娠

受精卵在子宫体腔以外的部位着床发育者，称为异位妊娠，旧称"宫外孕"。但两者含义不尽相同，异位妊娠包括输卵管妊娠、卵巢妊娠、腹腔妊娠、阔韧带妊娠、宫颈妊娠及子宫残角妊娠；而宫外孕指在子宫以外的妊娠，如输卵管妊娠、卵巢妊娠、腹腔妊娠、阔韧带妊娠，因此异位妊娠的含义更广。

异位妊娠是妇产科常见的急腹症之一，其中以输卵管妊娠最多见，约占异位妊娠的95%，故本节主要阐述输卵管妊娠。当输卵管妊娠破裂后，可造成急性腹腔内出血，发病急，病情重，处理不当可危及生命，是妇产科常见急腹症之一。

【病因病机】

（一）病因

异位妊娠常用内伤积损，因劳倦伤正、饮食不节、内伤七情、外感六淫或其他因素所致。

异位妊娠患者多素体血瘀。血瘀的产生可因先天肾气不足或后天房劳、久病伤肾，冲任虚弱，气虚运血无力，血行瘀滞；或肾阳虚不能温煦脾土，或不良的生活习惯损伤脾气，脾虚运血无力，血行瘀滞；或因既往外感、手术、外伤病史，愈后留瘀。

1.劳倦伤正　房劳多产，损伤肾气，肾气不足，冲任虚弱，气虚运血无力，血行瘀滞，致冲任失调，脉络失畅，胎元不得达于子宫，阻滞血脉，瘀结少腹。若劳倦伤脾，脾虚运血无力，血行瘀滞，脉络失畅，胎元不得达于子宫，反瘀阻血脉，结于少腹。

2.饮食不节　过食肥甘厚腻而伤脾，运化失司，推动无力，脉络瘀阻，使胎元不得达于胞宫。

3.内伤七情　郁怒伤肝，肝失疏泄，气滞血瘀，冲任不畅，胎元运行受阻，不能达于胞宫而滞留于胞外，阻滞血脉；忧思伤脾，脾失健运，亦可使胎元滞于胞外。

4.外感六淫　经期产后，血室正开，摄生不慎，湿毒之邪乘虚而入，阻遏经脉，而致气滞血瘀，冲任不畅，胎元运行受阻，不能达于胞宫。

5.其他因素　如辅助生殖技术的应用，或宫内节育器、口服避孕药物避孕失败。

（二）病机

未破损型及包块型属少腹血瘀之实证。冲任失调，气血不和，脉络失畅，致胎元不得达于子宫，阻滞血脉流行，瘀结少腹。瘀血日久不散，发为少腹血瘀包块，遂成癥瘕、积聚之证。

已破损型属少腹蓄血证。孕卵在子宫腔外发育，日久则胀破脉络，血溢于内，蓄积少腹。

已破损型的休克型属亡阴亡阳之危候。脉络大伤，则血崩于内，阴血暴亡，气随血脱，气血两亏，变生厥脱之危急重症。

【诊查思路】

1. 望诊　由于腹腔内出血和剧烈疼痛，轻者出现晕厥，重者因失血过多并发脱证，表现为淡漠，意识模糊，病情危重，需立即抢救；若言语清晰，对答切题，目光灵活，病情较轻。

患者呼吸平稳、均匀，病情较轻；若呼吸急促伴神志改变者，病情较重，甚至可表现为呼吸微弱、叹气样呼吸。

面色红润者提示病情较轻；腹腔内出血较重、疼痛剧烈者可表现为面色和肤色（包括四肢、爪甲）苍白。

2. 闻诊　呼唤患者听其应答反应，如无应答，提示意识丧失；应答语音低弱，病情危重；应答切题，语音洪亮，病情较轻。

3. 切诊　四肢厥冷，伴冷汗出，出现厥脱征象，提示病情较重，须严密观察，积极抢救；四肢温暖，干湿适中，提示病情尚轻。

切诊腹部，下腹部有压痛及反跳痛，患侧更明显；叩诊有移动性浊音。

输卵管妊娠未破损者，因疼痛及妊娠状态可表现为脉象弦滑；已破损腹腔内出血较重者可表现为脉微欲绝或细数无力；破裂时间不长，病情不稳定者，可表现为脉象细缓；破裂已久，形成包块者表现为脉象细涩。

4. 问诊　问月经史，婚育史，本次发病是否有停经史及既往疾病史。

问发病时间、病情经过及现在症状，何时发病，何时加重，是否有腹痛、阴道流血等症状（腹痛的性质、部位、持续时间，阴道流血的量、色、质），同时询问本次发病的诊疗经过及相关理化检查情况。

5. 病情危重程度判断　腹痛剧烈，面色苍白，晕厥，甚至出现失血性休克，四肢湿冷，尿少或无尿者，病情危重。

【诊断】

（一）疾病诊断

异位妊娠，是指受精卵在子宫体腔以外的部位着床发育者，停经、腹痛、阴道流血为本病三大主症。

（二）证候诊断

1. 未破损型　指输卵管妊娠尚未破损者。

主症：患者可有停经史及早孕反应，或有一侧下腹疼痛，或阴道出血淋沥。妇科检查可触及一侧附件有软性包块，压痛，妊娠试验阳性或弱阳性。

舌脉：舌淡红，苔薄白，脉弦滑。

2. 已破损型　指输卵管妊娠流产或破裂者。

（1）气血虚脱证：指输卵管妊娠破损后引起急性大量出血有休克征象者。

主症：突发性下腹剧痛，肛门下坠感，面色苍白，四肢厥冷，或冷汗淋漓，恶心呕吐，血压下降或不稳定，有时烦躁不安，并有腹部及妇科检查体征。

舌脉：脉微欲绝或细数无力。

（2）正虚血瘀证：输卵管妊娠破裂后时间不长，病情不稳定，有再次发生内出血的可能。

主症：腹痛拒按，腹部有压痛及反跳痛，但逐步减轻，可触及界限不清的包块，时有少量出血，或头晕神疲，血压平稳。

舌脉：舌淡红或舌质淡，苔薄白，脉细缓。

（3）瘀结成癥证：输卵管妊娠破裂时间已久，腹腔内血液已形成血肿包块，即陈旧性宫外孕。

主症：腹腔血肿包块形成，腹痛逐渐减轻，可有下腹坠胀或便意感，阴道出血逐渐停止。

舌脉：舌质暗，苔薄白，脉细涩。

【急救处理】

异位妊娠破裂伴有休克属急危重症，需紧急抢救处理。

1. 一般处理　患者平卧，立即测血压、脉搏、呼吸、体温，观察患者神志变化；急查血常规、血型，交叉配血，备血。

2. 开放静脉通路，补液扩容　立即予吸氧、输液，必要时输血。

3. 益气固脱　急服参附汤回阳救逆，配合中药生脉散积极抢救，补足血容量。休克纠正后即可加服宫外孕 I 号方活血化瘀，并及早防治并发症。

4. 手术治疗　若腹腔内出血多，或经以上处理休克仍不能纠正，应立即手术。

【分证论治】

1. 未破损型

治法：活血化瘀，消癥杀胚。

方药：宫外孕 II 号方加减，常用丹参、赤芍、桃仁、三棱、莪术等。

加减：若伴腹胀者，加枳实、厚朴；发热者，加银花、连翘；阴道出血者，加鸡冠花、蒲黄；便秘者，加大黄、芒硝。

2. 已破损型

（1）气血虚脱证

治法：益气固脱，活血祛瘀。

方药：生脉散合宫外孕 I 号方加减，常用人参、麦冬、五味子、丹参、赤芍、桃仁等。

加减：若四肢厥逆者，加附子回阳救逆；大汗淋漓不止者，加山茱萸敛汗涩精气；内出血未止者，加三七化瘀止血。

（2）正虚血瘀证

治法：活血祛瘀。

方药：宫外孕 I 号方加减，常用赤芍、丹参、桃仁等。

加减：若兼气虚者，加党参、黄芪益气行血；后期有血块形成者，加三棱、莪术消癥，但用量由少到多，逐渐增加。

此期仍应严密观察病情变化，注意再次内出血的可能，做好抢救休克的准备。

（3）瘀结成癥证

治法：活血化瘀，消癥散结。

方药：宫外孕 II 号方加减，常用赤芍、丹参、桃仁、三棱、莪术等。

加减：若见热结腑实证，加大黄、芒硝清热泻下；属寒结者，加附子、干姜、吴茱萸；属寒热互结者，加大黄、芒硝，佐以适量肉桂；若包块较硬者，可加穿山甲、牛膝以加强消癥散结之功；身体虚弱者，加黄芪、党参扶正祛邪；若瘀血化热，出现低热者，加丹皮、龟甲、地骨皮以化瘀清热。

【临证备要】

1. 鉴别诊断　异位妊娠患者应根据病史初步鉴别诊断：

（1）宫内妊娠流产：有停经史，自觉下腹部坠痛，腰酸，阴道少量出血，HCG 阳性，盆腔B 超提示宫内见妊娠囊。

（2）黄体破裂：发生于排卵后期，下腹一侧突发性疼痛，有压痛及反跳痛，妇科检查子宫大小正常，后穹隆饱满，一侧附件压痛，无肿块扪及，后穹隆穿刺或腹腔穿刺可抽出不凝血，HCG 阴性，血色素下降。

（3）卵巢囊肿蒂扭转：有卵巢囊肿史，常于体位改变时下腹一侧突然发生剧烈疼痛，甚者痛至晕厥，伴恶心呕吐，体温升高，腹部可扪及包块，有压痛，腹肌较紧张，妇科检查宫颈举痛，卵巢肿物边缘清晰，蒂部触痛明显，HCG 阴性，血色素正常，白细胞增高，B 超提示附件包块。

（4）急性盆腔炎：无停经史，下腹疼痛多为双侧，伴发热，阴道分泌物增多，有异味，或阴道少量出血，有腹膜炎时腹部有压痛和反跳痛，移动性浊音阴性，妇科检查宫颈举摆痛，子宫大小正常，压痛，附件增厚或增粗，可扪及痛性包块，后穹隆穿刺可抽出脓液，HCG 阴性，血色素正常，白细胞增高。

（5）急性阑尾炎：无停经史，右下腹持续性疼痛，多由上腹部转移右下腹，伴恶心呕吐，右下腹压痛、反跳痛明显，有肌紧张，妇科检查子宫、附件无异常，HCG 阴性，血色素正常，白细胞增高。

2. 动态观察论治　异位妊娠应注意病情变化，动态观察论治。因其病机主要是少腹血瘀实证，故治疗始终以活血化瘀为主。治疗时尤以判断胚胎死活最为重要，可以参考 HCG 水平的升降、B 超动态观察附件包块的大小和是否有胎心搏动，结合早孕反应和阴道流血等情况来判断。若内出血多时，则应"急则治其标"，先以控制内出血为主，必要时可输血，或手术治疗。若病情较稳定，内出血不严重，可在严密观察下，行活血化瘀法并配合西药杀胚治之。

（1）药物治疗指征：①无药物治疗禁忌证；②输卵管妊娠未发生破裂或流产；③包块直径 ≤ 4cm；④血 HCG<2000U/L；⑤无明显内出血。常用化疗药物为甲氨蝶呤，在治疗后第 4、第 7日检测血清 HCG，以血 HCG 下降 ≥ 15% 为有效。

（2）手术治疗指征：①生命体征不平稳或有腹腔内出血征象者；②诊断不明确者；③异位妊娠有进展者（如血 HCG>3000U/L 或持续升高，有胎心搏动，附件区有大包块等）；④随诊不方便者；⑤药物治疗有禁忌证或无效者。手术方式分保守手术（保留患侧输卵管）和根治手术（切除患侧输卵管）两种。

（3）期待疗法指征：①腹痛轻，出血少；②随诊方便；③血 HCG 值低于 1000U/L，并持续下降；④无输卵管妊娠破裂证据；⑤附件包块直径 <3cm 或未探及；⑥无腹腔内出血。期待治疗过程中应注意生命体征、腹痛变化，配合 B 超检查和血 HCG 监测。

【预后转归】

异位妊娠根据其妊娠部位、就诊时间、诊断处理是否及时之不同，预后吉凶不一。

（1）输卵管妊娠早期诊断（生命体征平稳，未发生破裂，妊娠囊直径≤4cm，血 HCG ≤2000IU/L）可以保守治疗，免除手术，保存生育功能；不稳定型必须在严密观察下保守治疗。

（2）如保守治疗病情无改善，或出现急性腹痛、输卵管破裂或腹腔内出血严重危及生命者，必须立即手术抢救；对宫颈、间质部妊娠必须手术治疗。

（3）输卵管妊娠后，再次发生输卵管妊娠或发生继发性不孕几率均明显增加。

产褥期间出现发热，持续不退，或突然高热寒战（T ≥ 38℃）并伴有其他症状者为产后发热。如产后两日内，由于阴血骤虚，阳气外浮，而见轻微发热（T<38℃），无其他症状，此乃营卫暂时失于调和，一般可自行消退，属生理现象。本病以产后发热持续不退，伴有小腹疼痛或恶露异常为特点，严重者可危及产妇生命，应引起高度重视。

【病因病机】

（一）病因

产后发热，可因素体存在内伤基础，复因感染邪毒、外感六淫、七情内伤、产后阴血亏损所致。

产后发热，对脾肾亏虚人群存在易感性。肾脾为先后天之本，可促进水谷精微的运化，使清阳之气循行于皮肤、分肉之间，抵御外邪。若脾肾亏虚，易使邪毒、六淫感染而致产后发热或加重病情。

1. 外邪侵袭

（1）感染邪毒：产后气血耗伤，血室正开，产时接生不慎，或护理不洁，或不禁房事，致使邪毒乘虚而入，稽留于冲任、胞脉，正邪交争，因而发热。

（2）外感六淫：产后百脉空虚，腠理不密，卫外不固，以致风寒之邪，袭表犯肺，营卫不和，因而发热；或寒客胞宫，冲任瘀阻，恶露不下，败血停滞，阻碍气机，营卫不通，郁而发热。

2. 七情内伤　产后情志不遂，郁怒伤肝，肝失疏泄，血行瘀阻，败血内停，阻碍气机，营卫不通，郁而发热。

3. 阴血亏损　产时产后失血过多，阴血暴虚，阳无所附，以致虚阳越浮于外，而令发热。

（二）病机

1. 实证之变　产后发热患者，因外邪侵袭，正邪交争而发热，热势较高，初起皆以实证为主。感染邪毒，直犯胞宫，正邪交争急剧，且与瘀血相结，可见高热寒战、小腹疼痛拒按、经血色紫暗臭秽等症；风寒之邪袭表犯肺，营卫不和，可见恶寒发热、头身疼痛、无汗、咳嗽流涕等症；情志不畅，败血内停，营卫不通，气机不畅，津不上承，可见寒热时作、少腹疼痛拒按、恶露紫暗有块、口渴而不欲饮等症。

2. 虚证之化　产时产后失血过多，阴不敛阳，虚阳外越，故身微热自汗，热势较低。

3. 虚实互存之机　虚可致实，实可转虚，实热之证日久可耗伤阴血，虚热之久可灼血成瘀，临床上应辨明虚实转化，勿犯虚虚实实之戒。

【诊查思路】

1. 望诊 患者面色无华，精神萎靡，倦怠乏力，提示为虚证；若患者面红或紫暗，呼吸急促，声音洪亮等，提示为实证。

望产后创面，如外阴、阴道、宫颈创面或伤口感染，可见局部红肿、化脓。

舌红苔黄提示为热证；舌淡苔薄白提示为虚证；舌质紫暗有瘀点提示为血瘀。

2. 闻诊 呼唤患者听其应答反应，如神志淡漠，语声低微，提示为虚证；如应答切题，语音洪亮，提示为实证。如脓血性恶露，其气臭秽，提示产后出现感染。

3. 切诊 包括诊察腹部的软硬及是否存在压痛，若出现子宫内膜炎或子宫肌炎，则子宫复旧不良，有压痛，活动受限；若炎症蔓延至附件及宫旁组织，检查时可触及附件增厚，有压痛，或盆腔肿物，表现出急性盆腔炎和腹膜炎的体征。

4. 问诊 问病史及诱因，如：素体虚弱，孕晚期不禁房事或产后不禁房事；或滞产、难产、产创护理不洁；或胎膜早破、产后出血、剖宫产、助产手术及产道损伤；或胎盘、胎膜残留，产褥不洁等；或产时、产后当风感寒、不避暑热；或情志不遂史。

问发热的时间、程度，首次发热的时间，体温的高低，是持续性发热还是时作时止，是否伴有汗出等。

问其他伴随症状，是否伴有恶露异常、小腹疼痛、头痛、烦躁、食欲减退等不适。

5. 病情危重程度判断 产后发热感染邪毒者，其症危重，变化多端。若出现高热不退，脓血性恶露伴腹痛，甚至出现昏迷、面色苍白、四肢厥冷、脉微欲绝者，为产后发热危急重症。

【诊断】

（一）疾病诊断

产后发热为产褥期间出现发热（T ≥ 38℃），持续不退，或突然高热寒战，并伴有其他症状。

（二）证候诊断

1. 感染邪毒
主症：产后高热寒战，壮热不退，小腹疼痛拒按，恶露量或多或少，色紫暗如败酱，或如脓血，气臭秽，心烦口渴，尿少色黄，大便干结。
舌脉：舌红，苔黄或黄腻，脉数有力。

2. 外感
主症：产后恶寒发热，头身疼痛，鼻塞流涕，头痛咳嗽，肢体酸痛，无汗。
舌脉：舌苔薄白，脉浮紧。

3. 血瘀
主症：产后寒热时作，恶露不下或下亦甚少，色紫暗有块，小腹疼痛拒按。
舌脉：舌质紫暗或有瘀点，脉弦涩。

4. 血虚
主症：产后低热不退，腹痛绵绵，恶露量多或少，色淡质稀，气短自汗，头晕眼花，心悸失眠。
舌脉：舌质淡，苔薄白，脉细弱。

【急救处理】

产后发热之危急重症，严重者可危及生命，必要时应中西医结合治疗。

1. 热入营血 高热不退，心烦汗出，斑疹隐隐，舌红绛，苔黄燥，脉弦细数。治宜解毒清营，凉血养阴，方用清营汤加味。

2. 热入心包 持续高热，神昏谵语，甚则昏迷，舌红绛，苔黄燥，脉细弦。治宜凉血解毒，清心开窍，方用清营汤送服安宫牛黄丸或紫雪丹。

3. 热深厥脱 冷汗淋漓，四肢厥冷，脉微欲绝，急当回阳救逆，方用独参汤、生脉散或参附汤。厥回脱固后再治疗邪热。

4. 盆腔血栓性静脉炎 若产后 1～2 周寒战、高热反复发作，抗菌治疗无效，或见下肢肿胀发硬，皮肤发白，小腿腓肠肌与足底疼痛与压痛，甚者痛不可着地，舌暗脉弦。此为盆腔血栓性静脉炎，是产褥感染的一种特殊形式，属严重并发症。中医可按"脉痹"论治。治以清热解毒，活血化瘀，祛湿通络，方用抵当汤合四妙勇安汤，加减。

5. 中药灌肠 败酱草 30g，红藤 30g，紫花地丁 30g，蒲公英 30g，丹皮 20g，红花 15g，连翘 20g，蒲黄 15g，赤芍 20g，浓煎 100～150mL，保留灌肠，每日 1 次。适用于感染邪毒发热。

6. 中药注射液 清开灵注射液、醒脑静注射液、血必净注射液、参附注射液等均可据证应用。

7. 西医疗法 包括支持疗法、抗生素治疗、手术治疗等。

（1）支持疗法：加强营养并补充足够维生素，增强全身抵抗力，纠正水及电解质紊乱。病情严重或贫血者，可多次少量输新鲜血或血浆。适当物理降温，必要时宜取半卧位，利于恶露引流或使炎症局限于盆腔。

（2）抗生素治疗：未确定病原体时，可根据临床表现及临床经验选用广谱抗生素，首选头孢类药物，同时加用甲硝唑。再根据细菌培养和药敏试验结果选择相应抗生素。中毒症状严重者，短期加用肾上腺皮质激素，提高机体应激能力。

（3）切开引流：会阴部感染应及时拆除伤口缝线，以利于引流；会阴伤口及腹部伤口感染，应行切开引流术；对外阴、阴道的脓肿可切开排脓引流；盆腔脓肿者，可经腹或后穹隆切开引流。

（4）适量应用肝素：在应用抗生素的同时也可加用肝素治疗，用药期间监测凝血功能。

（5）胎盘胎膜残留处理：有效抗感染的同时，清除宫腔内残留物。

（6）手术治疗：子宫严重感染，经积极治疗无效，出现不能控制的出血、败血症或脓毒血症时，应及时行子宫切除术，清除感染源，抢救患者生命。

【分证论治】

1. 感染邪毒

治法：清热解毒，凉血化瘀。

方药：解毒活血汤加减，常用连翘、葛根、柴胡、枳壳、当归、赤芍、生地、红花、桃仁、甘草等。

加减：若高热不退，烦渴汗多，脉虚大而数，属热盛伤津之候，治宜清热除烦，益气生津，方用白虎加人参汤加减。

若症见壮热不退，烦渴引饮，小腹疼痛剧烈而拒按，恶露不畅，秽臭如脓，大便燥结，苔黄而燥，脉弦数，此乃热毒与瘀血互结胞中，治宜清热解毒，化瘀通腑，方用大黄牡丹汤加蒲公英、败酱草、连翘等。

若正不胜邪，热入营血，高热不退，心烦汗出，斑疹隐隐，舌红绛，苔黄燥，脉弦细数，治宜清营解毒，凉血养阴，方用清营汤加蒲公英、败酱草、紫花地丁等。

2. 外感

治法：养血祛风，疏解表邪。

方药：荆防四物汤加减，常用荆芥、防风、生地、当归、白芍、川芎等。

加减：若症见发热，微恶风寒，头痛身痛，咳嗽痰黄，口干咽痛，微汗或无汗，舌红，苔薄黄，脉浮数，此为外感风热之邪，治宜辛凉解表，疏风清热，方用银翘散加减；咳嗽痰黄不易咯者，加浙贝、瓜蒌皮化痰止咳。

邪入少阳，症见寒热往来，口苦咽干，胸胁苦满，默默不欲食，心烦，脉弦数，治宜和解少阳，方选小柴胡汤加减。

若产时正值炎热酷暑季节，症见身热多汗，口渴心烦，体倦少气，舌红少津，脉虚数，为外感暑热，气津两伤，治宜清暑益气，养阴生津，方用王氏清暑益气汤加减。

3. 血瘀

治法：活血化瘀，和营退热。

方药：生化汤加减，常用桃仁、当归、川芎、炮姜、炙甘草、黄酒、童便等。

加减：若见神疲乏力，小腹坠胀，脉细弱者，应加黄芪、党参以益气；伴胸闷胁痛，小腹胀痛者，加柴胡、枳壳疏肝理气；若热灼成瘀，或瘀久化热，症见恶露色紫暗，口苦，舌苔黄，加败酱草、制大黄以清热化瘀；对血栓性静脉炎，中医可参照血瘀发热，主用凉血化瘀治疗。

4. 血虚

治法：补血益气，和营退热。

方药：八珍汤加减，常用熟地黄、当归、白芍、川芎、人参、茯苓、白术、炙甘草等。

加减：若偏气虚，症见产后发热不解，气短懒言，体倦肢软，神疲自汗，面色㿠白，舌质淡，苔薄白，脉虚细，此为气虚发热，治宜补中益气，和营退热，方用补中益气汤加减。

若阴血虚，症见午后潮热，两颧潮红，手足心热，口干便燥，舌红苔少，脉细数者，治宜滋阴清热，方选加减一阴煎加青蒿、鳖甲、白薇等。

【临证备要】

1. 鉴别诊断　产后发热患者应根据病史初步鉴别诊断。

（1）*乳痈发热*：除见产后发热外，还见乳房局部红肿热痛，或有硬块，甚至溃烂化脓，可触及腋下肿大、压痛的淋巴结者。

（2）*产后小便淋痛*：产后以尿频、尿急、尿痛为主症，或伴有发热，尿常规检查可见红、白细胞，中段尿培养可见致病菌者。

（3）*伤食发热*：产后发热，伴胸脘饱闷，嗳腐恶食，或吞酸吐泻。

（4）*产后痢疾*：产后表现为大便次数增多，脓血样便，里急后重，或有腹痛、肛门灼热等，大便检验可见红、白细胞或脓细胞。

2. 治疗提示　产后发热的治疗，以调气血、和营卫为主。根据产后多虚多瘀的特点，清热勿过于苦寒，解表勿过于发散，化瘀勿过于攻逐，补虚勿忘祛邪，勿犯虚虚实实之戒。在治疗妇人产后发热病证时要注意顾护阴血，以期达到治病而不伤正的效果。感染邪毒型所致的产后发热，是产科危急重症，若治疗不当或延误治疗可使病情进一步发展，邪毒内传，热入营血或热陷心包，甚则发展至热深厥脱危重之候，此时，应积极进行中西医结合救治。当出现盆腔脓肿，体温持续不退，具备手术指征时应积极行手术治疗。

【预后转归】

产褥感染为产科常见疾病，也是导致产妇死亡的原因之一。中医药辨证论治产后发热，对产后发热的治疗效果是肯定的，避免了滥用抗生素及其对产后哺乳的影响。但在预测产后发热病情的轻重和转归时，不能以发热的轻重、体温的高低为唯一标准。年轻初产，体质壮实者，邪实正盛，体温常比较高；而年长多产，体质虚弱，产后出血多者，正虚无力与邪抗争，体温未必高，有时火毒淫邪乘虚长驱直入，传变极快，迅速发展为中毒性休克。同时病情轻重与病原体的种类、数量、毒力及机体的免疫力有关，即取决于正邪两方面，故必须综合分析方不致误。

第二十七章

急性创伤

扫一扫，查阅本
章数字资源，含
PPT、音视频、
图片等

　　急性创伤是指外力作用于人体造成人体脏腑、经络、四肢百骸损伤的临床急症。其发病率
高，危害程度不一，如救治不及时，可导致严重后果。由于作用力强弱不同、作用部位不同，所
产生的临床表现不尽相同。

　　中医认为，在创伤中，伤及头，轻则清窍瘀蒙，重则元神外脱；伤及胸腹内脏腑、器官，轻
则气机瘀滞，重则阴阳乖逆；伤及经络，轻则瘀血积滞，重则气随血脱；伤及四肢筋骨者，轻则
伤筋动骨，重则筋断骨折。中医学将急性创伤分为伤、创、折、断四类，《礼记》蔡邕注曰："皮
曰伤，肉曰创，骨曰折，骨肉皆绝曰断。"对于创伤的治疗中医积累了丰富的临床经验。

第一节　颅脑损伤

　　颅脑损伤是指颅脑受到外伤而导致气滞血瘀，阻于清窍，神明错蒙，气机逆乱，脑生理功能
障碍的一组病证。分为轻型闭合性颅脑损伤即脑震荡和重型闭合性颅脑损伤即脑挫裂伤。

【病因病机】

（一）病因

　　颅脑损伤是一个复杂的病理过程，以外力损害为主，属于中医"金创"范畴。在疾病的演变
过程中，在瘀血、水湿、痰浊、热邪、积毒等众多因素作用下，出现瘀血阻滞、水湿内停、痰
浊瘀阻、邪热内盛、髓海虚损、气血亏虚等病机，相互为患，共同作用，相互传变，导致气机失
常，脏腑气血阴阳失衡，左右着病情的转归。在诸多病机中，瘀血阻滞、髓海虚损与气机失常则
起主导作用，贯穿于疾病的始终。颅脑外伤事发突然，头为诸阳之首，人之灵器，遭受暴力，脉
络破损，血离经脉，离经之血便是瘀血，其瘀阻脑络，清窍失其清灵，元神被扰，而生诸症，所
以颅脑损伤的主要病机是"恶血留内"。

（二）病机

　　气血相互依存，相互滋生，颅脑损伤之严重者血亡气脱，可见面色苍白、大汗淋漓、脉微欲
绝等血亡气脱表现。气为血帅，血为气母，脑络损伤，气血逆乱，血瘀与气滞相互作用，以致
气机紊乱，升降失常，脑与其他脏腑之气相接失常，无以濡养，脑海空虚，元神受损，则头晕头
痛，呕恶，烦躁不安，甚则神明失司，昏迷不醒。

　　颅脑外伤患者轻者一般经救治后均能康复，但对于中、重型患者，尤其是昏迷患者却非易

事。颅脑外伤患者病情日久，则生变证，虚实错夹，病机复杂，难以把握。中医认为与气滞血瘀、水湿停滞、痰聚毒积、腑气不通相关。除此之外，患者外伤，损及正气，病程日久则脏气不足，气血亏虚，以致心肺虚弱、脾胃虚损、肝肾不足，而见诸虚之证。

【诊查思路】

1. 望诊　昏迷嗜睡，手足躁扰，多为急性期表现。表情淡漠，烦躁或狂躁，有攻击行为，妄想，焦虑，抑郁，记忆力、计算力、理解力、定向力、思维能力下降，则多为恢复期症状。

呼吸平稳则提示症状较轻，病情预后良好。如出现张口抬肩、深大呼吸、叹气样呼吸或呼吸停止，则提示患者病情危重，预后较差，或致死亡。

急性期多表现为面赤、面色淡黄或惨白。恢复期多为一侧或双侧眼睑下垂、斜视、复视、直视，面部疼痛或感觉减退，一侧面神经分支或全部瘫痪，听力下降，吞咽障碍，斜颈或头倾。

急性期多视物旋转，站立不稳；恢复期多为偏瘫、单瘫、四肢瘫，四肢乏力，肢体强痉、颤抖。

急性期多为舌淡红，苔白，或舌苔厚、黄燥或黄腻。恢复期多为舌偏歪或舌缩，舌淡紫或有瘀斑，苔薄白；舌质暗，舌苔厚腻；舌红苔少。

2. 闻诊　急性期多表现为谵语、语无伦次或失语。恢复期多表现为各种类型失语，语言过多，构音不清。

如患者气息带有明显烂苹果气味，则应考虑患者已经出现代谢性酸中毒。

3. 切诊　急性期患者多为肢体无力或软瘫，肌力减低，肌张力对称性增强。而恢复期患者或表现为偏瘫、单瘫、四肢瘫，四肢乏力，肢体僵痉、颤抖。

急性期脉象多为脉弦细而涩、脉弦滑数或弦数有力。恢复期多表现为脉细涩、脉弦滑或涩、脉弦细。

4. 问诊　急性期症状多为神志昏蒙，牙关紧闭，肢体强痉或躁扰不宁，或清醒后头痛剧烈。恢复期见清醒后眩晕、乏力、神疲倦怠、半身不遂、口角歪斜、言语不利、肢体麻木，或意识障碍，或精神异常，神情恍惚，或伴手舞足蹈，骂詈喊叫，或清醒但见眩晕、头痛、沉重如裹。

急性期患者多伴有发热甚至高热、气粗、喉中痰鸣、面色红赤、大便秘结不通、目眩、耳鸣。恢复期多伴有健忘少寐、神疲、语音低怯，可伴舌暗不语、智能减退、肢体痿软无力、足难任地、肢体强直震颤或癫痫、胸脘满闷、纳少、恶心、身倦肢重等症状。

【诊断】

（一）疾病诊断

该病诊断较为容易，多有明显颅脑部位的外伤病史，并且伴有明显神经系统症状，如昏迷嗜睡，谵语，语无伦次，手足躁扰等，或见表情淡漠，烦躁或狂躁，攻击行为，妄想，焦虑，抑郁，记忆力、计算力、理解力、定向力、思维能力下降等。

（二）证候诊断

1. 急性期（发病 2 周以内）
（1）气滞血瘀
主症：暴力伤及脑络之后，头痛，头晕，或伴呕恶、目眩、耳鸣。
舌脉：舌淡红，脉弦细而涩。

（2）瘀阻清窍

主症：颅脑外伤后，昏迷，牙关紧闭，肢体强痉，抽搐，呕吐，或四肢瘫软，或神志昏蒙，胡言乱语，或清醒后头痛剧烈，痛处固定，如针刺，或伴头面部或全身多处青紫瘀肿。

舌脉：舌淡红，脉弦或涩。

（3）痰瘀热结

主症：神志昏蒙，牙关紧闭，肢体强痉，或躁扰不宁，发热甚至高热，气粗，喉中痰鸣，面色红赤，大便秘结不通。

舌脉：舌苔厚，黄燥或黄腻，舌质红，脉弦滑数或弦数有力。

2.恢复期（发病 2 周至 6 个月）

（1）气虚血瘀

主症：伤后仍昏迷，或清醒后眩晕，乏力，神疲倦怠，半身不遂，口角歪斜，言语不利，肢体麻木。

舌脉：舌淡紫或有瘀斑，苔薄白，脉细涩。

（2）痰瘀蒙窍

主症：伤后仍意识障碍或精神异常，神情恍惚，或伴手舞足蹈，骂詈喊叫，或清醒，但眩晕，头痛，沉重如裹，胸脘满闷，纳少，恶心，身倦肢重，口舌歪斜或短胖，舌强语謇，言语不利，口角流涎，可伴肢体麻木，四肢僵直，不言不食，甚至出现失明、失声、失聪，或抽搐，口吐涎沫。

舌脉：舌质暗，舌苔厚腻，脉弦滑或涩。

（3）肝肾亏虚

主症：伤后仍昏迷，或清醒后眩晕耳鸣，视物模糊，健忘少寐，神疲，语音低怯，可伴舌暗不语，智能减退，肢体痿软无力，足难任地，肢体强直震颤，或有癫痫发作。

舌脉：舌红苔少，脉弦细。

【急救处理】

1.体位　如患者意识清楚，可抬高床头 15°～ 30°，以利颅内静脉回流。如意识障碍，宜取侧卧位，以免误吸。

2.保持呼吸道通畅　清除呼吸道内的分泌物、呕吐物、血块，防止发生窒息。呼吸困难者应尽早使用呼吸机辅助呼吸。

3.监测生命体征　颅脑损伤患者早期病情变化较大，应由专人护理，有条件者应送至重症监护病房（ICU），密切监测生命体征变化。

4.脱水治疗　有颅内压增高症状者应尽早行脱水治疗，减轻脑水肿，预防脑疝形成。可用20% 甘露醇 125 ～ 250mL 静脉快速滴注，每 6 ～ 12 小时 1 次。

5.冬眠疗法　对于颅脑损伤或中枢性高热患者，可尝试选择低温疗法。

6.清热开窍　清开灵注射液 60mL 加入 10% 葡萄糖注射液 250mL 中静脉滴注。

7.支持治疗　头外伤昏迷者，如短时间内不能清醒，应留置胃管防止呕吐，并可以给予鼻饲，提供营养支持；放置尿管，便于观察尿量，预防并发症。开通静脉通路，给予静脉营养，但要控制补液总量。

8.手术治疗　经头颅 CT 检查确定有颅内血肿、严重的脑挫裂伤及颅骨凹陷性骨折者应尽早手术治疗。

【分证论治】

（一）急性期（发病2周以内）

1. 气滞血瘀

治法：行气活血。

方药：血府逐瘀汤加减，常用桃仁、三七粉（冲服）、当归、枳壳、牛膝、川芎、赤芍、生地黄、柴胡、桔梗等。

2. 瘀阻清窍

治法：活血化瘀，开窍醒脑。

方药：通窍活血汤加减，常用白芷、三七、牛膝、五灵脂、川芎、石菖蒲、琥珀末（冲服）、郁金等。

3. 痰瘀热结

治法：活血化瘀，清热豁痰。

方药：大黄、牡丹皮、三七粉（冲）、黄芩、石菖蒲、沉香、琥珀、地龙、川芎等。

（二）恢复期（发病2周～6个月）

1. 气虚血瘀

治法：益气活血，化瘀通络。

方药：补阳还五汤加减，常用黄芪、当归、川芎、丹参、牛膝、天麻、赤芍、地龙等。

2. 痰瘀蒙窍

治法：涤痰祛瘀，通络开窍。

方药：通窍活血汤合二陈汤加减，常用僵蚕、青礞石、石菖蒲、胆南星、郁金、牛膝、红花、丹参、三七粉（冲服）等。

3. 肝肾亏虚

治法：滋补肝肾，填精补髓。

方药：杞菊地黄丸加减，常用黄芪、黄精、熟地黄、枸杞子、益智仁、牛膝、山萸肉、菟丝子等。

【其他治疗】

1. 体针治疗　可选用肩髃、曲池、足三里、外关、合谷、环跳、阳陵泉、解溪、绝骨等穴位。也可用醒脑开窍针法：取督脉、十二井穴为主，如人中、十二井、内关、太冲、丰隆、合谷等，用毫针泻法。

2. 头针治疗　半身不遂取健侧运动区；感觉障碍加健侧感觉区；运动性失语加健侧面运动区；命名性失语加健侧语言二区；感觉性失语加健侧语言三区。

3. 艾灸治疗　出现脱证时，治疗宜艾灸任脉经穴以回阳固脱，可选用神阙、关元等穴位。

4. 耳穴贴压　促醒取脑干、脑点、皮质下及交感穴等，并根据不同瘫痪部位加用耳部肢体穴，用王不留行籽贴压穴位。

5. 药物穴位注射　选穴原则同普通针刺选穴，每次选两处穴位，用药可据窍闭神昏、气虚、血虚分别选用麝香注射液、黄芪注射液、当归注射液等。

6. 芒针治疗　肌张力低者可选用芒针治疗，一般在阳明经循经透刺。

7. 中药吸入治疗　意识障碍者可选用吹鼻促醒法，药物主要组成为猪牙皂、山柰、丁香、牛黄或冰片。

8. 中药外洗、外敷、熏蒸　针对恢复期病情稳定伴肢体疼痛、麻痹、痿软无力、挛缩、活动不利者，以威灵仙、宽筋藤、千斤拔、乳香、没药、细辛、桂枝为基本方，随症加减，煎汤熏洗外敷。

9. 中医药熨疗法　针对肢体关节筋肉的疼痛、肿胀、麻木、瘫痪、挛缩和僵硬等病变，用羌活、宽筋藤、透骨草、姜黄、秦艽、桂枝、川椒、艾叶、麻黄、川芎各30g，将药物碾成粗末，搅拌，加入粗盐，置入锅内翻炒，装袋，将药袋放在患处或相应的穴位上用力来回推熨。

10. 中药涂擦　对于肌张力增高或半身不遂或肢体疼痛卧床的患者，可用药酒外擦关节僵硬部位和骶尾部及患肢。

11. 推拿按摩　治疗大法为疏通经脉，调和气血，促进功能的恢复，避免对痉挛肌肉群的强刺激。

头部：取印堂、神庭、百会、四神聪、运动区，用推法、按法、拿法、擦法。

上肢：取肩井、肩髃、曲池、手三里，用揉法、滚法、按法、摇法、捻法、搓法。

下肢：取阳陵泉、风市、梁丘、血海、委中、足三里、膝眼、三阴交、太冲，用推法、滚法、按法、揉法、捻法、搓法、摇法、拿法。

【临证备要】

1. 颅脑损伤的现场急救十分重要，是提高救治水平的基础。伤后1小时内是抢救伤员的黄金时段。治疗应中西医并重、中西医结合，注意把握手术时机，不可错失。

2. 颅脑损伤合并呼吸障碍是造成死亡的主要因素之一。对患者保持呼吸道通畅，及时气管切开是抢救成功的关键。在重度颅脑损伤后，出现脑组织水肿，影响呼吸功能，而呼吸障碍造成脑缺氧，又可进一步加重脑水肿，使脑血液循环障碍及脑代谢紊乱，从而形成恶性循环。尽早实施气管切开，可有效地改善呼吸功能，及时清除呼吸道分泌物，减少呼吸的无效腔，提高氧利用，增加血氧饱和度，尽早改善脑缺氧，纠正高碳酸血症及酸碱平衡失调，减轻脑水肿和继发性脑损害，为成功抢救患者创造条件。

【预后转归】

颅脑损伤类型与预后密切相关，即使是在GCS评分相似情况下，不同的损伤类型其预后亦大不相同。伴有广泛性脑挫裂伤，继发多发性颅内血肿及弥漫性脑肿胀或脑干损伤者总病死率最高，急性硬膜外血肿、急性硬膜下血肿伴脑挫裂伤，脑挫裂伤伴单发脑内血肿者病死率也较高。颅脑损伤后发生颅内血肿是明确的急诊手术指征，若能及时手术，一般效果良好。而当出现广泛性脑挫裂伤、弥漫性脑肿胀引起脑中线结构明显移位需紧急手术治疗时，术中往往发生急性脑膨出，术后生存几率较小。损伤表现为广泛性脑挫裂伤伴双侧颅内血肿，脑室、环池形态受压变形或消失者，反映颅内压持续增高，即使手术仍预后不良。伴有广泛性蛛网膜下腔出血者易并发脑血管痉挛，预后亦不佳。

第二节　胸部创伤

胸部损伤是临床上常见的伤科疾病，指外力（钝器、利器或火器等）伤及胸部的软组织、骨骼、胸膜和胸内器官而引起的气血、经络和脏腑的损伤。包括肋间肌牵拉伤、胸部软组织挫伤、骨折、气胸、血胸、创伤性窒息、肺损伤、心脏损伤等。轻者气血失和，脉络受阻，胸痛不止，不能转侧，重者伤于经脉、脏腑而致气随血脱，立死不治。

【病因病机】

（一）病因

胸部损伤是多以外力损害为主，属于中医"金创"范畴。胸，为清阳之区，属人体之上焦，为肺之府，而肺又为五脏之"华盖"，居于上，主一身之表。故胸部损伤，是阳位之伤；虽伤在肌表（胸），但可应于里（肺）。本病以气滞为主，而气郁乃"六郁"之首，加之肺为贮痰之器，又与大肠为表里，因而气滞还可与各种不同的病理因素相兼夹，如兼瘀、夹痰、化火、伤阴、耗气等，中后期还可出现气滞痰阻、痰瘀互结的复合表现。

（二）病机

本病初期，病理不同于其他损伤，不是以血瘀为主，也不能用活血化瘀法来治疗。因为虽伤在胸与胁，实则伤及肺、肝与"气海"，且肝肺损伤的病理也以气机失调为主要表现，故见胸闷、窜痛、咳嗽、抑郁诸症。气机失调后，若得不到正确及时的治疗，反过来又会加重肝肺的损伤。可见，胸部损伤的病理以气滞为主，血瘀次之；病位以肺为主，肝脏次之。

胸部损伤的患者，一开始除局部表现为疼痛、肿胀、皮下瘀斑、转侧不利外，肺系症状并不明显。在伤后 3～7 天，部分患者随病情演变，逐渐循经入脏出现胸闷、咳嗽、咯痰、痰中带血、咳引胸痛、性情抑郁等肺系表现。这是由表入里、由气血到脏腑的病理发展过程。

【诊查思路】

1.望诊　痛苦面容，精神萎靡，如出现情绪性格变化，如狂躁、嗜睡等，则提示患者症状较重。

疼痛可使胸廓活动受限，故而多表现为呼吸浅快。

如出现面色苍白，口唇黏膜色淡，则提示患者出血较多，病情危重。

运动无力，但肌力和肌张力尚正常，如出现肌力和肌张力改变则提示患者病情危重。

患者多舌淡苔薄白，或舌边瘀斑，或舌红，苔黄厚。

2.闻诊　患者多因胸部疼痛，呼吸不畅，故语微声低。呼吸音减低或消失，或可听到痰鸣音、啰音。

患者多无异常气味，如患者气息带有明显烂苹果气味，则应考虑患者已出现酸中毒。

3.切诊　四肢多运动无力，但肌力和肌张力尚正常。寸口脉或弱涩，或弦紧，或弦数，或滑细。

4.问诊　胸部损伤的主要症状是胸痛，常位于受伤处，并有压痛，呼吸时加剧，尤以肋骨骨折者为甚。其次是呼吸困难。疼痛可使胸廓活动受限，呼吸浅快。

气管、支气管有血液或分泌物堵塞，不能咳出，或肺挫伤后产生出血、瘀血或肺水肿，则更易导致和加重缺氧和二氧化碳潴留。肋骨骨折可导致胸壁软化，影响正常呼吸运动，则呼吸更加困难，出现胸廓反常呼吸活动、气促、端坐呼吸、发绀、烦躁不安等。肺或支气管损伤者，痰中常带血或咯血；大支气管损伤者，咯血量较多，且出现较早。肺爆震伤后，多咯泡沫样血痰，胸膜腔内大出血将引起血容量急剧下降。大量积气特别是张力性气胸，除影响肺功能外，尚可阻碍静脉血液回流。心包腔内出血则引起心脏压塞。

【诊断】

（一）疾病诊断

胸部损伤多由车祸、挤压伤、摔伤和锐器伤所致，根据损伤暴力性质不同，胸部损伤可分为钝性伤和穿透伤；根据损伤是否造成胸膜腔与外界沟通，可分为开放伤和闭合伤。该病诊断较为简单。首先，患者应具备胸部外伤史；其次，患者主要症状是胸痛，常位于受伤处，并有压痛，呼吸时加剧，尤以肋骨骨折者为甚；再次是呼吸困难。

（二）证候诊断

1. 胸部气滞
主症：胸部窜痛，或波及胁部，深呼吸、咳嗽时疼痛加剧，压痛点不甚明显。
舌脉：舌淡，苔薄白，脉弦。

2. 心肺瘀阻
主症：胸痛，痛可及背，并可兼见心悸、咳嗽，新伤可见胸部瘀紫肿胀。
舌脉：舌边有瘀斑，脉弱涩。

3. 气滞血瘀
主症：胸胁胀闷疼痛，伤处微红肿，压痛明显，气急，欲咳不能，或以手护胸作咳。
舌脉：舌红，边有瘀斑，苔薄白，脉弦紧。

4. 瘀热壅肺
主症：胸痛，发热，口渴，咳嗽，痰黄，呼吸声粗，溲赤便结。
舌脉：舌红，苔黄厚，脉弦数。

5. 痰瘀阻肺
主症：胸部隐隐作痛，每遇阴雨寒冷天气，疼痛尤为明显，咳声阵作，痰较多，纳少。
舌脉：舌边有瘀斑，舌苔白厚，脉滑细。

6. 气血不足
主症：胸痛绵绵，劳累后痛增，少气，倦怠，乏力，或心悸，失眠，面色少华。
舌脉：舌淡，苔薄白，脉细涩。

【急救处理】

1. 保持呼吸道通畅，恢复肺的通气和换气功能。清除呼吸道异物和分泌物。有呼吸功能不全者，及时使用呼吸机辅助呼吸。有开放性气胸者，应先将开放性气胸转变为闭合性气胸。具体方法：伤口无菌处理后，在大棉垫上敷凡士林纱条，令患者呼气末屏住呼吸，将棉垫外敷于伤口，加压包扎。对张力性气胸应及时行胸腔闭式引流术，对闭合性气胸可针吸抽气，降低胸腔内压力。

2.心脏损伤，如有心包压塞或失血性休克者，应在最短时间施行心包穿刺或心包探查，以暂时减轻症状和明确诊断，一经确诊，应立即施行急诊开胸手术。

3.及时处理多发肋骨骨折。单发肋骨骨折的骨折两断端因有相邻完整的肋骨和肋间肌支撑，较少有肋骨断端错位、活动和重叠。可采用多头胸带或弹性胸带固定胸廓，减少肋骨断端活动，减轻疼痛。有多发骨折者，为防止骨折断端刺伤胸膜、血管，应及时用胸带固定，充分化痰、止痛治疗，减少呼吸道分泌物，保证呼吸道通畅。对胸壁软化出现反常呼吸者，要及时进行胸壁悬吊牵引，牵引重量一般在 2～3kg，时间 1～2 周。有条件者可立即手术，行胸廓内固定术。

4.对胸腔出血量较大，呼吸受限者，要及时行胸腔引流，又可观察是否有活动性出血。对证实有较快的活动性出血者，要及时开胸探查止血。但对已明确肺挫伤出血者，不需要手术和引流，患者一般情况稳定后，要鼓励并协助患者咳痰，恢复肺功能。

5.有休克者，及时纠正休克。有严重呼吸困难或有呼吸窘迫者，要及时给予呼吸机辅助呼吸。

【分证论治】

1.胸部气滞

治法：通宣理气。

方药：理气汤加减，常用柴胡、郁金、桔梗、前胡、枳壳、丝瓜络、川贝母、瓜蒌皮、白芥子、甘草等。

2.心肺瘀阻

治法：活血定痛。

方药：田七琥珀汤加减，常用三七、琥珀（研冲）、当归、红花、赤芍、丹参、制乳香、没药、桂枝、川贝母、白芥子、甘草。

3.气滞血瘀

治法：行气化瘀。

方药：顺气祛瘀汤加减，常用郁金、枳壳、三七、红花、桔梗、瓜蒌皮、浙贝母、桃仁、甘草等。

4.瘀热壅肺

治法：泄热化瘀。

方药：苇茎汤合复元活血汤加减，常用苇茎、冬瓜仁、桃仁、生地黄、红花、丹参、天花粉、大黄、浙贝母、瓜蒌仁、黄芩、桔梗、甘草等。

5.痰瘀阻肺

治法：消痰化瘀。

方药：消痰化瘀汤加减，常用杏仁、苏梗、半夏、白芥子、前胡、桔梗、郁金、丹参、三棱、红花、三七、桃仁、甘草等。

6.气血不足

治法：补益气血，通利血脉。

方药：益气营养汤加减，常用人参、黄芪、当归、熟地黄、白术、白芍、酸枣仁、川贝母、炙甘草、三七、丹参等。

【临证备要】

1. 肋骨骨折　肋骨骨折常因剧痛而影响呼吸功能，或因骨折端刺破胸膜导致肺损伤或肋间血管损伤而致血气胸，因此在治疗上应针对并发症处理，多采用胸带固定。若合并血气胸者须行胸腔闭式引流术。

2. 血气胸　血气胸的诊断一般不难确定，但要警惕迟发性血气胸。所谓外伤后迟发性血气胸是指入院时常规 X 线胸片证明无血气胸，或虽有血气胸，经处理后于次日复查已消失，经数小时或数天后又出现中等量或大量血气胸并经证实者。据根发生的缓急，分突发型和隐匿型。前者多见于刀刃、火器性损伤或严重肋骨骨折，常在翻身、咳嗽、搬动等活动时发生。这可能由于活动后使骨折断端再错位，凝固的血块及堵塞的软组织脱落，血肿的破裂或粘连的撕脱等引起。后者多见于严重胸廓挤压伤或刀刃、火器伤戳破胸膜及肺组织。由于肺血管壁薄，血压仅是体循环的 1/5 ～ 1/6，出血较缓慢，尤其是在休克时更是如此。对血气胸的治疗依病情不同而异。少量血气胸可酌情采用胸穿。对需紧急开胸挽救伤员生命者应早期开胸手术治疗。对经胸腔闭式引流后，有凝固性血胸、包裹性积液及早期感染征象者，伤后 1 ～ 2 周内应积极开胸手术治疗。

3. 肺挫伤　肺挫伤是胸部创伤后的常见并发症，肺挫伤的诊断依据胸部外伤史、临床表现及 X 线胸片所见不难确定，但临床上往往由于合并其他损伤，如血气胸、浮动胸壁及心包压塞等而掩盖，从而造成漏诊。因此伤后有呼吸困难及咯血痰病例，应做胸部 X 线片反复观察，对肺挫伤的诊断具有重要意义。根据受伤程度不同，胸部 X 线片可表现为：①肺部局限性斑点状浸润；②弥漫性或局限性斑点状相融合；③弥漫性双侧或单侧肺大片浸润。动脉血气分析可表现为不同程度的血氧饱和度下降。对肺挫伤的治疗，应积极针对合并伤处理，同时迅速清除气管内积血及分泌物，保证呼吸道通畅，对重症患者应施行气管切开术。并辅以给氧、限制输液量、肾上腺皮质激素的应用及预防感染等治疗措施。

【预后转归】

胸部创伤分为 6 种证型，乃临床上较多见者。但由于体质各异，尚可见其他证型。临证时尚须灵活辨之。上述之证型也可互相转化。如气滞血瘀，由于伤后瘀血未散，而迭进温热之散瘀药，则可转为瘀热壅肺。胸部损伤大多数可通过比较简单的处理得到缓解，甚至挽救生命。需要开胸手术者仅占 10% ～ 15%。因而对胸部创伤应严格掌握手术适应证及把握手术时机，如有明确手术指征，应及时开胸。

第三节　腹部创伤

腹部损伤是指腹部在外力（暴力、钝器、利器、火器）作用下所导致的腹壁、腹内脏腑、经脉的损伤。腹部损伤可分为开放性损伤和闭合性损伤两大类。在开放性损伤中，又分为穿透伤（多伴内脏损伤）和非穿透伤（有时伴内脏损伤）。根据入口与出口的关系，分为贯通伤和盲管伤。根据致伤源的性质不同，也有将腹部损伤分为锐器伤和钝性伤。锐器伤引起的腹部损伤均为开放性损伤；钝性伤一般为闭合性损伤。

【病因病机】

（一）病因

腹部损伤是多以外力损害为主，属于中医"金创"范畴。常见者如撞击伤、压砸伤、锐器刺伤、火器伤、跌打伤、吞食异物伤（金属类）等各种伤害；高处坠落拍击伤；剧烈爆炸引起的气浪或水浪的冲击伤；化学性损伤如腐蚀性的强酸、强碱或毒物等的损伤。因用力过度、跌仆闪挫或撞击等因素，导致人体气机运行失常，脏腑、器官、组织可出现"气"的功能失常及相应的病理现象，若伤及血脉，可导致出血或瘀血停积。

（二）病机

损伤局部经络血脉者，皮虽未破而不能循行流注，阻于经隧之中，或溢于脉络之外，聚在一起，即为瘀血，血有形，形伤肿，不通则痛，疼痛如针刺刀割，痛点固定不移。而损伤失血过多，或心脾功能不佳，生血之源不足，主要表现为面色无华，头晕目眩，心悸，出虚汗，手足发麻，心烦失眠，唇淡舌白，脉细无力；失血过多时，则出现气随血脱，血脱气散的虚脱证候。另外，伤后血瘀化热或肝火炽盛，血分有热等，表现为发热口渴，心烦，舌质红绛，脉数，甚至高热昏迷。若血虚妄行，则可出血不止等。

【诊查思路】

1. 望诊　痛苦面容，精神萎靡，如出现意识变化，如嗜睡、昏迷等，则提示患者症状较重。患者因疼痛可见呼吸急促。如出现患者面色苍白，口唇黏膜色淡，则提示患者出血较多，病情危重。运动无力，但肌力和肌张力尚正常，如出现肌力和肌张力改变，则提示患者病情危重。

舌淡苔白，或舌质红，苔黄腻或黄燥。

2. 闻诊　因疼痛，语微声低，肠鸣音减弱或消失。如患者气息带有明显烂苹果气味，则应考虑患者已出现酸中毒。

3. 切诊　腹痛，腹肌紧张及压痛、反跳痛。肝、脾破裂出血量较多者可有明显腹胀和移动性浊音。肝、脾包膜下破裂或肠系膜、网膜内出血则有时可表现为腹部包块，泌尿系脏器损伤时可出现血尿。

患者多见脉细数少力，或脉弦紧或滑数。

4. 问诊　多伴见恶心、呕吐、腹胀、无矢气等症状，早期为胃肠道反射性症状，后期为麻痹性肠梗阻所致。

【诊断】

（一）疾病诊断

腹部损伤多由车祸、挤压伤、摔伤和锐器伤所致，根据损伤暴力性质不同，腹部损伤可分为钝性伤和穿透伤；根据损伤是否造成腹膜腔与外界沟通，可分为开放伤和闭合伤。该病诊断较为简单。首先，患者应具备腹部外伤史；其次，患者主要症状是腹痛，常位于受伤处，并有压痛；再次是内出血征象，多为腹部实质性脏器损伤所致，可伴有血压下降等休克征象。

（二）证候诊断

1. 虚证

主症：面色苍白，声弱气微，冷汗眩冒，精神萎靡，烦躁不安，受伤脏器处疼痛，可有全腹持续性隐隐疼痛，痛引肩背，痛无休止，喜温得按，腹皮不紧或稍紧。

舌脉：舌淡苔白，脉细数少力。

2. 实证

主症：剧烈持续性腹痛，伴阵发性加剧，辗转不安，或屈曲而卧，动则痛甚，恶心呕吐，初期稍热，后期高热，小便黄赤，大便秘结或便闭，腹痛拒按，腹皮紧张如木，肠音消失。

舌脉：舌质红，苔黄腻或黄燥，脉弦紧或滑数。

【急救处理】

对确诊有腹腔内脏器损伤病员的抢救必须及时。

1. 积极防治休克，建立静脉通路，补充血容量，为手术治疗提供条件。

2. 对胃肠道损伤者应留置胃管，并给予持续胃肠减压。

3. 腹腔脏器损伤者都有程度不同的水、电解质代谢紊乱和酸碱平衡失调，应给予纠正。

4. 使用有效抗菌药物，控制感染的发生。

5. 腹腔内空腔器官破裂及大部分实质性器官破裂者，常需要手术治疗，术前及术后肠道功能恢复前，需禁食禁水。

【分证论治】

1. 虚证

治法：止血养血，益气补虚。

方药：十全大补汤加减，常用熟地黄、白芍、当归、人参、白术、茯苓、炙甘草、黄芪、肉桂、三七、侧柏叶等。

2. 实证

因实证为伤腑，胃、大肠、小肠、胆囊和膀胱破裂，都会造成严重的腹膜炎，一经确诊，应在迅速、有效的术前准备后及时手术治疗。

胃损伤如为空腹时发生，损伤小，腹腔污染程度轻，无明显腹膜炎表现者，可采取非手术治疗。

【临证备要】

1. 腹部创伤中十二指肠损伤特别是十二指肠脾段以下的损伤，由于其为腹膜后器官，伤后肠内容物不进入腹膜腔，无腹膜炎症状，疼痛轻微，部分患者伤后甚至还能正常工作，常在伤后2～3天就诊，主要症状是右腰部疼痛，向右侧放射，右睾丸牵涉性疼痛，常引起严重的腹膜后感染。急诊医生必须充分注意此种情况。

2. 有选择的 X 线检查对腹部损伤的诊断是有帮助的。提示膈下有游离气体是腹腔内积气的表现。肠间隙增大，充气的左、右结肠与腹膜脂肪线分离，是腹腔内积血量大的表现。腹膜后血肿时，腰大肌影消失。脾破裂时，可表现为胃向右移、横结肠向下移、胃大弯有锯齿形压迹（脾胃韧带内血肿）。右季肋部肋骨骨折、右膈抬高和肝正常外形消失，提示有肝破裂的可能。左侧膈疝时多能见到胃泡或肠管突入胸腔。

3.诊断性腹腔穿刺术和腹腔灌洗术是诊断准确率较高的辅助性诊断措施。

4.腹痛呈持续性，一般不很剧烈。右肩部放射痛，提示可能有肝损伤；左肩部放射痛则提示有脾损伤。此症状在头低位数分钟后尤为明显。

5.腹部损伤时直接威胁生命的问题是大出血，进腹后如腹内充满鲜红色血液，则强烈提示大动脉出血，应迅速撒空小肠等内脏，用纱垫填塞压迫出血处。填塞后不能立即处理伤处，因开腹后对出血的压塞作用消失，失血速度加快，使一度趋向稳定的血流动力学再度发生紊乱，在低血容量情况下仓促地处理病变极易导致心跳骤停，使问题更加复杂化，甚至丧失抢救机会。此时应迅速输血复苏，待血容量恢复后再做肯定性处理。探查腹腔要彻底，腹内的每一角落均应检视。贲门、胃后壁、结肠后壁、胰腺及直肠等处的损伤最易遗漏，尤需特别注意，遗漏病变必将导致严重后果。

【预后转归】

腹腔脏器有穿孔、破裂，或大血管出血者，病情较急，若不及时救治，预后较差。

第四节 多发伤与复合伤

多发伤是指在同一致伤因素的作用下，人体同时或相继有两个或两个以上解剖部位的组织或器官受到严重创伤，其中之一即使单独存在创伤也可能危及生命。复合伤是由于不同致伤原因同时或相继作用造成的不同性质的损伤，复合伤增加了创伤的复杂性，要针对不同性质的损伤进行相应的救护。两者虽然各自有不同的特点，但是在临床上有着密不可分的联系，故而联合论述。

【病因病机】

（一）病因

1.由于跌仆、坠堕、撞击、闪挫、扭捩、压轧、负重、刀刃、劳损等所引起的多发伤、复合伤，都与外力作用有关。再者由于创伤、细菌感染、损伤积瘀、经脉受阻，亦可化热成毒，形成化脓性疾病。各种损伤也可因风、寒、湿邪乘虚侵袭，气机不得宣通，而出现反复发作性疼痛，或出现筋肉挛缩，松弛无力，致关节活动不利，肢体官能障碍等。

2.年龄、体质、局部解剖结构、病理因素等不同，可影响疾病有不同特点。

3.多发伤、复合伤的发生，外在因素是主要的，不同的外在因素，可以引起不同的多发伤、复合伤。在不同情况下，多发伤、复合伤的特点、种类、性质与程度也有所不同。因此，必须正确理解内因与外因这一辩证关系，才能认识多发伤、复合伤的发生和发展规律，更好地掌握辨证施治和有效地预防损伤性疾病的发生。

（二）病机

多发伤与复合伤因严重损伤致五体（皮、脉、肉、筋、骨）、五脏、六腑等多处受损，其首要病机为脏真受损，重者升降息而气立孤危（此时应立即脏器支持，本节不作论述）。其次为津血从伤处溢于脉外，重者可致气随津血而亡脱。再次为离经之血、坏死之肌膜化生瘀毒，闭阻气机。本节重点论述出血及气随津血亡脱的治疗。

1. 筋骨　筋是筋络、筋膜、肌腱、韧带、肌肉、关节囊、关节软骨等组织的总称。筋的主要作用是连属关节，络缀形体，主司关节运动。骨属于奇恒之腑，是立身之主干，内藏精髓，与肾气关系最为密切。筋骨的损伤，分为伤筋、伤骨，两者互有联系。

2. 气血

（1）伤气：因用力过度、跌仆闪挫或撞击胸部等因素，导致人体气机运行失常，脏腑、器官、组织可出现气的功能失常及相应的病理现象。正常时气应流通疏畅，当人体某一部位或脏腑损伤或病变，都可使气的流通发生障碍，出现气滞的病理现象。胀、痛是气滞的主要症状。气虚是全身或某一脏腑、器官、组织出现功能不足和衰退的病理现象。在某些慢性损伤、严重损伤后期、体质虚弱和老年患者均可出现。气滞严重者可导致气闭。多发伤、复合伤可造成本元不固而出现气脱，是气虚最严重的表现。多发伤、复合伤而致内伤肝胃，可造成肝胃气机不降而上逆。

（2）伤血：因跌打挤压、挫撞以及各种机械冲击等伤及血脉，导致出血或瘀血停积。血瘀多由于多发伤、复合伤出血所致。疼痛是血瘀最突出的症状。血虚多由于失血过多或生血不足所致。在多发伤、复合伤严重失血时，还可出现四肢厥冷、大汗淋漓、烦躁不安甚至晕厥等虚脱症状。多发伤、复合伤后积瘀化热或肝火炽盛，均可引起血热。若血热妄行，则可见出血不止等。

3. 津液　多发伤、复合伤而致血瘀时，由于积瘀生热，热邪灼伤津液，可使津液出现一时性消耗过多。重伤久病，常能严重耗伤阴液。

4. 脏腑

（1）肝肾：肝主筋，肝藏血。肾主骨生髓。筋骨的生长、发育、修复，均依赖肾精所提供的营养和推动。

（2）脾胃：脾主运化，胃主受纳，为气血生化之源。脾还具有统摄血液，防止溢出脉外的功能，对多发伤、复合伤后的修复起着重要的作用。脾主肌肉四肢，全身的肌肉都要依靠脾胃所运化的水谷精微营养。脾胃运化功能正常，水谷精微得以生化气血，气血充足，多发伤、复合伤容易恢复。

（3）心肺：心主血，肺主气。气血周流输布全身，有赖于心肺功能的健全，心肺调和则气血得以正常循环输布，发挥温煦濡养作用，多发伤、复合伤才能得到修复。气为血之帅，血液的正常运行，既需要心气的推动，也有赖于血液的充盈。

5. 经络　经脉内连脏腑，外络肢节，布满全身，是营卫气血循行的通路。所以经络一旦受伤就会使营卫气血的通路受到阻滞。脏腑的损伤病变可以累及经络，经络损伤病变也可内传脏腑；经络阻滞，会影响组织器官的功能。

【诊查思路】

1. 望诊　患者多精神萎靡，或昏迷不醒，多呼吸微弱，面色苍白或萎黄，语低声微，欲动无力。舌质淡，苔白，或舌质暗淡。

2. 闻诊　如患者气息带有明显烂苹果气味，则应考虑患者已出现酸中毒。

3. 切诊　四肢无力，肌力减退，肌张力或可增强，腱反射减弱或消失。脉细或虚大，或脉微欲绝。

4. 问诊　多发伤、复合伤因受伤原因及部位不同，故而临床症状及伴随情况也不相同，故而不可从一而论，应依据临床情况具体排查，防止漏诊和误诊。

【诊断】

（一）疾病诊断

复合伤是指两种或两种以上不同性质致伤因素的作用造成的损伤。多发伤是一种致伤因子引起的多部位的损伤。由于多发伤、复合伤患者往往是受到一个或多个致伤因子引起的机体多个部位损伤，损伤机制较为复杂，患者生理紊乱严重，病情变化较快，感染与并发症多，诊断较为困难，易漏诊误诊。尤其是复合伤，由于患者受到两种或两种以上的不同性质的致伤因素的作用，会发生情况更为复杂的病情变化。

（二）证候诊断

1. 中气不足
主症：出血，血色紫暗或紫黑，面色少华，头晕目眩，神倦乏力。
舌脉：舌质淡，苔淡白，脉细弱。

2. 脾肾不固
主症：出血色淡红，面色苍白，精神困倦，纳差食少，头晕目眩，耳鸣心悸，或有衄血，便血，皮肤紫斑。
舌脉：舌质暗淡，脉细弱。

3. 气不摄血
主症：四肢及胸腹可见出血及散在性的紫斑，色紫暗淡，神情倦怠，心悸气短，头晕目眩，甚则昏迷不醒，面色苍白或萎黄。
舌脉：舌质淡，苔白，脉弱。

4. 气血亏虚
主症：出血、紫斑以及其他部位的各种出血，血色淡红，面色无华，头晕，目眩，心悸，耳鸣，甚则昏迷，神疲倦怠，纳呆，口淡无味。
舌脉：舌质淡，苔薄白，脉细或虚大，失血过多也可见革脉。

5. 亡阳证
主症：面色苍白，昏迷不醒，呼吸微弱，额有冷汗或大汗淋漓，四肢厥冷，二便失禁。
舌脉：唇舌淡润，甚则口唇青紫，脉微欲绝。

【急救处理】

1. 先处理后诊断，边处理边诊断。
2. 先处理可迅速致死而又可逆转的严重情况，如通气障碍、循环障碍、出血不止等。

【分证论治】

1. 中气不足
治法：补益中气。
方药：补中益气汤加减，常用黄芪、党参、白术、当归、陈皮、炙甘草、柴胡、升麻、知母、山药、麦冬、鸡内金等。

2. 脾肾不固

治法：温补脾肾。

方药：真武汤加减，常用茯苓、白术、炮附子、白芍、怀牛膝、巴戟天、泽泻、车前子等。

3. 气不摄血

治法：补气摄血。

方药：归脾汤加减，常用党参、茯苓、白术、甘草、当归、黄芪、木香、仙鹤草、地榆、茜草根等。

4. 气血亏虚

治法：补气养血。

方药：八珍汤加减，常用人参、白术、白茯苓、当归、川芎、白芍、熟地黄、甘草等。

5. 亡阳证

治法：回阳固脱。

方药：回阳还本汤加减，常用熟附子、干姜、甘草、人参、麦冬、五味子、腊茶、陈皮等。

【临证备要】

1. 由于多发伤与复合伤严重影响机体的生理功能，此时机体处于全面应激状态，其数个部位创伤的相互影响很容易导致伤情迅速恶化，出现严重的病理生理紊乱而危及生命。多发伤与复合伤的主要死亡原因大多是严重的颅脑外伤和胸部损伤。

2. 多发伤与复合伤伤情严重，伤及多处，损伤范围大，出血多，甚至可直接干扰呼吸和循环系统功能而威胁生命。特别是休克发生率甚高。

3. 多发伤与复合伤的共同特点是受伤部位多，伤情复杂，明显外伤和隐蔽性外伤同时存在，开放伤和闭合伤同时存在，而且大多数伤员不能述说伤情，加上各专科医生比较注重本专科的损伤情况、忽略其他科疾病情况而容易造成漏诊。

4. 多发伤与复合伤由于伤及多处，或病因多种，往往需要手术治疗，但手术顺序上常常存在矛盾。如果没有经验，就不知从何下手。此时医务人员要根据各个部位的伤情、影响生命的程度、累及脏器的不同和组织深浅来决定手术部位的先后顺序，以免错过抢救时机。

5. 多发伤与复合伤伤员处于应激状态时一般抵抗力较低，而且伤口大多是开放性伤口，有些伤口污染特别严重，因而极其容易感染。

【预后转归】

多发伤与复合伤的治疗，由 ICU 生命支持和外科有计划的损伤控制手术两部分组成。其预后取决于患者的生理功能储备。如患者生理状况不足以耐受多次复杂的损伤修复手术，则预后不良。

第四篇
常用急救诊疗术

第四章

林业合作社法

气管插管术就是将合适的导管插入气管内，迅速解除气道不通，保证氧的供应的一项急救技术。它是建立人工通气道的可靠径路之一，其特点是：①任何体位下均能保持呼吸道通畅；②便于呼吸管理或进行辅助或控制呼吸；③减少无效腔和降低呼吸道阻力，从而增加有效气体交换量；④便于清除气管、支气管分泌物或脓血；⑤防止呕吐或反流致误吸窒息的危险；⑥便于气管内用药（吸入或滴入），以进行呼吸道内的局部治疗。

一、适应证和禁忌证

主要用于：①呼吸骤停；②呼吸衰竭、呼吸肌麻痹和呼吸抑制者；③各种原因导致的呼吸道梗阻症。

喉头水肿、急性咽喉炎、喉头黏膜下血肿、颈椎骨折、主动脉瘤压迫或侵犯气管壁者，应禁用或慎用。

二、操作要点

气管插管术按照插管途径分为经口腔和经鼻腔插管。根据插管时是否用喉镜显露声门，分为明视插管和盲探插管。临床急救中最常用的是经口腔明视插管术。

1. 患者仰卧，头后仰，颈上抬，使口、咽部和气管成一直线。

2. 不论操作者是右利或左利，都应用右手拇指推开患者下唇和下颏，食指抵住上门齿，必要时使用开口器。左手持喉镜沿右侧口角进入口腔，压住舌背，将舌体推向左侧，镜片得以移至口腔中部，显露悬雍垂。再循咽部自然弧度慢推镜片使其顶端抵达舌根，即可见到会厌。进镜时注意以左手腕为支撑点，千万不能以上门齿作支撑点。

3. 弯型镜片前端应放在舌根部与会厌之间，向上提起镜片即显露声门，而不需直接挑起会厌；直型镜的前端应放在会厌喉面后壁，须挑起会厌才能显露声门。

4. 右手持气管导管沿喉镜片压舌板凹槽送入，至声门时轻旋导管进入气管内，此时应同时取出管芯，把气管导管轻轻送至距门齿 22 ～ 24cm（儿童 12 ～ 14cm）。安置牙垫，拔出喉镜。

5. 观察导管有否气体随呼吸进出，或用简易人工呼吸器压入气体观察胸廓有无起伏，或听诊两侧有无对称的呼吸音，以确定导管已在气管内。

6. 应用胶布把气管插管与牙垫固定在一起，并牢固固定于口部四周及双颊皮肤。

7. 向导管前端的气囊内充空气 4 ～ 6mL。

三、注意事项

1. 准备 术前充分准备，包括患者准备、器械准备等。

2. 麻醉 为顺利地进行气管插管，常需麻醉（吸入、静脉或表面麻醉）患者，使嚼肌松弛、咽喉反射迟钝或消失，否则，插管困难，或因受机械刺激发生喉痉挛，甚或呼吸、心跳骤停。但用于急诊时，应视患者病情而定。①凡嚼肌松弛、咽喉反射迟钝或消失的患者，如深昏迷、心肺复苏时，均可经口直接气管内插管。②嚼肌松弛适当，但喉镜下见咽喉反射较活跃者，可直接对咽喉、声带和气管黏膜喷雾表面麻醉后行气管插管。③意识障碍而躁动不安不合作，但又能较安全接受麻醉药的患者，可直接静脉推注安定 10～20mg。④气管插管有困难（如体胖、颈短、喉结过高、气管移位等），插管时可能发生反流误吸窒息（如胃胀满、呕吐频繁、消化道梗阻、上消化道大出血等），口咽喉部损伤并出血，气管不全梗阻（如痰多、咯血、咽后壁脓肿等），或严重呼吸、循环功能抑制的患者，应在经环甲膜穿刺向气管注射表面麻醉药和经口施行咽喉喷雾表面麻醉后插管。

3. 引导插管 纤维光导支气管（喉）镜引导插管法，尤其适用于插管困难病例施行清醒插管。本法勿需将患者的头颈摆成特殊位置，又避免插管的麻醉或用药可能发生的意外，故更能安全地用于呼吸困难处于强迫体位或呼吸、循环处于严重抑制状态患者的气管插管。已经口腔内插管者，先将气管导管套在纤维光导支气管（喉）镜镜杆上，然后镜杆沿舌背正中线插入咽喉腔，窥见声门裂后，将镜杆前端插至气管中段，然后再引导气管导管进入气管，退出镜杆，固定牙垫和气管导管。

4. 操作技术 要求熟练，动作轻巧，切忌粗暴，减少由操作不当引起的并发症。

5. 选择合适导管 导管过细，增加呼吸阻力；过粗，套囊充气力过大，易致气管黏膜缺血性坏死，形成溃疡疤痕及狭窄。一般经口腔插管，男性可选用 F 36～40 号气管导管，女性可用 F 32～38 号气管导管，1 岁以上小儿，按导管口径（F）＝年龄（岁）+18 选用。同时掌握气管内插管的深度，插入过浅容易使导管脱出，过深则可使导管进入一侧主支气管，造成对侧肺不能通气。

6. 保证气道湿化 气管插管封闭上呼吸道而使自身的湿化作用几乎消失，人工通气又会使气道水分散失，导致气道干燥，痰液干结，形成痰栓阻塞气道而造成患者窒息。故除应有足够的液体量维持体液平衡外，机械通气可通过湿化器进行湿度调节。

7. 吸痰 是气管插管后保持呼吸道通畅的主要措施。要求是：①有效；②尽可能避免加重感染；③尽可能避免气管黏膜损伤。每次吸痰前把手洗净并消毒。口、鼻、咽腔吸痰管要与气管内者分开，不能混用。

为避免吸痰时引起或加重缺氧，应注意：①每次吸痰前后，应输给 100% 浓度氧气 2 分钟；②视患者自主呼吸强弱，一次吸痰时间不应超过 1.5 分钟；③除有特殊需要，吸痰管不要太粗，负压不要太大。

8. 气管导管套囊的管理 注入导管套囊内的气量以辅助或控制呼吸时不漏气和囊内压不超过 2.7～4.0kPa（20～30mmHg）为宜，一般约注气 5mL。如漏气或充气不够可致通气不足。如套囊过度充气，或压迫时间过长，气管黏膜会出现缺血坏死，因此，要每 4～6 小时放气一次，5～10 分钟后再注入。放气前应吸净堆积于套囊上方气管及咽喉腔的分泌物或血液，以免吸入肺或造成窒息。不过，间歇放气不足以防止气管壁黏膜损伤，还会严重影响正常通气。目前已有采用塑料制成的低压套囊或内填海绵的常压套囊，并主张采用"最小漏气技术"，即套囊注入的气量以人工通气时气道膨胀而仍有少许漏气为度。

9. 导管固定　气管插管要固定牢固并保持清洁。导管固定不牢时可出现移位，当下移至一侧主支气管可致单侧通气，若上移至声门外即可丧失人工气道的作用，因此，要随时观察固定情况和导管外露的长度。每天应定时进行口腔护理，随时清理口、鼻腔分泌物。气管插管术后，除非有损伤和堵塞，一般不再更换导管。硅胶制成的气管导管，因其刺激性小和光滑度好，可置管 1 周以上。

扫一扫，查阅本章数字资源，含PPT、音视频、图片等

第二章
气管切开术

气管切开术是切开颈段气管前壁，给患者重新建立呼吸通道的一种急救手术。

一、适应证

1. 喉部炎症、肿瘤、外伤、异物等原因引起的喉阻塞，呼吸困难明显而病因不能消除者。
2. 严重颅脑外伤、胸部外伤、肺部感染、各种原因所致的昏迷。
3. 需长期进行人工通气者。

二、操作要点

1. 体位 一般取仰卧位，肩部垫高，头后仰，使气管上提并与皮肤接近，便于手术时暴露气管。若后仰使呼吸困难加重，则可使头部稍平，或待切开皮肤分离筋膜后再逐渐将头后仰。如呼吸困难严重不能平卧时，可采用半坐或坐位，但暴露气管比平卧时困难。头部由助手扶持，使头颈部保持中线位。

2. 消毒与麻醉 常规消毒（范围自下颌骨下缘至上胸部）、铺巾，以1%～2%利多卡因溶液做颈部前方皮肤与皮下组织浸润麻醉。病情十分危急时，可不消毒、麻醉而立即做紧急气管切开术。

3. 切口 多采用正中纵切口。术者站于患者右侧，以左手拇指和中指固定环状软骨，食指抵住甲状软骨切迹，在甲状软骨下缘至胸骨上缘之上1cm之间，沿颈正中线切开皮肤与皮下组织（切口长度4～5cm），暴露两侧颈前带状肌交界的白线。为使术后瘢痕不显著，也可做横切口，即在环状软骨下约3cm处，沿皮肤横纹横行切开长4～5cm的皮肤、皮下组织。

4. 分离气管前组织 用血管钳沿中线分离组织，将胸骨舌骨肌及胸骨甲状肌向两侧分开。分离时，可能遇到怒张的颈前静脉，必要时可切断、结扎。如覆盖于气管前壁的甲状腺峡部过宽，在其下缘稍行分离后，用拉钩将峡部向上牵引，需要时可将峡部切断、缝扎，以便暴露气管。在分离过程中，切口双侧拉钩的力量应均匀，并常以手指触摸环状软骨及气管，以便手术始终沿气管前正中线进行。注意不要损伤可能暴露的血管，并禁忌向气管两侧及下方深部分离，以免损伤颈侧大血管和胸膜顶而致大出血和气胸。

5. 确认气管 分离甲状腺后，可透过气管前筋膜隐约看到气管，并可用手指摸到环状的软骨结构。确认有困难时，可用注射器穿刺，看有无气体抽出，以免在紧急时把颈部大血管误认为气管。在确认气管已显露后，尽可能不分离气管前筋膜，否则，切开气管后，空气可进入该筋膜下并下溢致纵隔气肿。

6. 切开气管 确认气管后，于第三、四软骨环处，用尖刀于气管前壁正中自下向上挑开两个

气管环。尖刀切勿插入过深，以免刺伤气管后壁和食管前壁，引起气管食管瘘。切口不可偏斜，否则插入气管套管后容易将气管软骨环压迫塌陷。切开部位过高易损伤环状软骨而导致术后瘢痕性狭窄。如气管套管需留置时间较长，为避免软骨环长期受压坏死或发生软骨膜炎，可将气管前壁切成一圆形瘘孔。

7. 插入气管导管　切开气管后，用弯血管钳或气管切口扩张器插入切口，向两侧撑开。此时即有大量黏痰随刺激性咳嗽咳出，用吸引器充分吸净后，再将带有管芯的套管外管顺弧形方向插入气管，并迅速拔出管芯，放入内管。若有分泌物自管口咳出，证实套管确已插入气管；如无分泌物咳出，可用少许纱布纤维置于管口，看其是否随呼吸飘动，否则，即为套管不在气管内，需拔出套管重新插入。

8. 创口处理　套管插入后，仔细检查创口并充分止血。如皮肤切口过长，可缝合一两针，一般不缝下端，因下端缝合过紧，气管套管和气管前壁切口的下部间隙可有空气溢出至皮下组织而致皮下气肿。将套管两侧缚带系于颈后部固定，注意松紧要适度，不需打活结，以防套管脱出而突然窒息。最后在套管底板下垫一消毒剪口纱布。有时在行气管切开术前，可先插入支气管镜或气管插管，以维持气道通畅，以便有充裕的时间施行手术，并使寻找气管较为方便。

附：紧急气管切开术

适用于病情危急，需立即解除呼吸困难者。方法是以左手拇指和中指固定喉部，在正中线自环状软骨下缘向下，一次纵行切开皮肤、皮下组织、颈阔肌，直至气管前壁，在第二、三气管软骨环处向下切开两个软骨环，立即用血管钳撑开气管切口，或用刀柄插入气管切口后再转向撑开，随后迅速插入气管套管。呼吸道阻塞解除后，按常规方法处理套管和切口。

三、注意事项

1. 切开的正确部位　应注意气管切开的正确部位。在气管两侧，胸锁乳突肌的深部，有颈内静脉和颈总动脉等重要血管。在环状软骨水平，上述血管距中线位置较远，向下逐渐移向中线，所以气管切开口不得高于第二气管环或低于第五气管环。

2. 选择合适的气管套管　术前选好合适的气管套管是十分重要的。气管套管多用合金制成，分外管、内管和管芯三个部分，应注意这三个部分的长短、粗细是否一致，管芯插入外管和内管时，是否相互吻合无间隙而又灵活。套管的长短与管径的大小，要与患者年龄相适合。一般成人女性用 5 号气管套管，男性用 6 号气管套管。在合理的范围内，应选用较粗的套管，它有以下优点：①减少呼吸阻力；②便于吸痰；③套管较易居于气管中央而不易偏向一侧；④气囊内注入少量气体即可在较低压力下使气管密封。

3. 保证气管套管通畅　应随时吸除过多的和擦去咳出的分泌物。内管一般应 4～6 小时清洗和煮沸消毒一次。如分泌物过多，应根据情况增加次数，但每次取出内管时间不宜过长，以防外管分泌物干结堵塞，最好有同号的两个内管交替使用。外管 10 天后每周更换一次。外管脱出，或临时、定期换管时，应注意：①换管全部用具及给氧、急救药品、器械都应事先准备好。②换管时给高浓度氧吸入。③首先吸净腔内分泌物。④摆好患者体位，头颈位置要摆正，头后仰。⑤术后 1 周内，气管软组织尚未形成窦道，若套管脱出或必须更换时，重新插入可能有困难，要在良好照明下，细心地将原伤口扩开，认清方向，借助气管切开扩张器，找出气管内腔，而后送入。套管外有气囊者，若病情允许，每 4 小时放气 15 分钟，再重新充气。

4. 维持下呼吸道通畅　室内应保持适宜的温度（22℃）和湿度（相对湿度 90% 以上），以免分泌物干稠结痂堵塞套管，同时减少下呼吸道感染的机会。可用一两层无菌纱布以生理盐水湿润后覆盖于气管套管口。每 2～4 小时向套管内滴入数滴含有抗生素、α－糜蛋白酶或 1% 碳酸氢钠溶液，以防止气管黏膜炎症及分泌物过于黏稠。

5. 防止外管脱出　套管过短或固定套管之缚带过松，均可致外管脱出。应经常检查套管是否在气管内。

6. 防止伤口感染　每日至少更换消毒剪口纱布和伤口消毒一次，并酌情应用抗生素。

7. 拔管　如气道阻塞或引起呼吸困难的病因已去除，可以准备拔管。可先试行塞管，用软木塞先半堵后全堵塞套管各 24 小时，使患者经喉呼吸，患者在活动与睡眠时呼吸皆平稳，方可拔管。拔管时做好抢救准备。拔出套管后，用蝶形胶布将创缘拉拢，数日内即可愈合；如不愈合，再考虑缝合。拔管后 1～2 天仍应准备好气管切开器械与气管套管，以备拔管后出现呼吸困难时重插时用。拔管困难的原因，除因呼吸困难的原发病未愈外，还可能为气管软骨塌陷，气管切口部肉芽组织向气管内增生，环状软骨损伤或发生软骨膜炎而致瘢痕狭窄，也可因带管时间长，拔管时患者过于紧张与恐惧的精神因素而发生喉痉挛等。需针对不同情况予以相应处理。

8. 术后并发症的防治　气管切开术常见的并发症有以下几种：

（1）皮下气肿：最常见，多因手术时气管周围组织分离过多、气管切口过长或皮肤切口下端缝合过紧等所致。大多数于数日后自行吸收，不需特殊处理，但范围太大者应注意有无气胸或纵隔气肿。

（2）气胸与纵隔气肿：呼吸极度困难时，胸腔负压很大而肺内气压很小，气管切开后，大量空气骤然进入肺泡，加上剧烈咳嗽，肺内气压突然剧增，可使肺泡破裂而成气胸。手术时损伤胸膜顶也是直接造成气胸的原因。过多分离气管前筋膜，气体可由此进入纵隔致纵隔气肿。气胸少量者可自行吸收，严重者可行胸腔穿刺或引流；纵隔气肿可由气管前向纵隔插入钝针或塑料管排气。

（3）出血：如出血不多，可于创口填塞明胶海绵及碘仿纱布压迫止血；如出血较多，宜打开伤口，找到出血部位进行结扎。如为无名动脉等受压破坏，出血常为致死性的，需紧急开胸行人造血管移植。

（4）其他：如伤口与下呼吸道感染、气管食管瘘、气管狭窄、气管扩张和软化等。

扫一扫，查阅本章数字资源，含PPT、音视频、图片等

机械通气是应用机械装置抢救呼吸衰竭的重要手段之一，主要具有改善通气、改善肺的氧合、减少呼吸做功的作用，从而达到改善全身缺氧状态和维持人体的酸碱平衡。

一、机械通气的适应证及生理指标

1. 适应证　经病因治疗、常规氧疗等措施症状无改善者；因缺氧、二氧化碳潴留严重威胁患者生命者；心跳呼吸骤停者。

2. 上机生理指标　①呼吸频率 >35 次 / 分。②氧合指数（PaO_2/FiO_2）<300。③ $PaCO_2$>60mmHg（指急剧上升者）。④潮气量 <5mL/kg。以上指标仅供参考，临床要灵活掌握。

二、机械通气的禁忌证

1. 大咯血、窒息者。
2. 肺大泡或肺气肿。
3. 未经引流的气胸或纵隔气肿、大量胸腔积液。
4. 支气管胸膜瘘、气管食道瘘。

三、呼吸机类型

1. 定压型　气流进入呼吸道，使肺泡扩张，当气道内压达到预定的压力时，供气停止，患者靠肺与胸廓的弹性回缩力呼出气体。待呼吸道压力降至某预定值或负压峰值，吸入气流又发生，如此周而复始产生通气。本型呼吸潮气量、呼吸频率、呼吸时间及其比值不能直接调节，而受胸肺弹性和气道阻力变化的影响。潮气量不恒定。适用于病情轻或长期控制治疗后要求锻炼自主呼吸的康复患者。

2. 定容型　将预定气量压入呼吸道后转为呼气，其潮气量、呼吸频率、呼吸时间及其比例均可直接调节。本型以电为动力，结构复杂，大多无同步装置，吸入气为空气或不同浓度的氧。潮气量输出恒定，气道内压力受气道阻力肺弹性的影响。适用于 COPD 和 ARDS 患者。

3. 定时型　本型以压缩气为动力，按一定的呼吸时间比率向肺内送气，有节律地做吸气与呼气动作，固定流量和吸气时间，则潮气量可稳定。它具有定压和定容两型的长处。适用于自主呼吸较弱的中重度患者。

四、通气模式

根据患者的病情需要，通过操作者对呼吸机的调节，选择一种或数种既能满足患者的不同治

疗需要，又能尽量避免副作用的通气模式。

1.控制呼吸（C）　无论患者呼吸如何，呼吸机总是按照其设置的频率、潮气量（或压力）进行通气，主要用于自主呼吸消失或微弱的患者。自主呼吸强烈很难达到同步通气，应使用药物将自主呼吸抑制掉。

2.辅助呼吸（A）　呼吸机的启动由患者的自主呼吸触发，呼吸频率决定于自主呼吸，潮气量取决于预先设置的容积（或压力），适用于自主呼吸节律平稳者。

3.辅助-控制通气（A/C）　是以上两种通气模式的结合，当自主呼吸频率缓慢每分钟通气量小于预定值时，呼吸机自动以控制呼吸来补充，防止通气量不足。

4.间歇正压通气（IPPV）　吸气时，呼吸机向肺脏提供一定压力的气体，使气道内压力不断上升，气体由呼吸道流向肺泡，当气体的压力、容量或供气时间达到预定值后，供气停止。呼气时，借胸肺弹性回缩力将气体排出体外，直至与大气压相等。IPPV可提高潮气量，维持适当的肺泡通气量，对通气不足引起的 I 型呼吸衰竭疗效较好。

5.持续气道内正压通气（CPAP）　呼吸机向呼吸道持续提供一定压力的气流供患者自主呼吸，使呼吸道内压始终大于大气压。吸气相气体随吸气进入呼吸道、肺泡，呼出气通过单向活瓣经排气管从水封瓶逸出，呼气管插入水封瓶的深度或呼气活瓣压力的数值，即为呼气末正压的数值。CPAP具有扩张气道，降低吸气阻力，增加吸气流量，增加肺的功能残气量，防止小气道和肺泡在呼气时塌陷，改善通气/血流比率的作用。临床上可用于睡眠呼吸暂停综合征、支气管哮喘、ARDS撤离机械通气时的过渡治疗。

6.呼气末正压通气（PEEP）　呼吸机将气体送入肺脏，吸气相呼吸道和肺泡内处于正压，呼气初期呼吸道内压迅速下降，达到预定的呼气末正压水平后，气道内压不再下降，人为地使呼气末呼吸道、肺泡内压高于大气压。PEEP使部分气体滞留于肺内，可提高功能残气量，可使萎陷的肺泡张开，改善肺泡弹性，提高肺顺应性，降低呼吸功和氧耗量；使肺泡张开，减少生理无效腔，增加肺泡通气量，改善通气/血流比例失调，降低肺内静-动脉分流，使动脉氧分压升高；可增加肺泡和间质的压力，促进间质和肺水肿的消退。但PEEP可以引起回心血量减少和继发性心输出量降低，还可增加气胸和纵隔气肿的发生率。PEEP禁用于低血容量性休克和心源性休克及气胸、纵隔气肿患者。

应用PEEP时，需确定最适宜的呼吸末正压值，适宜的呼吸末正压值确定要达到下列要求：吸入氧浓度在50%以下，使 $PaO_2 > 8kPa$，而心输出量无明显降低。呼气末压力从低水平开始，逐步增加至最适值。临床上常用的PEEP压力为 0.49 ～ 1.47kPa（5 ～ 15cmH_2O）。

7.间歇指令通气（IMV）与同步间歇指令通气（SIMV）　IMV是在自主呼吸的基础上，呼吸机按自主呼吸频率的 1:2 ～ 1:10 的比例定时、间歇提供正压呼吸，其余时间产生持续气流供患者自主呼吸，机械与自发呼吸交替。其优点在于：①防止过度通气，降低耗氧量。患者既得到呼吸支持，又可以根据自身需要自我调节呼吸频率和潮气量，使血中酸碱度、$PaCO_2$、PaO_2适合自身生理条件。②减少机械通气对循环的不良影响。③锻炼呼吸肌，逐渐增加患者自身代偿、自我调节能力，为撤离呼吸机做准备。

SIMV与IMV不同之处在于呼吸机的送气由患者自主呼吸触发，每次呼吸呼吸机正压吸气与自主吸气同步，以免发生对抗。

IMV和SIMV适用于：①呼吸机撤机前过渡。②神经肌肉疾病的恢复期患者。③肺顺应性下降、弥漫性肺泡炎、肺水肿的恢复期患者。

8.压力支持通气（PSV）　在自主呼吸的基础上，在吸气相，由呼吸机向肺脏正压送气，支持吸气至预定的吸气压力后，呼吸机继续供气并保持这一压力，直到呼吸道内流速下降到峰值的25%时，呼吸机转为呼气相。应根据患者所需的潮气量和每分钟通气量调整峰压。PSV 的目的是锻炼呼吸肌，减少呼吸功消耗。主要用于呼吸机的撤机过程，也可用于哮喘或手术后通气功能不足的患者。

9. 高频通气（HFV） 呼吸机以每分钟 60 次以上的频率向肺脏正压送气，送气时气道完全开放，潮气量接近无效腔气量或低于无效腔气量。其治疗机理尚不完全清楚。一般认为是通过对流排出二氧化碳，借助气体弥散改善氧合。

（1）高频正压通气（HFPPV）：呼吸频率为 60 ～ 100 次 / 分，吸 / 呼时间比值小于 0.3，潮气量低于无效腔气量，气道开放，气道内压低，胸内压低，对循环干扰小，属非密闭气路的呼吸支持方式。

（2）高频射流通气（HFJV）：呼吸频率为 110 ～ 300 次 / 分，吸 / 呼时间比值小于 0.3，潮气量小于无效腔气量。通气频率过快时，影响呼气过程，使氧分压升高的同时二氧化碳分压也升高。

（3）高频振荡通气（HFO）：呼吸频率更高，为 300 ～ 2400 次 / 分，潮气量小于或等于无效腔气量的 1/3。用于轻的 ARDS 患者效果更好。

HFV 的主要目的在于维持通气功能的同时，降低呼吸道内压。适用于：①上呼吸道梗阻或其他危重情况的抢救初期，为气管切开或插管等进一步处理争取时间。②支气管胸膜瘘、气胸、小儿肺炎缺氧。③心肌梗死、心衰、低血容量性休克。④清除分泌物时，由于高频通气为非密闭气路，吸痰时不必停止通气。⑤做气管镜等功能检查时，能在保证通气的同时完成检查。⑥Ⅰ型呼吸衰竭。⑦多发性肋骨骨折。

高频通气的缺点：①不能有效地湿化呼吸道。②吸氧浓度不恒定。③用于Ⅱ型呼吸衰竭时易导致二氧化碳潴留。④缺乏有效的测量与报警装置。

五、机械通气对机体的影响

正常吸气，胸膜腔和肺泡处于负压，而机械通气时，则转为正压，破坏了人体的生理平衡，从而对循环和呼吸等产生一定的影响。

1. 对循环系统的影响 正压吸气使胸外静脉和胸内静脉的压力梯度减少，导致静脉回心血量减少。另外，正压通气肺容量的增加和肺泡过度扩张，使肺血管阻力增加，右心室腔压力增高，室间隔左移，左心室舒张末容量降低，心输出量减少。正压通气直接和间接的压迫作用使心脏充盈受阻，心输出量下降。正压通气的吸气时间越长，呼气时间越短，通气压力越高，对心室的充盈和射血的影响就越大。在少数心功能不全、血容量不足、周围循环衰竭和神经调节障碍的患者，未经处理就实施正压机械通气，可引起血压下降或休克。为减轻循环系统的负担，正压吸气时间要短，平均气道内压要低，呼气时间宜延长，以利静脉回流。

虽然机械通气对循环有不利影响，但继发于缺氧和二氧化碳潴留的心功能不全，经机械通气治疗，随着潮气量的增加，缺氧和呼吸性酸中毒的缓解，神经体液反射引起的血液重新分配，心肌收缩力增强等代偿性改变，循环功能可得到改善。

2. 对呼吸的影响

（1）增加潮气量：机械通气时潮气量的变化取决于肺的顺应性、呼吸道阻力和机械通气压力三者的关系。适当增加机械通气压力可克服顺应性下降或气道阻力上升所导致的潮气量不足，使潮气量增加。但当通气压力上升到一定限度或肺顺应性明显降低时，通气压力的增大，仅增加气压伤而不伴潮气量的上升。

（2）减少生理无效腔：机械通气时，患者呼吸道内压增高，呼吸加深，气体分布较前均匀，加上肺内血流的重新分配，致生理无效腔减少，肺泡通气量增加。但如果机械通气压力过大或吸气流速过快，部分气体将进入阻力较小的肺泡，反而导致生理无效腔增大。

（3）增加气体交换的能力：影响气体交换的主要因素是气体的分压差、弥散面积、弥散距离和通气／血流比例。而通气功能的改善是气体交换的前提。

机械通气时氧浓度常在40%～50%之间，加大了肺泡和肺动脉之间的氧浓度差，有利于气体交换。同时增加肺泡通气量，由于正压吸气，增加肺泡压力，可使部分萎陷的肺泡和小块不张的肺组织复张，有效弥散面积增加，气体分布趋于均匀；可减少毛细血管的渗透性，减轻肺泡和间质水肿，促进渗出液的吸收，弥散膜厚度减小，改善弥散功能，增加气体交换。

适当的机械通气使潮气量增加，无效腔气体减少，气体分布趋于均匀，弥散功能改善，以及肺血流的重新分布，缺氧、二氧化碳潴留引起的肺血管痉挛和肺内分流相对缓解，都能使通气／血流比例得到改善，气体交换增加。但过度机械通气将产生相反的作用，可使肺泡表面活性物质减少，生理无效腔加大，弥散面积减少，由于肺内压过度上升，使通气量增加，肺血流减少，通气／血流比例失衡，减少气体交换。

（4）减少呼吸做功：机械通气可部分或全部代替呼吸肌的工作，减少了呼吸做功，降低氧耗20%以上；并可降低气道阻力，改善肺顺应性，使呼吸做功进一步减少。但如果呼吸机使用不当，造成矛盾呼吸时，呼吸做功反而增加，使病情加重。

在阻塞性通气障碍的患者，如果心功能代偿好，吸气压宜大些，呼气时间稍长些，更能获得有效的通气和换气。

3. 对消化功能的影响　有些患者在机械通气的初期可以出现腹胀、便秘等现象，其产生的原因不明，可能与吞咽反射性抑制胃肠道蠕动有关。一般在1～2天后可自行缓解。如机械通气不当，可引起心功能不全，造成胃肠道淤血、肝淤血。

4. 对脑血流的影响　二氧化碳分压增高，脑血管扩张，血流量增加，以保证大脑血供；反之，脑血管收缩，血流量减少。如果机械通气过度，出现呼吸性碱中毒，脑血管收缩，血流量下降，且碱性环境中组织利用氧的能力下降，造成缺血缺氧，对大脑代谢极为不利。

5. 对肾功能的影响　适当的正压通气可以纠正缺氧和二氧化碳潴留，使肾血流量增加，肾功能得到改善，水肿消退。但如果机械通气不当，会使静脉压升高，血流重新分配，导致肾血流量下降，肾功能损害。

6. 对酸碱平衡的影响

（1）Ⅰ型呼吸衰竭患者，使用机械通气后，肺泡通气量增加，缺氧得到迅速纠正，但二氧化碳排出也同时增多，导致呼吸性碱中毒，引起脑血管收缩，血流量减少，使氧离曲线左移，组织利用氧的能力下降，加重脑缺氧。故对Ⅰ型呼吸衰竭患者，在不造成氧中毒的情况下应适当增加吸氧浓度，并尽量控制通气量。

（2）急性Ⅱ型呼吸衰竭患者，使用机械通气后，肺泡通气量增加，缺氧及二氧化碳潴留改善。慢性Ⅱ型呼吸衰竭患者，机械通气后，碳酸随呼吸迅速排出体外，而代偿性增加的碳酸氢钠则需数日才能由肾脏排出体外，所以机械通气的初期易出现代谢性碱中毒。如机械通气不当，还可造成二、三重酸碱平衡紊乱，使病情复杂化。故对Ⅱ型慢性呼吸衰竭患者，应提高吸氧浓度，适当增加无效腔力量。

六、呼吸机与患者的连接方式

呼吸机与呼吸道的连接保持密封性是呼吸机能否增加通气的关键，其连接方式应根据临床具体情况而定。

1.面罩与鼻罩　用面罩或鼻罩将呼吸机的送气管与患者连接，构成一个相对密封的通道。临床适用于：①病情轻，辅助通气 1 ～ 2 小时即能撤机者。②气管插管或气管切开之前的应急性治疗措施。③拔管后对呼吸机产生依赖性者的过渡治疗措施。其优点：简便，无创伤，可短期、间断应用，不需特别护理。缺点：常漏气，通气效果不理想，易造成胃肠胀气，氧浓度不稳定。

2.气管插管　是最常用的一种方法，适用于一切紧急抢救（上呼吸道阻塞，不能进行气管插管者除外）。参看"气管插管术"一章。

3.气管切开　是气管插管的补充。参看"气管切开术"一章。

七、呼吸机有关参数的调节

1.呼吸频率、潮气量、每分钟通气量的调节　在开始机械通气时，如无明显的二氧化碳潴留，呼吸频率一般为 12 ～ 15 次 / 分，潮气量为 8 ～ 12mL/kg，维持每分钟通气量 6 ～ 10L，以后根据血气分析来调整。对于慢性阻塞性肺疾病（COPD）患者，气道阻力大者，呼吸频率宜小，潮气量宜大。对于急性呼吸窘迫综合征（ARDS）患者，宜用小潮气量，较大频率等。

2.吸气压的调节　正常情况下，吸气压力与潮气量和呼吸道阻力成正比。吸气正压一般为 10 ～ 30cmH_2O，应小于 40cmH_2O。

3.吸 / 呼时间比的调节　机械通气是正压通气，吸气时间长，气流减慢，肺泡通气相对均匀，对呼吸系统相对有利而对循环不利，反之，则相反。因此，要结合患者具体情况，适当调整吸 / 呼时间比，使吸入气在肺泡分布均匀，呼出充分，不过分增加心脏负担。

正常吸 / 呼时间比为 1 : 1.5 ～ 1 : 2。在慢性阻塞性肺疾病患者，吸 / 呼时间比可达 1 : 3，以便使气体充分排出。肺水肿或 ARDS 患者需相应增加吸气时间，吸 / 呼时间比为 1 : 1 ～ 1 : 1.5，如果心功能较好，吸 / 呼比例可倒置为 1.5 : 1，甚至更长些。由于吸气时间延长，肺泡张开，使肺泡不易萎陷，氧合增加。心功能不全者，宜选用小潮气量，较大呼吸频率，以缩短吸气时间，减少对循环的影响，吸 / 呼时间比为 1 : 1.5。

4.吸入氧浓度的调节　对缺氧伴有二氧化碳潴留的Ⅱ型呼吸衰竭，宜低浓度吸氧，吸氧浓度不宜超过 35%。以缺氧为主的Ⅰ型呼吸衰竭，吸氧浓度可稍高，长期应用时，最好不要超过 50%。COPD 患者吸入氧浓度 40% 左右。ARDS 患者需要较高的吸氧浓度，一般 60% ～ 100%。开始机械通气时，为迅速纠正缺氧，吸氧浓度可稍高，1 小时查动脉氧分压，然后根据检查结果调整吸氧浓度。

原则上要求机械通气时的 PaO_2 在 80 ～ 100mmHg 之间，最高不超过 120mmHg。如果吸氧浓度超过 60%，PaO_2 仍低于 60mmHg，应考虑合用 PEEP 来提高分压。

5.PEEP 的调节　患者需要 PEEP 时可先用 5cmH_2O 的压力，监测其 PaO_2 和 SaO_2，通过增加或减少 PEEP 压力使 PaO_2 和 SaO_2 达到理想水平，同时要注意心功能的变化。如果 $FiO_2 \leqslant 40\%$，氧合水平仍理想，维持 10 ～ 12 小时，患者病情转变后，可减少 PEEP 压力，直到撤除呼吸机。合理的 PEEP 压力应参考患者 PV 曲线的低拐点来确定。

6.HFV 的调节　驱动压力（气源）一般用 98.07 ～ 196.13kPa（1 ～ 2kg/cm²），通气频率 HFPPV 60 ～ 110 次 / 分，HFJV 110 ～ 300 次 / 分，HFO 300 ～ 2400 次 / 分。HFV 的吸气时间应占整个呼吸周期的 15% ～ 30%。

八、人机对抗的处理

机械通气与患者自主呼吸不同步是机械通气初期常见的问题，称之为人机对抗。产生人机对抗的原因主要有患者紧张、烦躁、通气不足或初期不适应等。

对恐惧、精神紧张造成不适应的患者，应耐心做好患者的思想工作，消除不良心理因素的影响，以获得患者最大限度的合作。一般情况下，机械通气30分钟~2小时后，患者即可逐渐适应机械通气。对因耗氧量增加或二氧化碳生成增多造成的呼吸对抗，可适当增加通气量，或调节吸氧浓度等。对疼痛、烦躁不安者可使用止痛剂或镇静剂协助治疗。对肺并发症如气胸、肺不张、支气管痉挛者，应积极治疗原发病。对机械原因如同步灵敏度过低、呼气阀漏气、呼吸道分泌阻塞等造成的呼吸对抗，应及时处理，使机械通气与患者自主呼吸协调一致。

对于一些急危重症患者，经以上处理无效，产生严重缺氧者，可选用镇静剂或抑制自主呼吸的药物，如安定10~20mg静脉注射，或吗啡5~10mg静脉注射，还可以用肌肉松弛剂氯琥珀胆碱50~100mg，加于10%葡萄糖注射液100mL中静脉滴注。一般首选安定，其作用缓和且安全。吗啡静脉注射后有些人呼吸可以立即停止并伴低血糖，应小心使用。有些患者（如ARDS）自主呼吸不易被镇静剂所抑制，可以选骨骼肌松弛剂。以上药物使用剂量要适中，且不宜长期应用，以免过度抑制呼吸及咳嗽反射，造成排痰受阻以及血压降低等副作用。

九、呼吸机的撤离

1. 脱机的生理指标　①最大吸气压力>20cmH$_2$O；②肺活量>10~15mL/kg；③每分钟通气量<10L；④最大每分钟通气量超过安静时的2倍；⑤ PaO$_2$/FiO$_2$>300。

如果患者达到以上指标，原发病得到控制，病情稳定，就可以撤机。

2. 撤机前的准备工作　短期（不超过1周）应用呼吸机者较易撤离，而长期应用且肺功能较差者，撤机较困难，撤机前要做好准备工作。

（1）做好患者的思想工作，取得患者的配合：长期使用呼吸机，患者对呼吸机有依赖性，甚至对撤机存在恐惧心理，担心停机后会出现呼吸困难或窒息。故在患者呼吸衰竭缓解后，应及时向患者说明撤机的必要性，要求患者做缩唇腹式呼吸锻炼，减轻呼吸肌失用性萎缩。停用呼吸机时，必须有医护人员在场监护，以增加患者的信心和安全感。

（2）改善患者的一般状况：定时观察患者气血分析结果的变化，及时纠正酸碱失衡及电解质紊乱，使血红蛋白保持在100g/L以上，血压、心输出量基本正常，以保证撤机后的氧合能力。加强营养，保证正氮平衡，防止因营养不良造成并发症和呼吸肌萎缩。

（3）积极治疗原发病：治疗引起呼吸衰竭的原因，纠正呼吸衰竭，为顺利撤机打下基础。

3. 撤机的步骤

（1）间断停机法：开始间歇停用要加氧疗，停得时间可短些，避免患者过分劳累而失去信心。先在白天停用，每次停机约30分钟，最后达到白天完全停机。然后开始夜间间断停机，方法同白天一样，最终达到完全撤离呼吸机目的。停机期间，可将套管气囊排气以解除对气管黏膜的压迫，使自主呼吸的气流既能通过导管又能通过导管与气管壁间隙，增加潮气量，降低阻力，减少呼吸做功。在停用呼吸机进行吸氧期间，应观察脉搏、血压、呼吸及血气变化，如出现二氧化碳潴留，应立即恢复机械通气。

（2）改换通气模式停机法：同步间歇指令通气（SIMV）采用自主呼吸与机械通气相结合的方法，为呼吸机撤离提供了一种较为理想的方法，目前已广泛应用于机械通气的撤离过程中。

SIMV 的基本原理是将机械通气频率设定在不能完全满足患者通气需要量的水平，给患者以自主呼吸代偿的机会，协助患者呼吸肌肌力逐渐恢复。IMV 与 SIMV 一般设定在 8～10 次 / 分，随着患者自主呼吸能力的增加，可逐渐减少机械通气的频率，以至最后完全脱离呼吸机。

压力支持通气（PSV）是在患者自主呼吸触发呼吸机的前提下，由呼吸机支持吸气至预定的吸气压力，以辅助患者吸气，锻炼呼吸肌，减少呼吸做功。一般在撤机时，用较低水平的支持压力（0.49～0.98kPa），以增强自主呼吸，以便撤机。PSV 的优点是患者使用后感觉良好，呼吸做功及氧耗量减少，易被接受，应用得当可以使自主呼吸频率在短时间内变小，撤机过渡时间缩短。

4. 拔管的时机与方法 当呼吸机完全撤离后，短期应用呼吸机的患者可立即拔管，长期应用呼吸机的患者应在撤机后暂时保留气管套管，观察病情，病情稳定后再拔去气管插管。

（1）撤机后立即拔管：主要适用于气管插管的患者。如 3～5 天的短期应用，撤机后观察几小时，如自主呼吸良好，PaO_2 维持正常，即可拔管。拔管前先充分清除上呼吸道分泌物，以防拔管后误吸入肺。然后释放气囊内气体，用注射器尽量抽尽，以防气囊与气管黏膜粘连。拔管动作要轻柔，注意观察有无黏膜出血。如拔管后出现咯血，应立即用肾上腺素或凝血酶溶于生理盐水中局部喷洒，然后观察患者咳痰能力。

（2）撤机后逐渐拔管：主要用于气管切开患者。撤机后，仍经气管套管口吸氧，定期复查血气分析，如出现二氧化碳分压升高，应迅速查明原因。如果是氧流量过大，妨碍二氧化碳排出所致，可采用降低氧流量或间断吸氧法，使二氧化碳分压自行下降；肺功能差，则要根据病情采用呼吸兴奋剂持续静脉滴注，必要时重新机械通气治疗。停机 3～4 天，患者病情稳定，且有咳嗽、排除能力者，可考虑拔管。拔管时应吸除分泌物，清创后，拔出套管，用蝶形胶布将创缘拉拢，然后覆盖纱布。

十、机械通气的并发症及其防治

1. 机械通气相关性肺炎 是机械通气死亡的主要原因。由于患者抵抗力下降，咳嗽反射减弱或消失，建立人工气道过程中造成的局部损伤，上呼吸道屏障的消失，湿化、雾化不足或污染，呼吸机管道消毒不严等，易继发肺部感染。

为了预防机械通气过程中的肺部感染，要做到以下几点：①加强呼吸道湿化和保持呼吸道顺畅。呼吸道湿化应达到痰液稀，便于咳出、吸出。应在无菌操作下吸痰，操作中尽量避免操作损伤黏膜。②保持室内空气流通，有条件可使用空气过滤器，或将呼出气直接排到室外。③每 24 小时消毒或更换呼吸管道、雾化器、湿化器及其他连接装置。④避免误吸。⑤给患者补足营养，维持水、电解质、酸碱平衡，提高患者抗病能力。⑥一旦发现肺部感染的早期迹象，立即使用抗菌药物，先用广谱抗菌药物，然后根据细菌培养及药敏试验的结果，选用有针对性的抗菌药物，抗菌药物的使用原则是早期、大剂量、联合用药、疗程足。

2. 肺不张 常由痰液堵塞所致。另外长期恒定气量通气、吸痰过度、气管插管过深滑入一侧主支气管等也易造成肺不张。针对病因可做以下处理：①适当增加潮气量或加用叹息通气模式。②调整气管导管到合适位置。③适当呼吸道湿化加体位引流，鼓励患者咳嗽、咳痰。④将吸氧浓度调至 50% 以下，以防肺泡萎陷。

3. 营养不良 是造成长期机械通气死亡的重要原因。许多患者，尤其是久病卧床的患者，由于摄入不足、胃肠道功能减退或静脉营养补充不足，多存在不同程度的营养不良，严重时可危及生命。

4. 插管后的并发症

（1）堵管：临床上常采用气管插管或气管切开来建立起人工气道，但该通道有时会被堵塞，造成患者严重呼吸困难、发绀、窒息、两肺呼吸音消失。此时可先用简易呼吸器或高频通气辅助呼吸，同时查明堵管原因，立即纠正。临床上最常见的堵管原因是黏痰堵塞，因此，在机械通气过程中应加强呼吸道湿化，使痰液稀薄，便于咳出和吸出。

（2）脱管：主要原因是气管插管太浅、固定不牢、患者肥胖以及颈部太短等。患者表现呼吸急促或停止，呼吸音消失，应紧急重新插管。

（3）套管气囊破裂：套管气囊破裂使气管插管与气管壁之间不能呈密闭状态，不能保证充足的通气量，应重新更换套管气囊。

（4）喉或气管损伤：喉损伤是长期气管插管最严重的并发症之一，常于拔管后数小时内出现吸气性呼吸困难，可用肾上腺皮质激素静滴或麻黄碱局部喷雾，严重者需气管切开。如拔管后见有声嘶及吞咽困难，可暂不处理。

气管损伤主要是导管的套管气囊压迫所致，故应密切观察，定时放气。使用低压气囊可减少或避免上述并发症。

（5）通气不足或通气过度：①通气不足：可能因潮气量或压力不足、气管漏气和呼吸道阻塞所致。临床表现为患者呼吸强而不合拍，发绀，多汗，烦躁，血压增高，脉搏加快，呼吸音减弱，胸腹起伏不明显，动脉二氧化碳分压无好转甚至上升。通气不足的处理：在除外漏气后仍改变不了通气不足的情况，可采用定容型呼吸机加大潮气量，定时型呼吸机加大流量及吸气时间，定压型呼吸机加大压力。②通气过度：多因急于纠正缺氧而将呼吸机潮气量或压力调得过大，或供气时间调得过长，使二氧化碳排出过多。临床表现为患者自主呼吸受抑制而减弱甚至消失，患者精神兴奋，肌肉震颤、痉挛，亦可见昏睡、血压下降等，血气分析示呼吸性碱中毒。通气过度的处理：定容型呼吸机降低潮气量，定时型呼吸机缩短吸气时间，定压型呼吸机降低压力。

（6）肺气压伤：是机械通气中常见的、较为严重的并发症。常见的有张力性气胸、纵隔气肿、肺间质气肿、皮下气肿等。应及时对症处理，首先应降低机械通气压力和呼气末正压的数值。并发气胸者可在引流后继续机械通气。

（7）心输出量减少和低血压：临床表现为心率加快，血压下降，尿量减少，中心静脉压升高，心输出量下降等。防治方法：使用呼吸机时，应在保证有效通气的前提下尽量降低气道平均压，缩短吸气时间，吸/呼时间比值最好调在1：2以上（特殊治疗除外），将有利于改善循环功能。

（8）心律失常和心脏骤停：可因原发病，水及电解质、酸碱平衡紊乱，机械通气不当或呼吸机撤机不当所致。其中过度通气造成的呼吸性碱中毒和低钾血症最容易引起心律失常，甚至室颤，应及时处理。

（9）深部静脉血栓形成：患者长期卧床，体位固定，中心静脉压升高，周围静脉血流缓慢等，易引起静脉血栓形成。临床上以下肢静脉血栓形成多见。

（10）胃扩张与胃出血：较常见。

十一、机械通气的护理

1. 床边护理，严密观察患者病情变化　要取得机械通气的预期治疗效果，应对患者进行深入细致的观察，及时发现和解决问题，对各种参数做合理调整。

2. 重视呼吸监护　在机械通气治疗的过程中，要注意观察各项通气参数变化，根据病情随时进行调整。观察的内容：①呼吸频率、潮气量：这是机械通气的基本参数。②吸气压力：是指呼吸机正压通气时的气道内压力。吸气压力高，潮气量就大，吸气压力小，潮气量就小。吸气压力过大容易导致气压伤，并使心输出量减少。③气道阻力与顺应性：必须用专门仪器测量，或者用公式法推算。

3. 防止呼吸机故障　严密观察呼吸机运转情况，及时发现并排除故障。

4. 检验氧气或空气压缩机的压力　机械通气过程中耗氧量较大，尤以高压氧气瓶作为动力源的呼吸机耗氧量更大，应注意随时更换。空气压缩机的排水口在潮湿的夏季易堵塞造成积水，要及时清除。

5. 人工气道的护理　首先要确保导管固定、通畅，气囊密闭。经口插管者应管理好牙垫，固定导管的胶布必须粘贴牢固。气管切开者，固定外套管的纱布条应牢固，严防插管导管或气管切开导管脱落或移动插入气管周围的组织中。检查气囊是否破损，与气管壁能否贴紧，如患者呼气时听不到气囊周围的气声，说明气管导管与气管壁之间呈密闭状态。注意气道有无出血、堵塞。

通气过程要保证气道通畅，预防感染，防止气管远期并发症的发生。气管插管与气管切开的远期并发症主要有：①声带损伤，遗留声嘶，甚至吞咽困难等后遗症。②气管食管瘘。③气管狭窄。预防方法：①选择合适的套管气囊及囊内压，最好使用低压气囊。每 4 小时将气囊放气一次，每次 15 分钟，以免损伤气道。②控制感染及出血：对预防气道狭窄非常重要。

6. 注意口腔护理　每天用 3% 硼酸溶液或生理盐水擦洗口腔，发现口腔有霉菌生长时，可用 1∶1 制霉菌素盐水擦洗口腔。

7. 预防压疮　长期应用机械通气的患者常出现压疮，要注意预防。

8. 加强呼吸道湿化　正常人呼吸道许多免疫物质和肺泡表面活性物质的分泌、免疫细胞的活动、黏膜上皮纤毛运动都是在呼吸道湿化的条件下进行的。而气管插管或气管切开的患者丧失了加温、加湿作用，由于吸入空气过于干燥，气管、支气管黏膜上皮纤毛运动功能降低，痰液黏稠，不易咳出，甚至形成痰栓，造成气道阻力增加、肺不张，防御机能减退，造成肺部感染，故呼吸道湿化非常重要。

（1）恒温加热加湿器湿化：呼吸机上常配有恒温加热加湿器。这种湿化方法是通过电热器把湿化器中的液体加热，使流经的气体达到饱和水蒸气的程度，然后送入肺内。吸入气温度应调节在 32℃～ 37℃，每日湿化量 200 ～ 400mL。湿化不足会影响呼吸功能，湿化过度将加重心肾负担。应注意：冬季呼吸机管道内易积水，如流入肺内可以造成淹溺，导致患者死亡或感染，故要注意定时排水。

（2）气管滴入湿化：用生理盐水 2 ～ 5mL，由气管内缓慢滴入，每 10 ～ 15 分钟一次，每天滴入量 250 ～ 500mL。

（3）雾化：呼吸机上设有雾化器，除了雾化给药外，还可用于湿化。

9. 保持呼吸道通畅　通过呼吸道湿化，痰液稀薄，以便于咳出和吸出。经常翻身拍背，促进痰液排出。

10. 预防感染　院内感染是长期机械通气患者死亡的主要原因。院内感染的主要途径是经医护人员的手、各种治疗器械及空气，故吸痰及做治疗前后要洗手，注射、换药、器械操作时要严格按照无菌技术操作，各种器械的消毒要严格，应尽量使用一次性物品。

呼吸机附件如接口、面罩、螺纹管、加湿器均应拆下清洗消毒。

保持室内空气流通。呼吸机呼出的气体最好能直接排到室外，有条件可在呼吸机的空气入口处安装空气过滤器。每日用 1% 苯扎溴铵拖地。紫外线室内照射时应把患者的眼部遮住，以防受伤。

11. 注意康复锻炼　加强和鼓励患者被动和主动活动，积极开展康复锻炼。

12. 加强营养　对不能进食者可以采用鼻饲或静脉营养，按患者实际需要补充糖、蛋白质、脂肪和维生素。注意保持正氮平衡。

扫一扫，查阅本章数字资源，含PPT、音视频、图片等

第四章

穿刺术

第一节　腰椎穿刺术

一、适应证

1.中枢神经系统疾病，取脑脊液做常规、生化、细菌学与细胞学等检查，测颅内压，以明确诊断、鉴别诊断和随访疗效。

2.椎管内注入药物达到治疗疾病之目的。

3.可疑椎管内病变，进行脑脊液动力学检查，以明确脊髓腔内有无阻塞与阻塞程度。

二、操作方法

1.除需做气脑或脊髓空气造影术时采用坐位外，一般均采用侧卧位。

2.嘱患者侧卧于硬板床上，脊柱靠近床沿，使背部与床面垂直，头向前胸部屈曲，两手抱膝，使前胸紧贴腹部，或由助手在术者对面用一手挽住患者头颈部，另一手挽住双下肢腘窝处，并用力抱紧，使脊柱尽量后突以增宽脊椎间隙，便于进针。

3.穿刺部位应在腰椎第二棘突以下，一般以髂后上嵴的连线与后正中线的交会处（约在第三、四腰椎间隙）为最常用，有时也可在上一或下一腰椎间隙进行。

4.穿刺部位常规皮肤消毒，术者戴无菌手套，铺无菌巾，用1%～2%利多卡因溶液2～3mL自皮下到椎间韧带做局部麻醉。

5.术者以左手拇指指尖紧按穿刺棘突间隙以固定皮肤，右手持用无菌纱布包绕的穿刺针，自局麻点取垂直脊柱背面针尖稍向头部倾斜的方向进行穿刺，当穿刺针穿过黄韧带和硬脊膜进入蛛网膜下腔时，可有突然阻力消失感，然后缓慢抽出针芯，即可见脑脊液外滴。一般成人进针深度为4～6cm，儿童为2～4cm。

6.在放液前先接上测压管测压，患者完全放松，头稍伸直，双下肢收为半屈或稍伸直，呼吸平稳，可见测压管中脑脊液平面随呼吸上下波动。正常侧卧位脑脊液的压力为7～18cmH$_2$O或每分钟40～50滴。测完脑脊液压力后，缓慢放出所需要的脑脊液（一般为2～5mL）送检。需做培养时，应用无菌操作法留标本。

7.术毕，将针芯插入，并一起拔出穿刺针，用拇指紧压穿刺处1～2分钟，局部覆盖消毒纱布，用胶布固定，嘱患者平卧4～6小时，以免引起术后头痛。

三、注意事项

1. 严格掌握腰椎穿刺禁忌证，凡疑有颅内压升高者必须先做眼底检查，如有明显视盘水肿或有脑疝先兆者，禁忌穿刺；如确属诊断与治疗需要时，可先用脱水剂降低颅内压，再用细针穿刺，缓慢放出脑脊液适量（一般放数滴或 1mL）。凡患者处于休克、衰竭或濒危状态以及局部皮肤有炎症、颅后窝有占位性病变或伴有脑干症状者均禁忌穿刺。

2. 穿刺针进入棘突间隙后，如有阻力不可强行再进，应将针尖退至皮下，调整方向或位置后再进针。进针动作要轻巧，用力要适当。若用力过猛，将难以体会针尖进入蛛网膜下腔后阻力突然消失之感。

3. 当针尖刺到马尾神经根时，患者感到下肢有电击样疼痛，遇此，无需处理，因马尾神经根游离于脑脊液中，针尖碰后即滑脱，不会引起马尾损伤。

4. 若要了解蛛网膜下腔有无阻塞，可做动力试验（Queckenstedt's test），即在测定初压后，由助手压迫患者一侧颈静脉约 10 秒，正常时脑脊液压力立即上升 1 倍左右，解除压力后 10～20 秒又降至原来水平，称为动力试验阳性（该侧），表示蛛网膜下腔通畅。若压迫颈静脉后，脑脊液压力不上升，则为动力试验阴性，表示蛛网膜下腔完全阻塞。若压迫后压力缓慢上升，放松后又缓慢下降，则该侧动力试验也为阴性，表示该侧有不完全阻塞（如横窦内血栓形成或小脑窝内肿瘤等）。对脑部病变尤其伴有颅内压明显增高或脑出血者应禁做此试验。若疑椎管内胸段与腰段蛛网膜下腔有梗阻，可做压腹试验，即助手以拳用力压迫上腹部，如无梗阻可使压力升高为初压的 2 倍，停压后下降迅速，梗阻时压力不上升。

5. 若需鞘内给药时，应先放出同等量脑脊液，然后再注入药物。做气脑造影术检查时，应先缓慢放液 10mL，如此反复进行，达所需量时再行摄片。

6. 穿刺术中，若患者出现呼吸、脉搏、面色异常等症状时，应立即停止手术，并做相应处理。

第二节　骨髓穿刺术

一、适应证

凡疑有白血病、传染病（如黑热病、疟疾、伤寒等）或感染性疾病（如败血症）、多发性骨髓瘤、骨髓转移癌、单核 - 吞噬细胞系统疾病等时，骨髓穿刺可以帮助诊断。

二、操作方法

1. 确定穿刺部位。①髂前上棘穿刺点：患者仰卧，穿刺点位于髂前上棘后 1～2cm，此部位骨面较平，易于固定，操作方便，无危险性，为最常用的穿刺点，但骨质较硬，髓液较少。②髂后上棘穿刺点：患者侧卧（幼儿俯卧，腹下放一枕头），上面的腿向胸部弯曲，下面的腿伸直，髂后上棘突出于臀部之上，相当于第五腰椎水平旁开 3cm 左右处。③胸骨穿刺点：患者取仰卧位，背下置一枕头，使胸部抬高，取胸骨中线相当于第二肋间水平处为穿刺点。胸骨较薄（约 1cm），胸骨后为心房和大血管，严防穿通胸骨发生意外。④腰椎棘突穿刺点：患者取坐位，双手伏在椅背上，上身前屈；体弱者可侧卧位，两膝向胸部弯曲，以两臂抱之，取第三或第四腰椎棘突为穿刺点。有时棘突尖端小而硬，穿刺不易成功，可在距离棘突约 1.5cm 处从侧方穿刺棘突。

2. 常规消毒皮肤，铺无菌洞巾，术者戴手套，以 1%～2% 利多卡因溶液 2～3mL 局部浸润麻醉直至骨膜，按摩注射处。

3. 将骨髓穿刺针的固定器固定在距针尖 1～1.5cm 处（胸骨穿刺约 1cm，髂骨穿刺约 1.5cm），术者用左手拇指和食指固定穿刺部位，右手持针向骨面垂直刺入（若为胸骨穿刺则应与骨面呈 30°～40°角），当针尖触及骨质后则将穿刺针左右旋转，缓缓钻刺骨质，当感到阻力消失，且穿刺针已能固定在骨内时，表示已进入骨髓腔。若穿刺针不固定，则应在钻入少许达到能固定为止。

4. 拔出针芯，接上干燥的 10mL 或 20mL 注射器，用适当的力量抽吸，若针头确在骨髓腔内，当抽吸时患者感到一种尖锐的疼痛，随即便有少量红色骨髓进入注射器中。骨髓液吸取量以 0.1～0.2mL 为宜。若做骨髓液细菌培养需在留取骨髓液细胞计数和涂片标本后，再抽取 1～2mL。如未能吸出骨髓液，则可能是针腔被皮肤或皮下组织块堵塞或干抽（dry tap），此时应重新插上针芯，稍加旋转或再钻入少许或退出少许，拔出针芯，如见针芯带有血迹时，再行抽吸即可取得骨髓液。

5. 抽毕，重新插上针芯，左手取无菌纱布置于针孔处，右手将穿刺针拔出，随即将纱布盖于针孔上并按压 1～2 分钟，再用胶布将纱布加压固定。

三、注意事项

1. 术前应做出凝血时间检查，有出血倾向患者操作时应特别注意，对血友病患者绝对禁忌做此术。

2. 穿刺针与注射器必须干燥，以免发生溶血。穿刺时不宜用力过猛，尤其做胸骨穿刺时，针头进入骨质后不可摇摆，以免断针。抽出液量如为做细胞形态学检查则不宜过多，过多会导致骨髓液稀释，影响增生度的判断、细胞计数及分类的结果；为做细菌培养可抽取 1～2mL。抽不出骨髓液时，如排除技术问题，则为"干抽"，该情况多见于骨髓纤维化、恶性组织细胞病、恶性肿瘤骨髓转移、多发性骨髓瘤及血细胞成分异常增生如白血病原始幼稚细胞高度增生时，此时需要更换部位穿刺或做骨髓活检。

3. 老年人骨质疏松，应注意不要用力过猛；小儿不合作，除严格选择穿刺部位外，必要时穿刺前给镇静剂。

第三节　腹腔穿刺术

一、适应证

1. 检查腹腔积液的性质，以明确诊断。
2. 大量腹水引起明显呼吸困难或腹部胀痛时，适当放腹水以减轻症状。
3. 腹腔内给药以达到治疗目的。

二、操作方法

1. 穿刺时嘱患者排出小便，以免穿刺时损伤膀胱。
2. 依积液多少和病情，可取坐位、半坐位、左侧卧位。放腹水时必须使患者体位舒适，并于腹上部扎上宽布带或多头带。

3.选择适宜的穿刺点　①脐与左髂前上棘连线的中 1/3 与外 1/3 的相交点，此处不易损伤腹壁动脉。②侧卧位穿刺点在脐水平线与腋中线的交叉处，此部位较安全，常用于诊断性穿刺。③脐与耻骨联合线的中点上方 1cm，稍偏左或偏右 1 ～ 1.5cm 处，此穿刺点处无重要器官且易愈合。

4.穿刺处常规消毒，术者戴手套，铺无菌洞巾，自皮肤至腹膜壁层做局部麻醉。术者用左手固定穿刺部皮肤，右手持穿刺针经麻醉处垂直刺入腹壁，待感到针锋抵抗感突然消失时，表示针头已穿过腹膜壁层，即可抽取腹水，并将抽出液放入消毒试管中以备送检。做诊断性穿刺时，可直接用 10 ～ 30mL 空针及适当的针头进行，取得标本后迅速拔针，覆盖无菌纱布，胶布固定。

5.需放腹水时，用一粗针头，针尾连一长胶管及水瓶，针头上穿过两块无菌纱布，缓慢刺入腹腔，腹水经胶管流入水封瓶中，将套入针头的纱布及针头用胶布固定于腹壁上。胶管上可以夹输液夹子，以调整放液速度。腹水不断流出后，将腹上部的宽布带或多头带逐步收紧，以防腹内压骤降发生休克。放液完毕，覆盖纱布，用胶布固定，用多头带包扎腹部。

三、注意事项

1.肝性脑病前期禁忌放液，粘连性结核性腹膜炎、包虫病、动脉瘤等为本穿刺的禁忌证。

2.术中应随时询问患者有无头晕、恶心、心悸等症状，并密切观察患者呼吸、脉搏及面色改变。如以上症状明显时应立即停止穿刺，使患者卧床休息，必要时可静脉注射高渗葡萄糖注射液。

3.放腹水时遇流出不畅，针头应稍作移动或变换体位。放液前后均应测量腹围，复查腹部体征等，以便观察病情变化。

4.腹水严重时，穿刺时应把腹壁皮肤向下或向外牵拉，然后穿刺，以使拔针后皮肤针眼错开，防止腹水外溢。如穿刺处有腹水溢出时，用蝶形胶布或火棉胶粘贴。

第四节　肝脏穿刺术

一、适应证

1.诊断性肝脏穿刺，旨在将穿刺所得的肝组织制成切片做组织学检查或涂片做细胞学检查，以明确肝脏病变的性质或寻找特异性诊断依据。

2.肝脓肿的诊断与治疗。

二、操作方法

1.术前准备　术前应测定出血时间、凝血时间、凝血酶原时间和血小板计数。若凝血酶原时间延长，则应肌肉注射维生素 K110mg，每日 1 ～ 2 次，口服钙片 1g，每日 3 次，连用 3 天后复查，若已正常则可施术。如疑为阿米巴性肝脓肿，应先用抗阿米巴药物（甲硝唑等）治疗 2 ～ 4 天后再行穿刺，其目的在于减轻肝脏充血及肿胀，以免穿刺出血。如怀疑细菌性肝脓肿，应先用抗生素使病灶局限再行穿刺，以防病灶扩散。穿刺前应测血压、脉搏，进行胸部透视，观察有无肺气肿、胸膜增厚，注意血压波动和避免损伤肺组织。测定血型以备必要时输血。若患者紧张或恐惧，应做好解释工作，术前可给予小剂量镇静剂。

2.体位　取仰卧位，身体右侧靠近床沿，右手曲肘置于枕后。

3. 穿刺部位　诊断性肝脏穿刺通常选用右侧腋中线第八、九肋间隙，在肝实音区处穿刺。肝脏穿刺抽脓则寻找局限性水肿区或压痛最明显处作为穿刺点（一般认为该处为肝脓肿最靠近胸壁的地方），有条件者应先用超声波做脓腔定位探查，以判明最佳之穿刺点，并可指示穿刺方向与深度。

4. 操作步骤

（1）诊断性肝脏穿刺：常采用快速肝穿刺法。方法为：①穿刺点常规皮肤消毒，术者戴无菌手套后铺无菌洞巾，用1%～2%利多卡因2～4mL自皮肤做局部浸润麻醉直达胸膜。②备好快速穿刺套针（针长7cm）。套针内装有钢丝针芯活塞，其直径较针头管径略小，使空气与水皆可通过，但能阻止肝组织进入注射器。以橡皮管将穿刺针接于10mL注射器上，吸入无菌生理盐水3～5mL。③先用皮肤穿刺锥在皮肤上刺孔，然后在刺孔处将穿刺针沿肋骨上缘垂直刺入0.5～1cm，然后将注射器内生理盐水注入0.5～1mL，使穿刺针内可能存留的皮肤及皮下组织冲出，以免针头堵塞。④将注射器抽成负压，嘱患者先吸气，然后在深呼气末屏住呼吸（此动作可让患者术前练习数次，以免配合失误），此时术者将穿刺针迅速刺入肝脏并立即拔出，深度一般不超过6cm。拔针后立即以无菌干纱布按压针孔5～10分钟，再以胶布固定，并以多头腹带扎紧，压上小沙袋（1kg左右）。

（2）肝脏穿刺抽脓：①常规消毒局部皮肤，铺无菌洞巾，局部麻醉要达肝包膜。②将尾部带有橡皮管的穿刺针（橡皮管用血管钳夹住）自皮肤刺入，嘱患者先吸气，并在呼气末屏住呼吸。③将50mL注射器连接在橡皮管上，松开血管钳进行抽吸，抽满后将橡皮管夹住，拔下注射器排尽。④若脓液太稠，抽吸不畅，可用温无菌生理盐水冲洗注射器后抽吸。反复抽吸黏稠的脓液可致针筒与筒栓黏着，抽吸或排脓时费力，应用生理盐水冲洗或换一注射器。如抽出脓液量与估计量差距较大，可能系多发性脓肿，或穿刺针斜面未完全在脓腔内，在抽吸或排脓时将针尖退出或穿过脓腔，或穿刺针在脓腔之顶部，抽吸少许脓液后针尖与脓液液面脱离而吸不出脓腔中及底部之脓液等，此时应调整穿刺针之深度与方向，但变更针的方向时，应先将针于患者屏住呼吸时退至皮下，然后才能变更方向，并于患者再次屏息呼吸时进行穿刺。⑤拔针后用无菌纱布按压片刻，胶布固定，外压沙袋，并以多头带将下胸部扎紧。术后嘱患者静卧8～12小时。

三、注意事项

1. 凡有下列情况者应视为肝穿刺的禁忌证：①出血倾向；②大量腹水；③肝包虫病；④肝血管瘤；⑤肝脏缩小，肝浊音界不清，又无超声波探查定位条件；⑥肝外梗阻性黄疸。对严重贫血与全身衰竭者应在初步改善患者一般情况后，再考虑行肝穿刺术。

2. 若需经腹部进行穿刺，肝脏需肿大至肋缘下5cm以上时方可采用。穿刺点为右肋缘下锁骨中线处。患者仍取仰卧位，但右腰部应垫一薄枕。

3. 一定要在患者屏住呼吸的情况下进行穿刺或拔针，以免呼吸时肝脏移动而被穿刺针划裂，致大出血。有时局麻穿刺过深刺入肝内亦可发生这一严重的并发症，故局麻进针深度应视患者胖瘦而定，切忌过深。

4. 穿刺针刺入肝脏后不得改变穿刺方向，尽可前后移动，改变深度，但最深不得超过8cm。

5. 术后应绝对卧床24小时，尤其是诊断性肝脏穿刺时。术后4小时内每隔15～30分钟测量脉搏、血压一次。若无变化，以后改为1～2小时测量一次，共8小时。若发现患者脉搏细弱而快，血压下降，出冷汗，烦躁不安，面色苍白等，有内出血征象时，应予积极抢救。该并发症多在术后最初的数小时发生，故术后观察甚为重要。

6. 穿刺后如局部疼痛，应仔细检查，分析引起的原因。若为一般组织创伤性疼痛，可给止痛剂等口服；如出现右肩部剧痛并有气促，则多为膈肌损伤所致，可口服可待因或注射哌替啶，且应严密观察。

7. 术中误伤胆囊、结肠与肾脏等脏器，可出现腹膜炎或血尿以及胸腔感染甚至气胸等。此类并发症较为少见，且出现的时间多较晚，故术后亦应注意有无腹痛、胸痛、呼吸困难以及血尿等出现，及时给予相应的处理。

第五节 胸膜腔穿刺术

一、适应证

1. 各种胸腔积液，需明确诊断者。

2. 渗出性胸膜炎积液过多，久不吸收，或持续发热不退，或大量积液产生压迫症状时，进行放液治疗或注入药物。

3. 脓胸抽脓治疗并注入药物。

二、操作方法

1. 嘱患者面向椅背坐于椅上，两前臂置于椅背上，前额伏于前臂上。如病重不能起床者，要取仰卧或半仰卧位，将前臂置于枕部，行侧胸腔穿刺。

2. 穿刺前应在胸部叩诊实音最明显的部位处进行，或通过胸透、超声波检查明确穿刺部位。一般常选肩胛下角线第七至九肋间，也可选腋中线第六、七肋间或腹前线第五肋间为穿刺点。包裹性积液可结合 X 线或超声波检查确定穿刺点。穿刺点可用蘸甲紫的棉签在皮肤上做标记。

3. 穿刺部位常规消毒，戴无菌手套，铺洞巾，用 1% ～ 2% 利多卡因溶液 2 ～ 3mL，沿穿刺点肋间的肋骨上缘进针，边进针边注入麻醉药，逐层浸润麻醉直至胸膜，并刺入胸腔，试抽胸水，记录针头刺入深度，作为抽液时的参考。

4. 将接有胶皮管的穿刺针由穿刺点刺入皮肤（胶皮管应用止血钳夹住），针尖缓慢进入胸膜腔时有阻力突然消失感。接上注射器，松开止血钳，抽吸胸腔内积液。注射器抽满后，夹紧胶皮管，取下注射器，将液体注入适当容器中，以便计量或送检。如此反复，每次排出注射器内液体时均应夹紧胶皮管，以防空气进入胸膜腔。

5. 抽液完毕，需胸内注药者可注入适量药物，然后拔出穿刺针，无菌纱布覆盖，用胶布固定后嘱患者静卧。

三、注意事项

1. 操作前应向患者说明穿刺的目的，以解除其顾虑；对精神过于紧张者，可于术前 0.5 小时服安眠酮 0.1g 或可待因 0.03g 以镇静止痛。

2. 麻醉必须深达胸膜，嘱患者不要移动体位，避免咳嗽或做深呼吸。进针不宜过深或过浅、过高或过低。应避免在第九肋间隙以下穿刺，以避免穿透膈肌损伤腹腔脏器。

3. 有以下情况时，行胸膜腔穿刺术需慎重：①病变靠近纵隔、心脏和大血管处；②有严重肺气肿和广泛肺大泡者；③心、肝、脾明显肿大者。

4. 一次抽液不可过多、过快。诊断性穿刺抽液 50 ～ 100mL 即可。放液一般首次不超过

600mL，以后每次不超过 1000mL，但感染性胸腔积液应一次尽量抽尽。做胸腔积液细胞学检查时，则至少需 50mL 液体并应立即送检，以免细胞自溶。

5. 操作中应不断观察患者的反应，如有头晕、面色苍白、出汗、心悸、胸部压迫感或剧痛、昏厥等胸膜过敏反应，或出现连续性咳嗽、咳泡沫痰等现象时，应立即停止抽液，让患者平卧，观察心、肺、血压情况。大部分患者卧床后即可缓解，少数需皮下注射 0.1% 肾上腺素 0.3 ～ 0.5mL 或进行其他对症处理。

6. 疑有支气管胸膜瘘时，可注入亚甲蓝或甲紫溶液 2mL，观察术后患者是否咯出染色痰液。

第六节　心包穿刺术

一、适应证

1. 心包腔积液并有明显心脏压塞症状需穿刺放液以缓解症状者。
2. 心包积液压迫症状并不严重，但需检查积液性质以明确诊断者。
3. 心包积脓须抽脓冲洗，注入治疗药物者。

二、操作方法

1. 穿刺部位的选择。先叩诊心浊音界，有条件时应做超声波检查，引导穿刺。常用穿刺点：①心尖部穿刺点：一般在左侧第五肋间心绝对浊音界内侧内约 2cm 处，由肋骨上缘进针，针刺方向向内、向后，稍向上并指向脊柱方向，缓慢刺入心包腔内。②剑突下穿刺点：位于剑突下与左肋缘交角区，穿刺针从剑突下前正中线左侧刺入，针头与腹壁保持 30° ～ 40° 角，向上、向后并稍向左沿胸骨后壁推进，避免损伤肝脏。左侧有胸膜增厚、左侧胸腔积液或心包积脓时选择此穿刺点较合适。③右胸前穿刺点：位于右胸第四肋间心绝对浊音界内侧 1cm 处，穿刺针向内、向后并向脊柱推进，此点仅适用于心包积液以右侧较多、心脏向右扩大者。

2. 患者取坐位或半坐卧位，位置要舒适，因在穿刺过程中，不能移动身体。术者应再一次检查心界，确定穿刺点后，常规局部消毒、铺洞巾。

3. 用 1% ～ 2% 利多卡因以小号针头做局部麻醉，刺入皮肤后，按上述进针方向，将针徐徐推进，边进针，边回抽，边注射，穿过心包膜时有落空感，如抽出液体应记录进针方向、深度，然后拔出局麻针。穿刺抽液针进针方向同上，进入心包腔后可感到心脏搏动而引起的震动，此时应稍退针，避免划伤心肌，助手立即用血管钳夹住针头以固定深度，术者将注射器套于针座的橡皮管上，然后放松橡皮管上止血钳，缓缓抽吸液体，记录抽液量，并将抽出液体盛入试管内送检。需做细菌培养时，应用灭菌培养管留取。

4. 术毕拔出针头，盖以消毒纱布，用胶布固定。

三、注意事项

1. 穿刺点要合适，进针方向要准确，深度要适当。一般进针深度为 3 ～ 5cm（左胸前穿刺点）或 4 ～ 7cm（剑突下穿刺点），但应视积液多少和心浊音界大小而定。穿刺针头接管应保持轻负压，边进针边抽吸，直至抽出液体。如病情允许，每一次穿刺最好按超声波检查测定的深度，或在超声波引导下穿刺，这样较安全、准确。若未能抽出液体，又未触到心脏搏动，缓慢退回针头，改变进针方向重新穿刺，但不能盲目反复穿刺。

2. 术前应向患者做好解释工作以消除顾虑，并嘱患者在穿刺时切勿咳嗽或深呼吸。

3. 若脓液黏稠不易抽出时，可用消毒温无菌生理盐水冲洗，冲洗动作要轻柔，并注意患者反应。如需注入药物，可于抽液后缓缓注入。

4. 如操作过程中患者出现面色苍白、气促、出汗、心慌等情况，应终止手术，做相应处理。如抽出血性液体，应暂停抽液，检查进针方向与深度，将抽得血性液体放入干试管中，血液不久就凝固，表示很可能来自心脏，应立即终止手术。如放置10分钟以上不凝固，患者又无凝血机制障碍，表示血液来自心包腔，并视病情需要，继续或终止抽液。

5. 首次抽液量不宜超过100mL，需再次抽液时一般也不宜超过300～500mL。抽液速度不宜过快。但在化脓性心包炎时，应每次尽量抽尽脓液，穿刺时避免污染胸腔，穿刺抽脓后应注意胸腔感染的发生。

6. 术中和术后均需密切观察呼吸、血压、脉搏的变化。

第七节　膀胱穿刺术

一、适应证

尿道狭窄或前列腺肥大引起的尿潴留导尿失败，又无条件行膀胱引流者，可先做膀胱穿刺术。

二、操作方法

1. 穿刺部位　耻骨联合上方2cm处为最常用的穿刺点。

2. 操作步骤　①患者仰卧，皮肤常规消毒，术者戴无菌手套，于耻骨联合上方2cm处用1%～2%利多卡因溶液做局部浸润麻醉。②用9号或12号针头接上20～50mL注射器，垂直刺入膀胱内。③进入膀胱后抽吸注射器，抽得尿液后，将带有橡胶管的玻璃接头插入针座放尿。④若病情需要反复穿刺或配合治疗，为减少穿刺次数，避免过多地损伤膀胱，可用穿刺针行膀胱穿刺术，将硅胶管通过穿刺针送入膀胱内，并加以固定。

三、注意事项

1. 操作要求严格无菌，穿刺点应准确。

2. 大量尿液潴留者，不宜一次放完，可采用多次、逐渐放出的方法，使膀胱内压力渐次降低，有利于膨大的膀胱恢复其张力。

3. 穿刺后，尤其是多次穿刺者，有可能发生血尿、尿外溢或感染，故如无必要，尽量不做膀胱穿刺术。

第八节　锁骨下静脉穿刺术

一、适应证

1. 需短期内迅速输入大量液体，或长期输液，尤其是输入高浓度或刺激性药物，如静脉高营养治疗者。

2.心肺复苏时给药，用以取代心内注射途径。

3.当周围浅静脉萎缩、过小（或栓塞），或因大面积烧伤、广泛皮肤病、肥胖者等，致静脉穿刺困难，而又急需快速补液时。

4.有时用于插入静脉导管监测中心静脉压，或置入临时心脏起搏器。

二、操作方法

1.患者尽可能取头低 15°的仰卧位，头转向穿刺点对侧，穿刺同侧上肢外展 10°～ 20°角。

2.穿刺点一般选取右锁骨下静脉，以防止损伤胸导管。可经锁骨下及锁骨上两种进路穿刺。

（1）锁骨下进路：取锁骨中、内 1/3 交界处，锁骨下方 1cm 约为穿刺点，针尖向内，轻向上指，向同侧胸锁关节后上缘进针，如未刺入静脉，可退针至皮下，针尖改指向甲状软骨下缘进针。也可取锁骨中点，锁骨下方 1cm 处，针尖指向胸骨上切迹进针。针身与胸壁成 15°～ 30°角。一般进针 2 ～ 4cm 可刺入静脉。此点便于操作，临床曾最早应用，但如进针过深易引起气胸，故目前除心肺复苏时临时给药外，已较少采用此进路。

（2）锁骨上进路：取胸锁乳突肌锁骨头外侧缘，锁骨上方 1cm 处为穿刺点，针身与矢状面及锁骨各成 45°角，在冠状面呈水平或向前略偏呈 15°角，指向胸锁关节进针，一般进针 1.5 ～ 2cm 可刺入静脉。此路指向锁骨下静脉与颈内静脉交界处，穿刺目标范围大，成功率较颈内静脉穿刺为高，且安全性好，可避免胸膜损伤或刺破锁骨下动脉。

3.按无菌操作要求消毒、铺洞巾，用 1%～ 2% 利多卡因 2 ～ 4mL 局部浸润麻醉。取抽吸有生理盐水约 3mL 的注射器，连接穿刺针，按上述穿刺部位及方向进针，入皮下后应推注少量盐水，将可能堵塞于针内的组织推出，然后边缓慢进针边抽吸，至有"落空感"并吸出暗红色血液，表示已经刺入静脉。如针尖已达胸锁关节仍无回血，可边退针边回吸，如退针过程中有回血，也表示针已进入静脉。取腔内充满生理盐水的静脉导管自针尾孔插入，注意动作轻柔，如遇阻力应找原因，不得用力强插，以防损伤甚至穿通血管。导管插入后回血应通畅，达所需深度后拔出穿刺针，于穿刺口皮肤缝一针，以其缝线固定导管，用无菌敷料包扎，置管深度随不同要求而异，可分别达锁骨下静脉、无名静脉及上腔静脉水平，但不可进入右心房或在血管内卷曲，应透视或拍片确定导管端位置。一般插入深度不超过 12 ～ 15cm。

在心肺复苏紧急注药不做留置导管时，可按上述锁骨下进路操作，常规消毒后以细长针头连接盛药注射器直接穿刺，向甲状软骨下缘方向进针，见回血后固定针头，推入药物后拔针，局部按压片刻即可。

三、注意事项

1.穿刺部位皮肤有感染时禁做穿刺。严重肺气肿、胸廓畸形、凝血机制障碍、锁骨与肩胛带区外伤、严重高血压（收缩压 >24kPa）、上腔静脉栓塞等情况慎做此术。儿童与躁动患者术前应用镇静剂。

2.穿刺定点要准确，进针方向、角度要准确，以防止气胸等合并症发生。穿刺困难时忌反复试穿，应及时改用其他进路或改行颈内静脉穿刺。

3.做静脉留置导管者应尽量取头低位，穿刺成功后，宜让患者深吸气后屏气，此时迅速取下注射器和插入导管，导管内必须充满液体，以防空气栓塞。头低位有困难者，操作需特别小心，以采用外套管穿刺针较为安全（其具体操作方法参见"颈内静脉穿刺术"节）。导管插入穿刺针后不得回抽，以防被针尖切断造成危险。

4.术后需仔细观察患者有无血肿或气胸等并发症表现。如发现呼吸急促、穿刺侧呼吸音减低等必须立即胸透或拍片查明情况。

5.锁骨下静脉穿刺插管的并发症，除上述气胸、空气栓塞、血肿外，尚可有心包压塞、感染、静脉血栓形成与栓塞、血胸、穿刺口渗液、误入锁骨下动脉、臂丛神经损伤等，国外报告发生率共约5%，应予注意，并及时做相应处理。

6.导管留置时间一般不超过6～8周。拔管后局部应加压3～5分钟。

7.回血顺利表明穿刺针的位置正确。如果回血呈波动性并且颜色鲜红，说明误入了锁骨下动脉，应该立即撤出穿刺针并按压5分钟。

第九节　颈内静脉穿刺术

一、适应证

1.置入中心静脉导管或气囊漂浮导管行血流动力学监测。

2.经导管安置心脏临时起搏器。

3.需大量快速补液或输血的患者，利用中心静脉压监测调节液体入量及速度。

4.需长期输液，尤其是输入高浓度或刺激性药物，如静脉内高营养治疗。

5.因各种原因导致周围静脉穿刺困难，而又急需大量补液者。

6.静脉留置导管。因颈内静脉解剖位置固定，个体差异小，易于固定导管，较少发生并发症，故静脉置管多首选此静脉。心脏复苏临时注药也选用锁骨下静脉。

二、操作方法

1.患者取头低15°～30°的仰卧位，使静脉充盈以防止空气栓塞，头后仰并向穿刺点的对侧扭转15°～20°角。

2.穿刺点一般取右侧，因右颈内静脉与无名静脉、上腔静脉几乎成一直线，且血管较左侧为粗，较易穿刺成功。依照穿刺点与胸锁乳突肌的关系分三种进路。

（1）中路：由胸锁乳突肌的胸骨头、锁骨头及锁骨组成的三角形称胸锁乳突肌三角。在其顶端处（距锁骨上缘两三横指）进针，针身与皮面（冠状面）呈30°角，与中线平行指向尾端（或对向同侧乳头）。如试穿不成功，针尖向外倾斜5°～10°角再穿。肥胖患者或小儿等胸锁乳突肌标志不清楚者，可在锁骨内侧段上缘小切迹上方1～1.5cm处进针，其角度、方向如前，一般进针2～3cm即刺入颈内静脉。

（2）前路：在胸锁乳突肌前缘中点（距中线约3cm），术者用左手食、中指向内推开颈总动脉后进针，针身与皮面呈30°～50°角，针尖指向锁骨中、内1/3交界处或同侧乳头。亦可在甲状软骨上缘水平颈总动脉搏动处外侧0.5～1cm处进针，针身与皮面呈30°～40°角，针尖指向胸锁乳突肌三角，与颈内静脉走向一致穿刺。但此点误伤颈总动脉机会较多。

（3）后路：在胸锁乳突肌外缘中、下1/3交界处进针，针身水平位，在胸锁乳突肌深部向胸骨上窝方向穿刺。针尖勿向内过深刺入，以防损伤颈总动脉。

3.按无菌操作要求消毒、铺洞巾，用盛有局麻药的注射器接细长针头在选定的穿刺点做皮下浸润麻醉后，按上述相应进针方向及角度试穿，进针过程中持续轻回抽注射器，至见回血后，记住方向、角度及进针深度后拔针。

4. 进针点皮肤用三棱针或粗针头刺一小口，直达皮下。取外套管穿刺针或 16 号薄壁穿刺针自小口入皮下，按试穿针方向进针，接近上述深度时接注射器并保持适当负压，缓缓进针，见回血后，速进针 2 ～ 3 mm，固定内针而捻转推入外套管，或经穿刺针插入导管，至所要求的深度。一般穿刺点至上腔静脉接近右心房处距离为 15 ～ 20cm。准备置入气囊漂浮导管（Swan-Ganz 导管）者，则经穿刺针腔内插入导引钢丝至预计深度。

5. 拔除内针或穿刺针，将外套管针座或导管连接测压、输液装置，缝针固定针座或导管，用无菌敷料包扎。置气囊导管者，则需要再沿导引钢丝插入套有导管鞘的扩张器，拔除导引钢丝及扩张器，取管腔内充满 0.2‰肝素溶液的气囊导管经导管鞘插入，连接测压装置，慢慢推进导管，并在相应部位对气囊充气或放气，监测各部位压力，最后使导管端留置于楔压部位的合适位置。拔出导管鞘至皮肤入口处，固定导管并记录导管留于体内的长度，用无菌敷料包扎。

三、注意事项

1. 凝血机制障碍及穿刺部位有感染时禁做此穿刺。严重高血压（收缩压 >24kPa）、呼吸衰竭、严重胸部创伤、上腔静脉栓塞等情况慎做此术。

2. 准确选取穿刺点及掌握进针方向、角度。一般穿刺针刺入皮肤至见回血，成人约 4cm，极少达 5 ～ 7cm。如达一定深度未见回血，应边回吸边退针，至皮下调整方向再做穿刺。禁止稍退针反复深刺或反复以粗针试穿，以防颈内静脉撕裂及气胸等意外发生。如穿刺困难，应及时改变其他进路，或改经锁骨上进路穿刺锁骨下静脉，常可获成功。

3. 一般不做颈内静脉穿刺，因其紧贴胸膜顶，易导致气胸及损伤胸导管。如必须做时，应取后路进针并须谨慎操作。

4. 用外套管针穿刺时，皮肤刺口要够大，使外套管通过皮肤至皮下组织时无明显阻力，以防外套管口裂开或卷曲而导致穿刺失败。

5. 置入导管时注意防止空气栓塞（详见"锁骨下静脉穿刺术"节注意事项）。

6. 颈内静脉穿刺术发生合并症者并不多，但仍需注意观察，可有血胸、气胸、空气栓塞、感染、皮下气肿、Horner 征、胸导管损伤、臂丛神经损伤、膈神经损伤、气管穿孔及动静脉瘘等，如发现相应症状应及时处理。

7. 导管留置时间一般不超过 6 ～ 8 周。拔管后局部加压 3 ～ 5 分钟。

第十节　股静脉穿刺术

一、适应证

肢体皮下静脉穿刺采血有困难时，可做股静脉穿刺采血。

二、操作方法

1. 患者取仰卧位，采血侧的大腿放平，稍外旋外展。

2. 选择穿刺点。先摸出腹股沟韧带和股动脉搏动处。穿刺点选定在腹股沟韧带内、中 1/3 的交界处下方二指（约 3cm）处，适在股动脉搏动内侧约 1cm 处。

3. 常规消毒皮肤后，左手食、中指触及股动脉后，向内移 1cm 左右，即以食、中指分开压迫股静脉，右手持注射器，由确定的穿刺点向上呈 45°～ 60°角斜刺或垂直穿刺，边进针边抽吸，如抽得血液则表示已刺入股静脉内，按所需采足血量。如抽吸无回血，可继续进针，直至针尖触及骨质（耻骨的上支），再边退边抽吸，如仍未抽得血液，再摸出股动脉部位，核对注射针进针方向是否正确，将针尖稍改变方向和深浅，重行抽吸，采血完成，拔出针头。

4. 拔出针头后，穿刺点部位用棉球压迫数分钟，以防血肿形成。

三、注意事项

本方法不宜用作注射药物。

第十一节　动脉直接穿刺插管术

一、适应证

1. 采取动脉血标本，进行化验检查或细菌培养。

2. 动脉直接穿刺插管不仅能连续测量收缩压、舒张压和平均压，还能采取动脉血标本做血气分析和酸碱度测定、注射染料测量心排血量及计算动脉压以便了解心脏功能。

3. 重度休克经静脉输血治疗无效时，可行动脉穿刺加压输液和输血。

4. 注射抗癌药物治疗盆腔肿瘤或注射溶栓剂治疗动脉栓塞。

二、操作方法

动脉直接穿刺插管的途径包括桡动脉、股动脉、足背动脉、肱动脉、颞浅动脉、尺动脉和腋动脉等。桡动脉为首选，其次为股动脉。如上述途径有困难，则依次选用足背动脉、肱动脉和尺动脉。

（一）桡动脉穿刺插管

1. 解剖特点　桡动脉在腕部桡侧腕屈肌腱和桡骨下端之间的纵沟内，桡骨茎突水平上，可摸到其搏动。桡动脉形成掌深弓与掌背弓，并与尺动脉汇成掌浅弓，掌浅弓血流86%来自尺动脉。

2. 操作技术

（1）血液循环判断：用改良 Allen 试验估计来自尺动脉掌浅弓的侧支血流。将患者手臂抬高，术者双手拇指分别摸到桡动脉和尺动脉搏动后，令患者做三次握拳和放松动作（昏迷患者可被动挤压），接着压迫阻断桡动脉和尺动脉血流，手部发白，待手部放平后，解除对尺动脉的压迫，手部皮色转红，平均转红时间为3秒，应短于 5 ~ 7 秒，称 Allen 试验阴性，说明尺动脉和掌浅弓血流通畅。Allen 试验可分为三级：0 ~ 7秒为Ⅰ级，表示血液循环良好；8 ~ 15秒为Ⅱ级，属可疑；超过15秒为Ⅲ级，系血供不佳。也可用同样方法测定桡动脉血循环情况，Allen 试验阳性，不宜选用桡动脉穿刺插管。应用超声多普勒等方法探测血流通畅程度则更可靠。

（2）穿刺方法：通常选用左手，将患者手和前臂固定在木板上，腕下垫纱布卷，背屈抬高60°。左手中指摸到桡动脉，在桡骨茎突近端定位，食指在其远端轻轻牵拉，穿刺点在两手指之间桡骨茎突远端约0.5cm左右。常规消毒、铺洞巾，用1% ~ 2% 利多卡因局麻，取 18G 针刺入皮下作导引，20G 套管针与皮肤呈15°角，对准中指摸到的桡动脉方向，将导管和针芯接近桡动脉后刺入动脉，直至针尾出现血液为止，拔除针芯，如动脉较粗，方向和角度准确，则动脉血自针尾向外喷出，说明套管已进入动脉内，将套管向前推进，血流通畅，即穿刺成功。拔出针芯后，如无血喷出，则将套管徐徐拔出，直至针尾有血液喷出，再将套管与动脉平行方向插入，血流通畅，则可以接上连接管，连通简易测压器或压力换能器，用胶布固定动脉套管和连接管，以免滑出。取出腕下纱布卷，并用肝素液冲刺一次，保持导管通畅，覆盖敷料，固定手臂，即可测压。

（二）股动脉穿刺插管

1. 解剖特点　股动脉由髂外动脉分出，在腹股沟韧带下方进入大腿上部，股动脉外侧是股神经，内侧为股静脉，股动脉和股静脉位于血管鞘内。

2. 穿刺方法　在腹股沟韧带下 2cm 或腹股沟皮肤褶皱处摸到股动脉搏动，用左手食、中指放在腹股沟韧带下股动脉搏动表面，食指和中指分开，穿刺点选在食指与中指间，定位方法既能指示股动脉位置，又可确定其行走方向。常规消毒、铺洞巾，用 1% ～ 2% 利多卡因局麻，右手持针，与皮肤呈 45°角进针，在接近动脉时刺入动脉。如有血液从针尾涌出，即可插入导引钢丝。如无血液流出，可慢慢推针，直至有血液涌出，表示穿刺成功。插入导引钢丝时应无阻力，有阻力者不可插入，否则将对穿动脉进入软组织内。最后经导引钢丝插入塑料导管。用套管针时，针尾有血液涌出，即可放入导管。套管针置管有时较经导引钢丝置管困难，或可能对穿动脉进入软组织内，此时，应将导管慢慢退出，至导管尾端有血液涌出时，调整角度，沿动脉方向插入，有时也能获得成功。用丝线在皮下缝一针，固定导管和连接管，并用胶布贴牢，以免滑脱。最后用肝素盐水冲洗一次，盖好敷料，即可测压。

（三）其他动脉穿刺插管

如桡动脉和股动脉穿刺插管失败或由于某些原因而不能使用者，可选择足背动脉或肱动脉，而尺动脉、颞浅动脉和腋动脉较少应用。

1. 足背动脉是胫前动脉的延续，较表浅，经皮穿刺插管的成功率高达 80% 以上，测压时的并发症少。但测压时管理不方便，而且 5% 小儿和 12% 成人没有足背动脉或不能触及。血栓闭塞性脉管炎、胫后动脉供血不足或局部有感染者禁用足背动脉穿刺插管。

2. 肱动脉是腋动脉的延续，在上臂位于肱二头肌内侧缘下行，在肘部穿过肱二头肌腱，在肱二头肌腱和正中神经之间容易摸到，此处即为穿刺部位。穿刺容易成功，但肱动脉是前臂及手部主要动脉，如有损伤、血肿或血栓形成，肱动脉供血不足，可造成前臂和手部缺血坏死，血肿也可压迫正中神经，因此应慎重选用肱动脉。

3. 尺动脉穿刺较困难，搏动明显者也可成功。在桡动脉穿刺失败或有血肿者不宜选用同侧尺动脉穿刺，以免造成手部血供不足。

4. 颞浅动脉是颈外动脉的分支，在置管后即使有血栓形成也没有引起组织缺血的危险，且感染机会也少，所以穿刺置管较安全。文献报告，颞浅动脉测压还可作为脑血流灌注的指标。

5. 腋动脉穿刺插管和测压的操作不太方便，但由于有肱深动脉等侧支循环存在，所以在穿刺后形成血肿不易造成肢体坏死，但与臂丛神经一起位于腋鞘内，血肿可以压迫神经。

三、注意事项

1. 桡动脉穿刺插管的并发症有血栓形成、栓塞、表面皮肤坏死及假性动脉瘤等。股动脉穿刺插管的并发症有血栓形成、栓塞、血肿和出血、动静脉瘘及假性动脉瘤等。

2. 预防动脉栓塞的方法：①了解侧支循环的情况，常规做 Allen 试验；②注意无菌操作；③

尽量减轻动脉损伤；④排尽空气；⑤发现血块立刻抽出，不可注入；⑥末梢循环不佳时应更换测压部位；⑦固定好导管位置，避免移动；⑧经常用肝素盐水冲洗；⑨发现桡动脉血栓形成，并有远端缺血时，必须立即拔除测压导管，需要时可紧急手术探查，取出血块，挽救肢体。

3. 股动脉插管应避免在腹股沟上方穿刺，因为引起出血或血肿，用压迫的方法控制有困难，可导致后腹膜出血。

中心静脉压（CVP）是指右心房及上、下腔静脉胸腔段的压力。它可反映患者当时的血容量、心功能与血管张力的综合情况，因此有别于周围静脉压力。周围静脉压力受静脉内瓣膜及其他机械因素影响，因此不能正确反映血容量与心功能等情况。

一、适应证

1.用作区别急性循环衰竭是低血容量抑或心功能不全所致的一个参考指标。

2.大手术或危重患者利用中心静脉压测定和动态观察维持患者适当的血容量，保证手术顺利进行和其他治疗的进行。

3.鉴别少尿或无尿的原因是血容量不足抑或肾衰竭所致。

4.大量输液、输血时，在中心静脉压测定的监视下，可使血容量得到迅速补充，同时又不致使循环负荷过重而发生心功能不全。

二、操作方法

1.患者取仰卧位，选好插管部位，常规消毒皮肤，铺无菌洞巾。

2.插管常用途径有二：①上腔静脉插管：导管可经锁骨下静脉、肘前贵要静脉、颈外静脉、颈内静脉切开或穿刺插管。此途径的优点是测压不受腹内压的影响，测量结果较精确，缺点是插管固定困难。②下腔静脉插管：一般经大隐静脉插管，将导管插至下腔静脉，导管端应插过膈肌到胸腔。经肘前贵要静脉插管至上腔静脉或经腹股沟大隐静脉插管至下腔静脉，两者均插入35～45cm。

3.测压装置可用普通输液胶管，在其下端接一个Y形管，Y形管另一端接静脉导管（或硅胶管），第三端接带有刻度的测压玻璃管，后者固定在输液架上，保持测压管的"零"点与患者右心房在同一水平（即仰卧患者的腋中线）。测压时，先将静脉导管与Y形管连接处的开关关闭，使输液管与测压管相通，待液体充满测压管后，将输液管与Y形管连接处的开关关闭，打开静脉导管与Y形管连接处的开关，再使静脉导管与测压管相通，可见测压管内液面下降，至液面稳定时，所指刻度即为中心静脉压数值。测毕，关闭测压管与Y形管连接处的开关，使测压管与静脉导管不再相通，打开输液管与Y形管连接处的开关，使输液管与静脉导管相通，这样可继续输液并反复多次测压。

4.正常中心静脉压为5～12cmH_2O，降低与增高均具有临床意义。① CVP<5cmH_2O，而动脉血压低，表示有效循环血容量不足。② CVP<5cmH_2O，而动脉血压正常，提示有效循环血量轻度不足。③在补充血容量后患者仍处在休克状态，而CVP>10cmH_2O，则表示有容量血管过度收缩或心功能不全的可能，应严格控制输液速度及采取其他相应措施。④ CVP>20cmH$_2$O，表示有明显心功能不全，且有水肿的危险，应暂停或严格控制输液速度，并应采取针对心功能不全的措施。但中心静脉压测定受许多因素影响，如腹内压升高可导致由大隐静脉插管测定的中心静脉压升高，因此，中心静脉压的测定必须结合动脉压和全身情况等综合分析。

三、注意事项

1. 严格无菌操作。插静脉导管动作要轻柔，不能使用暴力及插得太深，以免插入右心室，使压力呈显著波动性升高，如导管进入右心室，可后退少许。

2. 静脉导管、输液管和测压管必须保持通畅，测压才能准确；若不通畅，可变更导管位置，用输液瓶中液体冲洗，或用肝素冲洗管道。

3. 使用血管活性药物、正压辅助呼吸均可影响测得值，故测定前应暂停使用。

4. 静脉导管留置时间一般不超过 5 天，留置过久易发生静脉炎或血栓性静脉炎。每日应以 0.025% 肝素溶液冲洗导管，以保持静脉导管通畅。

血液净化技术（blood purification）是指使用物理或化学方法进行血液中溶质的交换方法，包括清除血液中内源性或外源性有害物质，如机体代谢产物、毒物、自身抗体等，以及补充机体所需的电解质和碱基，以维持正常的水、电解质和酸碱平衡。血液净化技术主要包括血液透析、血液滤过、血液灌流、血浆置换、免疫吸附和腹膜透析等。在现今的医疗工作中，血液净化不仅是肾脏病领域中的常用诊疗技术，在急诊、危重症以及其他领域也已广泛开展。

一、血液透析

血液透析（hemodialysis，血液透析）是将血液引出体外，通过透析器进行血液与透析液溶质的交换过程。血液透析清除的是机体内多余的水分和小分子溶质，其中清除水的原理是对流机制，即通过在血液侧施加正压或透析液侧施加负压，促使水由血液侧向透析液侧移动，而清除溶质的原理是扩散机制，即溶质由化学浓度较高的血液侧向化学浓度较低的透析液侧转运。血液透析是血液净化疗法的核心，也是最早出现的血液净化疗法，是急慢性肾功能衰竭最有效的治疗方法之一。在此基础，通过对滤过装置的不断改进，演变出了血浆置换、血液灌流等其他血液净化技术。

1. 适应证

（1）急性肾功能衰竭：开始透析指征为：①明显的水潴留、心力衰竭及肺水肿迹象；②血钾在 6.0mmol/L 以上或心电图有高钾表现；③无尿或少尿 2 天以上；④高分解代谢状态；⑤血尿素氮超过 17.8mmol/L（50mg/dL）；⑥少尿 2 天，伴有体液潴留或尿毒症症状或血肌酐 442μmol/L 以上或血钾在 5.5mmol/L 以上。

（2）慢性肾功能衰竭：透析指征为：① GFR 低于 15mL/（min·1.73m²），糖尿病患者可相对放宽指征至低于 20 mL/（min·1.73m²）；②水潴留、心力衰竭或尿毒症心包炎；③难以控制的高血压、高磷血症或软组织钙化；④尿毒症所致神经系统受损或精神障碍。

（3）急性药物过量或者毒物中毒：如药物或毒物满足分子量小、水溶性高、蛋白结合率低、游离浓度高等特点，可行血液透析治疗。能通过血液透析清除的药物和毒物有巴比妥类、甲丙氨酯、甲喹酮、氯氮平、水合氯醛、异烟肼、砷、汞、铜、氯化物、溴化物、氨、内毒素、硼酸、毒蕈碱、四氯化碳、三氯乙烯、链霉素、卡那霉素、新霉素、万古霉素、多黏菌素等。

（4）其他疾病：如难治性充血性心力衰竭、急性肺水肿和肝肾综合征等。

2. 禁忌证

血液透析没有绝对禁忌证，特别是抢救急性肾功能不全或是急性肺水肿的患者时。但在以下情况时行透析需慎重：休克、低血压或其他原因导致血流动力学不稳定；难以控制的出血或严重出血等抗凝禁忌证；心脑血管并发症；无法配合的患者。

3. 血液透析操作要点

（1）血管通路的建立：临时性血管通路多用于急危重患者的紧急治疗，通常采用直接动静脉穿刺或者中心静脉置管，常见的血管选择包括颈内静脉、股静脉等。对慢性肾功能衰竭需要长期血液透析替代治疗的患者通常采用的是动静脉内分流或内瘘。

（2）血液透析装置的选择：透析器是血液透析治疗的核心部分，选择透析器的原则是基于溶质清除效能、水清除效能以及生物相容性等多方面因素考虑。透析液中不同离子浓度一般接近正常血浆水平，但仍可根据需要做适当调整。特别对急诊危重症患者来说，血液透析是调整体内水、电解质以及酸碱平衡的一个重要手段。因此需要根据患者的具体情况进行调整。

（3）血液透析抗凝方法：为了使血液透析顺利完成，必须使用抗凝剂保证血液在体外循环中不凝固。肝素是目前血液透析中最常用的抗凝药。常规肝素抗凝是先以肝素生理盐水（生理盐水500mL+肝素1250～1875U）浸泡和循环透析器和血路管5～20min。此后在血液透析开始前5～15min体内首剂应用肝素2000 U（50 U/kg），然后以500～2000 U/h持续滴注，使凝血指标在相应的目标范围内，透析结束前0.5～1h停用。对于有活动性出血或者高危出血倾向患者可采用小剂量肝素以及局部体外肝素抗凝法以减少出血的发生，还可以采用无肝素透析，或者使用低分子肝素抗凝剂局部抗凝法。

4. 并发症

（1）失衡综合征：多见于初次透析、快速透析或透析结束后不久，表现为以神经精神症状为主要表现的临床综合征。轻度者表现为焦虑、烦躁、头痛、恶心、呕吐，有时血压升高；中度者尚有肌阵挛、震颤、失定向、嗜睡；重度者可有癫痫样大发作、昏迷甚至死亡。其发病机制与透析过快，脑组织的渗透压过高，引起脑水肿有关。一旦出现失衡综合征，应予吸氧、静注高渗溶液等对症治疗。严重者应停止透析，输注甘露醇，并予生命支持治疗。一般症状会在24小时内好转。

（2）心血管并发症：如低血压等。多由超滤过多、过快引起的有效血容量不足所致。由于血液透析时血流动力学持续的变化，也会诱发患者基础心血管疾病加重，导致如心律失常、心肌梗死、心力衰竭等症状发生。一旦出现心血管并发症，应立即停止透析，并积极治疗原发病。对低血压患者可采用头低脚高位，必要时静脉补液。

（3）过敏反应：首次使用综合征，即用新透析器在短时间内出现过敏反应。多数在开始透析后15～30min发生，主要表现为皮肤瘙痒、胸痛和背痛，严重者可出现全身烧灼感、胸腹剧痛、呼吸困难、血压下降。需立即停止透析，给予吸氧、抗过敏治疗。

（4）感染：包括感染性疾病与血液传染病。前者是由于细菌通过透析管路入血引起脓毒症；后者是因为血液传染病病原体通过输血、复用透析器等情况进入患者体内。感染是血液透析患者死亡主要原因之一。严格无菌操作，减少复用透析器使用，充分透析，加强营养等，均有利于预防感染。

（5）急性溶血：在血液透析过程中出现急性溶血少见，几乎均与透析液有关，偶见于异型输血、血泵性能差所造成红细胞破裂等。一旦发现应立即停止透析，夹闭血路管，丢弃管路中血液，必要时输新鲜全血。

（6）空气栓塞：为非常严重的并发症。透析结束时用空气回血、补液结束时未及时停止、管路连接处泄漏、管路破裂等均可导致空气进入。一旦发现应立即阻断静脉回路，左侧卧位并取头胸部低位，从而使空气聚集在右心房。如出现心搏骤停，除维持心肺复苏外，应施心房穿刺抽气术。

（7）其他并发症：如痛性肌肉阵挛、发热、低血糖发作、出血等。

二、其他急救常用血液净化技术

1. 血液灌流

血液灌流（hemoperfusion，HP）是目前临床上非常有效的用于治疗药物及毒物中毒的血液净化手段。富含吸附剂的血液灌流器替代了透析器，通过吸附的方式将血液中的有害物质清除。通常的药物或毒物中毒经过 2 ～ 3 次血液灌流治疗即可大部分清除。

（1）适应证：与血液透析相比，血液灌流更适用于一些脂溶性的药物或毒物中毒，包括：巴比妥类、苯二氮䓬类；非巴比妥类催眠镇定药如氯丙嗪、非那西丁、水合氯醛等；某些抗癌药物如阿霉素、卡莫司汀、氨甲蝶呤等；除草剂和杀虫剂如氯丹、甲基对硫磷、百草枯等；抗生素类如氨苄西林、庆大霉素、氯霉素等；其他如地高辛、奎尼丁、氨茶碱、甲醇、氟乙胺、酚类、毒蕈类、四氯化碳等。

（2）操作要点：血液灌流的血管通路与血液透析类似，仅透析器由灌流器取代，灌流器内预存吸附剂，目前最常见的吸附剂是活性炭和吸附树脂。与传统血液透析相比，进行血液灌流时需要较多的抗凝药物以及较慢的血液流速。

（3）并发症：最常见的并发症为血小板下降，大部分患者 24h 后能回升至正常范围。其次是吸附剂微粒脱落导致的血管栓塞。其余并发症与血液透析相仿，包括心血管并发症等。

2. 血液滤过

血液滤过（hemofiltration，血液滤过）是一种模拟了肾小球滤过作用的血液净化治疗。血液引出体外进入血液滤过器后，在跨膜压作用下，水分及其溶质大量滤出，并依靠输液装置从滤器同步输入与细胞外液成分相仿的等量或低于超滤量的置换液。

（1）适应证：血液滤过的适应证与血液透析类似，主要是急慢性肾功能不全的肾脏替代治疗以及难治性充血性心力衰竭、急性肺水肿和肝肾综合征等。相比血液透析，血液滤过时血浆渗透压基本不变，细胞外液容量相对稳定，因此对血流动力学影响较小，适用于血液透析后出现低血压或是基础疾病存在心血管功能不全的患者。其次，血液滤过对中分子物质的清除能力较强，且能清除炎症介质和细胞因子，因此，可用于重症胰腺炎、急性呼吸窘迫综合征及多器官功能障碍综合征的治疗。

（2）操作要点：血液滤过系统建立与血液透析类似。不同的是，在血液滤过过程中，置换液在滤器前输入体内称为前稀释，在滤器后输入称为后稀释。前稀释法的优点是血液在进入滤器前即稀释，血流阻力小，可减少肝素用量，血流量要求相对低，滤过率稳定，不易在膜上形成蛋白覆盖层，但清除率相对低，所需置换液量大，价格高。后稀释法提高了血液滤过的清除率，减少置换液用量，降低成本，但血流阻力大，抗凝要求高，肝素用量大，而且滤器内易形成蛋白覆盖层，导致滤过率的逐步下降。

（3）并发症：主要并发症是营养丢失、激素丢失以及其他血液净化的常见并发症如出血、血栓和感染等。其中，由于血液滤过的超滤量较大，因此营养与微量元素的丢失要多于血液透析。

3. 连续性肾脏替代治疗

连续性肾脏替代治疗（continuous renal replacement therapy，CRRT）采用每天连续 24h 或接近 24h 的一种连续性血液净化疗法以替代受损肾脏功能。近年来，CRRT 技术不再局限于肾脏替代治疗，已经演变成为各种危重患者及 MODS 患者的重要支持疗法。常见的 CRRT 种类包括连续性静脉 – 静脉血液滤过（CVVH）、连续性动脉 – 静脉血液透析（CAV 血液透析）、连续性静脉－静脉血液透析（CVV 血液透析）、连续性动脉－静脉血液透析滤过（CAV 血液透析 F）、连续性静脉－静脉血液透析滤过（CVV 血液透析 F）、缓慢连续性超滤（SCUF）、连续性高流量透析（C 血液滤过 D）、高容量血液滤过（HV 血液滤过）等。

相比传统的血液净化治疗方法，CRRT 具有对血流动力学影响小、水和溶质清除量大的优点，因此适用于伴有血流动力学不稳定，且同时合并严重水钠潴留、严重电解质紊乱或是严重高分解代谢状态的患者。此外，CRRT 对机体的炎症状态也可起到一定的调节作用，严重脓毒症、ARDS 与急性重症胰腺炎等均是 CRRT 最常见的非肾性适应证。CRRT 没有绝对禁忌证，仅对于存在抗凝禁忌证的患者，需要谨慎使用。

4. 血浆置换

（1）适应证：血浆置换的主要适应证为：①抗肾小球基膜抗体肾小球肾炎和免疫复合物性肾小球肾炎；②自身免疫溶血性贫血、溶血尿毒症综合征、血栓性血小板减少性紫癜；③重症肌无力、多发性神经根炎；④免疫复合物新月体肾炎；⑤高黏滞血症；⑥冷球蛋白血症；⑦结缔组织病；⑧肝性脑病；⑨其他，如家族性高胆固醇血症、重症牛皮癣、毒蕈中毒、肾移植后急性排异反应等。

（2）操作要点

1）血浆分离装置：血浆分离可分为离心式分离和膜式滤过两种。离心式分离方法是将全血引入血浆分离器中，通过离心的方法使血浆与血细胞成分分离。膜式滤过是目前比较普遍使用的方法，是将血液引入形似空心纤维滤过器，通过控制分离膜孔径大小滤过血浆成分，截留血细胞成分。

2）血管通路的建立：多数情况下血浆置换在短时间内进行，要求血流量维持在 80mL/min 左右即可，故一般可采用周围浅表静脉穿刺建立血管通道。

3）抗凝方法：常用肝素抗凝，所用肝素量通常是血液透析患者的 2 倍。不同患者对肝素的敏感性和半衰期有很大差别，在应用中要注意调整剂量。

4）置换液：多数血浆置换中采用 4% ～ 5% 白蛋白来代替被置换掉的血浆，其输液反应少，更适用于需快速补液患者，一般要求输注速度不超过 30 ～ 50mL/min。新鲜冷冻血浆常用于需补充血浆凝血因子的患者。

（3）并发症：除血液体外循环常见的并发症外，常见并发症包括过敏反应、低血压、发热、电解质紊乱、感染等。

全国中医药行业高等教育"十四五"规划教材

全国高等中医药院校规划教材（第十一版）

教材目录（第一批）

注：凡标☆号者为"核心示范教材"。

（一）中医学类专业

序号	书 名	主 编		主编所在单位	
1	中国医学史	郭宏伟	徐江雁	黑龙江中医药大学	河南中医药大学
2	医古文	王育林	李亚军	北京中医药大学	陕西中医药大学
3	大学语文	黄作阵		北京中医药大学	
4	中医基础理论☆	郑洪新	杨 柱	辽宁中医药大学	贵州中医药大学
5	中医诊断学☆	李灿东	方朝义	福建中医药大学	河北中医学院
6	中药学☆	钟赣生	杨柏灿	北京中医药大学	上海中医药大学
7	方剂学☆	李 冀	左铮云	黑龙江中医药大学	江西中医药大学
8	内经选读☆	翟双庆	黎敬波	北京中医药大学	广州中医药大学
9	伤寒论选读☆	王庆国	周春祥	北京中医药大学	南京中医药大学
10	金匮要略☆	范永升	姜德友	浙江中医药大学	黑龙江中医药大学
11	温病学☆	谷晓红	马 健	北京中医药大学	南京中医药大学
12	中医内科学☆	吴勉华	石 岩	南京中医药大学	辽宁中医药大学
13	中医外科学☆	陈红风		上海中医药大学	
14	中医妇科学☆	冯晓玲	张婷婷	黑龙江中医药大学	上海中医药大学
15	中医儿科学☆	赵 霞	李新民	南京中医药大学	天津中医药大学
16	中医骨伤科学☆	黄桂成	王拥军	南京中医药大学	上海中医药大学
17	中医眼科学	彭清华		湖南中医药大学	
18	中医耳鼻咽喉科学	刘 蓬		广州中医药大学	
19	中医急诊学☆	刘清泉	方邦江	首都医科大学	上海中医药大学
20	中医各家学说☆	尚 力	戴 铭	上海中医药大学	广西中医药大学
21	针灸学☆	梁繁荣	王 华	成都中医药大学	湖北中医药大学
22	推拿学☆	房 敏	王金贵	上海中医药大学	天津中医药大学
23	中医养生学	马烈光	章德林	成都中医药大学	江西中医药大学
24	中医药膳学	谢梦洲	朱天民	湖南中医药大学	成都中医药大学
25	中医食疗学	施洪飞	方 泓	南京中医药大学	上海中医药大学
26	中医气功学	章文春	魏玉龙	江西中医药大学	北京中医药大学
27	细胞生物学	赵宗江	高碧珍	北京中医药大学	福建中医药大学

序号	书 名	主 编		主编所在单位	
28	人体解剖学	邵水金		上海中医药大学	
29	组织学与胚胎学	周忠光	汪 涛	黑龙江中医药大学	天津中医药大学
30	生物化学	唐炳华		北京中医药大学	
31	生理学	赵铁建	朱大诚	广西中医药大学	江西中医药大学
32	病理学	刘春英	高维娟	辽宁中医药大学	河北中医学院
33	免疫学基础与病原生物学	袁嘉丽	刘永琦	云南中医药大学	甘肃中医药大学
34	预防医学	史周华		山东中医药大学	
35	药理学	张硕峰	方晓艳	北京中医药大学	河南中医药大学
36	诊断学	詹华奎		成都中医药大学	
37	医学影像学	侯 键	许茂盛	成都中医药大学	浙江中医药大学
38	内科学	潘 涛	戴爱国	南京中医药大学	湖南中医药大学
39	外科学	谢建兴		广州中医药大学	
40	中西医文献检索	林丹红	孙 玲	福建中医药大学	湖北中医药大学
41	中医疫病学	张伯礼	吕文亮	天津中医药大学	湖北中医药大学
42	中医文化学	张其成	臧守虎	北京中医药大学	山东中医药大学

（二）针灸推拿学专业

序号	书 名	主 编		主编所在单位	
43	局部解剖学	姜国华	李义凯	黑龙江中医药大学	南方医科大学
44	经络腧穴学☆	沈雪勇	刘存志	上海中医药大学	北京中医药大学
45	刺法灸法学☆	王富春	岳增辉	长春中医药大学	湖南中医药大学
46	针灸治疗学☆	高树中	冀来喜	山东中医药大学	山西中医药大学
47	各家针灸学说	高希言	王 威	河南中医药大学	辽宁中医药大学
48	针灸医籍选读	常小荣	张建斌	湖南中医药大学	南京中医药大学
49	实验针灸学	郭 义		天津中医药大学	
50	推拿手法学☆	周运峰		河南中医药大学	
51	推拿功法学☆	吕立江		浙江中医药大学	
52	推拿治疗学☆	井夫杰	杨永刚	山东中医药大学	长春中医药大学
53	小儿推拿学	刘明军	邰先桃	长春中医药大学	云南中医药大学

（三）中西医临床医学专业

序号	书 名	主 编		主编所在单位	
54	中外医学史	王振国	徐建云	山东中医药大学	南京中医药大学
55	中西医结合内科学	陈志强	杨文明	河北中医学院	安徽中医药大学
56	中西医结合外科学	何清湖		湖南中医药大学	
57	中西医结合妇产科学	杜惠兰		河北中医学院	
58	中西医结合儿科学	王雪峰	郑 健	辽宁中医药大学	福建中医药大学
59	中西医结合骨伤科学	詹红生	刘 军	上海中医药大学	广州中医药大学
60	中西医结合眼科学	段俊国	毕宏生	成都中医药大学	山东中医药大学
61	中西医结合耳鼻咽喉科学	张勤修	陈文勇	成都中医药大学	广州中医药大学
62	中西医结合口腔科学	谭 劲		湖南中医药大学	

（四）中药学类专业

序号	书 名	主 编	主编所在单位	
63	中医学基础	陈 晶　程海波	黑龙江中医药大学	南京中医药大学
64	高等数学	李秀昌　邵建华	长春中医药大学	上海中医药大学
65	中医药统计学	何 雁	江西中医药大学	
66	物理学	章新友　侯俊玲	江西中医药大学	北京中医药大学
67	无机化学	杨怀霞　吴培云	河南中医药大学	安徽中医药大学
68	有机化学	林 辉	广州中医药大学	
69	分析化学（上）（化学分析）	张 凌	江西中医药大学	
70	分析化学（下）（仪器分析）	王淑美	广东药科大学	
71	物理化学	刘 雄　王颖莉	甘肃中医药大学	山西中医药大学
72	临床中药学☆	周祯祥　唐德才	湖北中医药大学	南京中医药大学
73	方剂学	贾 波　许二平	成都中医药大学	河南中医药大学
74	中药药剂学☆	杨 明	江西中医药大学	
75	中药鉴定学☆	康廷国　闫永红	辽宁中医药大学	北京中医药大学
76	中药药理学☆	彭 成	成都中医药大学	
77	中药拉丁语	李 峰　马 琳	山东中医药大学	天津中医药大学
78	药用植物学☆	刘春生　谷 巍	北京中医药大学	南京中医药大学
79	中药炮制学☆	钟凌云	江西中医药大学	
80	中药分析学☆	梁生旺　张 彤	广东药科大学	上海中医药大学
81	中药化学☆	匡海学　冯卫生	黑龙江中医药大学	河南中医药大学
82	中药制药工程原理与设备	周长征	山东中医药大学	
83	药事管理学☆	刘红宁	江西中医药大学	
84	本草典籍选读	彭代银　陈仁寿	安徽中医药大学	南京中医药大学
85	中药制药分离工程	朱卫丰	江西中医药大学	
86	中药制药设备与车间设计	李 正	天津中医药大学	
87	药用植物栽培学	张永清	山东中医药大学	
88	中药资源学	马云桐	成都中医药大学	
89	中药产品与开发	孟宪生	辽宁中医药大学	
90	中药加工与炮制学	王秋红	广东药科大学	
91	人体形态学	武煜明　游言文	云南中医药大学	河南中医药大学
92	生理学基础	于远望	陕西中医药大学	
93	病理学基础	王 谦	北京中医药大学	

（五）护理学专业

序号	书 名	主 编	主编所在单位	
94	中医护理学基础	徐桂华　胡 慧	南京中医药大学	湖北中医药大学
95	护理学导论	穆 欣　马小琴	黑龙江中医药大学	浙江中医药大学
96	护理学基础	杨巧菊	河南中医药大学	
97	护理专业英语	刘红霞　刘 娅	北京中医药大学	湖北中医药大学
98	护理美学	余雨枫	成都中医药大学	
99	健康评估	阚丽君　张玉芳	黑龙江中医药大学	山东中医药大学

序号	书　名	主　编		主编所在单位	
100	护理心理学	郝玉芳		北京中医药大学	
101	护理伦理学	崔瑞兰		山东中医药大学	
102	内科护理学	陈　燕	孙志岭	湖南中医药大学	南京中医药大学
103	外科护理学	陆静波	蔡恩丽	上海中医药大学	云南中医药大学
104	妇产科护理学	冯　进	王丽芹	湖南中医药大学	黑龙江中医药大学
105	儿科护理学	肖洪玲	陈偶英	安徽中医药大学	湖南中医药大学
106	五官科护理学	喻京生		湖南中医药大学	
107	老年护理学	王　燕	高　静	天津中医药大学	成都中医药大学
108	急救护理学	吕　静	卢根娣	长春中医药大学	上海中医药大学
109	康复护理学	陈锦秀	汤继芹	福建中医药大学	山东中医药大学
110	社区护理学	沈翠珍	王诗源	浙江中医药大学	山东中医药大学
111	中医临床护理学	裘秀月	刘建军	浙江中医药大学	江西中医药大学
112	护理管理学	全小明	柏亚妹	广州中医药大学	南京中医药大学
113	医学营养学	聂　宏	李艳玲	黑龙江中医药大学	天津中医药大学

（六）公共课

序号	书　名	主　编		主编所在单位	
114	中医学概论	储全根	胡志希	安徽中医药大学	湖南中医药大学
115	传统体育	吴志坤	邵玉萍	上海中医药大学	湖北中医药大学
116	科研思路与方法	刘　涛	商洪才	南京中医药大学	北京中医药大学

（七）中医骨伤科学专业

序号	书　名	主　编		主编所在单位	
117	中医骨伤科学基础	李　楠	李　刚	福建中医药大学	山东中医药大学
118	骨伤解剖学	侯德才	姜国华	辽宁中医药大学	黑龙江中医药大学
119	骨伤影像学	栾金红	郭会利	黑龙江中医药大学	河南中医药大学洛阳平乐正骨学院
120	中医正骨学	冷向阳	马　勇	长春中医药大学	南京中医药大学
121	中医筋伤学	周红海	于　栋	广西中医药大学	北京中医药大学
122	中医骨病学	徐展望	郑福增	山东中医药大学	河南中医药大学
123	创伤急救学	毕荣修	李无阴	山东中医药大学	河南中医药大学洛阳平乐正骨学院
124	骨伤手术学	童培建	曾意荣	浙江中医药大学	广州中医药大学

（八）中医养生学专业

序号	书　名	主　编		主编所在单位	
125	中医养生文献学	蒋力生	王　平	江西中医药大学	湖北中医药大学
126	中医治未病学概论	陈涤平		南京中医药大学	